"十四五"时期国家重点出版物出版专项规划项目

『儿科疾病诊疗规范』丛书

儿童发育行为诊疗规范

中华医学会儿科学分会 组织编写

人民卫生出版社
·北京·

图书在版编目（CIP）数据

儿童发育行为诊疗规范 / 金星明，李廷玉主编 . —
北京：人民卫生出版社，2023.11（2024.9重印）
ISBN 978-7-117-35623-7

Ⅰ.①儿… Ⅱ.①金… ②李… Ⅲ.①儿童 – 行为发
育 – 发育异常 – 诊疗 – 技术规范 Ⅳ.①R748–65

中国国家版本馆 CIP 数据核字（2023）第 221946 号

人卫智网	**www.ipmph.com**	医学教育、学术、考试、健康，
		购书智慧智能综合服务平台
人卫官网	**www.pmph.com**	人卫官方资讯发布平台

儿童发育行为诊疗规范
Ertong Fayuxingwei Zhenliao Guifan

主　　编：金星明　李廷玉
组织编写：中华医学会儿科学分会
出版发行：人民卫生出版社（中继线 010-59780011）
地　　址：北京市朝阳区潘家园南里 19 号
邮　　编：100021
E - mail：pmph @ pmph.com
购书热线：010-59787592　010-59787584　010-65264830
印　　刷：北京瑞禾彩色印刷有限公司
经　　销：新华书店
开　　本：889 × 1194　1/32　印张：11.5
字　　数：320 千字
版　　次：2023 年 11 月第 1 版
印　　次：2024 年 9 月第 2 次印刷
标准书号：ISBN 978-7-117-35623-7
定　　价：79.00 元

打击盗版举报电话：010-59787491　E-mail：WQ @ pmph.com
质量问题联系电话：010-59787234　E-mail：zhiliang @ pmph.com
数字融合服务电话：4001118166　E-mail：zengzhi @ pmph.com

编写委员会

总 主 编　桂永浩　王天有

副总主编　孙　锟　黄国英　罗小平　母得志　姜玉武

主　　编　金星明　李廷玉

副 主 编　马　骏　贾飞勇　陈　立

编　　者（按姓氏笔画排序）
　　　　　马　骏　上海交通大学医学院附属上海儿童医学中心
　　　　　刘雪曼　海南博鳌培声国际医学中心
　　　　　李　斐　上海交通大学医学院附属新华医院
　　　　　李廷玉　重庆医科大学附属儿童医院
　　　　　陈　立　重庆医科大学附属儿童医院
　　　　　金星明　上海交通大学医学院附属上海儿童医学中心
　　　　　秦　岭　广西壮族自治区人民医院
　　　　　贾飞勇　吉林大学第一医院
　　　　　黄敏辉　宁海县妇幼保健院

序 言

第 2 版"儿科疾病诊疗规范"丛书是在深受欢迎的 2016 版基础上,本着高质量、高水平、同质化服务儿科人群的宗旨,由中华医学会儿科学分会率领全国儿科资深专家共同编写。

儿童保健和儿科医疗技术的发展日新月异,新理念、新技术、新方法不断涌现,尖端技术和设备不断更新。与此同时,我国有待进一步完善的儿科医疗资源和同质化的医疗质量需要与时俱进、相对统一的行业诊疗规范,并由此规范诊疗行为,缩小和消除不同地域、不同机构和不同医师之间存在的儿科医疗水平和服务效率的差距,提升临床诊治效果和降低诊疗费用。该诊疗规范同时可以作为卫生和健康管理机构培训和评价儿科医师岗位胜任力的宝贵资源。

在第 1 版所涉及的儿科临床领域基础上,该版的修订新增了儿童消化系统疾病、神经系统疾病、皮肤病、眼科疾病、罕见病、康复和儿科临床营养支持治疗这 7 个领域的诊疗规范,以及分别扩充了儿童保健和发育行为这两个领域。旨在有利于儿科医师跟踪和应对儿科世界的变化发展、疾病谱的变迁与医疗模式的调整、多维度医疗保健服务模式的建立以及慢性病与慢性病管理等。充分体现了儿科服务对象在行为习惯、社会条件以及环境状况等方面的因素将通过多维度复杂的相互作用对疾病产生影响。该版的修订突出了专业核心能力,并使之与主要实践环节相结合,加入相对成熟的新技术、新方法。在内容丰富的基础上,努力提升系统性、实用性和可读性。为了体现诊治思路且便于快速领会,特别更新突出了诊疗流程图。

　　使用该套丛书的儿科专业人员,在规范儿科临床服务的同时,可以借此学习儿科以及相关学科国内外新理念、新理论和新技术等新进展。可在一定程度上有助于儿科医疗工作者确定符合客观条件、符合社会需要的日常服务标准及研究方向,有助于选定具有学术意义、学术创新的研究课题,且与国家对儿科临床医学人才的专业素质要求相一致。期待本套丛书成为各级儿科从业人员日常学习和参考的案头工具书,为儿科学科发展起到积极的促进作用!

桂永浩　王天有
2023 年 3 月

前　言

　　《儿童发育行为诊疗规范》是一本为儿科医师及发育行为儿科专科医师提供帮助的临床实用参考书。尽管发育行为儿科学在我国成立仅十年，但发展却是如此迅速，这缘于国民经济的发展和儿童健康的国家战略。如今生态-心理-发育的模式已深入人心，临床诊疗医师从更广阔的视角进一步对正常儿童进行生长发育监测，对问题儿童的及时干预和对障碍儿童的有效诊治，使得发育行为儿科学成为别具一格的一门儿科亚专业学科。

　　根据我国的国情，本书首先阐述发育行为儿科学中一系列的基本概念，澄清一些易混淆的专业术语，介绍临床诊疗中发育行为儿科的技术规范，分门别类地描述发育行为儿科的临床咨询、问题处理、障碍诊治，并强调在临床实践中的医教整合，充分体现该书的全面性、规范性和可操作性。

　　此书的撰写特别邀请了国内发育行为儿科学领域中颇有造诣且工作在临床一线的专家们，在此对他们辛勤的耕耘报以衷心的感谢！

　　本书出版之际，恳切希望广大读者在阅读过程中不吝赐教，欢迎发送邮件至邮箱 renweifuer@pmph.com，或扫描封底二维码，关注"人卫儿科学"，对我们的工作予以批评指正，以期再版修订时进一步完善，更好地为大家服务。

金星明　李廷玉
2023 年 10 月

目　录

第一章 发育行为儿科学的基本概念

第一节 发育行为障碍的病因和描述性诊断

发育与行为障碍越严重,越容易发现特定的病因,反之,则不然。纵观发育与行为障碍的严重度,轻度障碍在临床中占主导,因此,对于大多数儿童将难以发现特定的病因。例如,有报道称在43%的中至重度的智力障碍(IQ<50)儿童能明确由生物学病因所致,而在轻度智力障碍的儿童中,病因的发现仅是13%。随着基因检测和神经影像技术的进步,越来越多的发育与行为将揭示病因诊断。特定的病因诊断可以针对家庭进行遗传咨询,可以发现相关的异常或者医疗问题和预防并发症,让家长能够坦然接受为何他们的孩子有某些障碍。

尽管目前对发育行为障碍的病因诊断仅有很少一部分,然而病因诊断建立的意义重大,某些导致发育障碍的疾病可以得到有效治疗(如先天性甲状腺功能减退症、苯丙酮尿症),病因诊断应基于临床病史和体检发现的线索,有针对性地进行相关实验室辅助检查,如化验血铅、血甲状腺素、血红蛋白,内分泌代谢检查(串联质谱),遗传学检查(染色体和基因),神经电生理学检查(脑电图),神经影像学检查(CT及磁共振等)。另外,某些遗传综合征(如糖原贮积病),年龄越大,发育和面容异常会越来越明显,故要达到明确的病因学诊断,定期发育评估监测十分重要,根据监测中发育轨迹和新出现的症状体征,考虑针对性病因学诊断测试。发育行为障碍的病因和描述性诊断见图1-1,其诊断流程见图1-2。

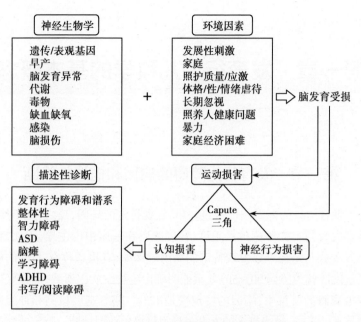

图 1-1 发育行为障碍的病因和描述性诊断

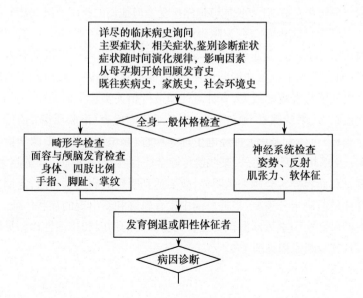

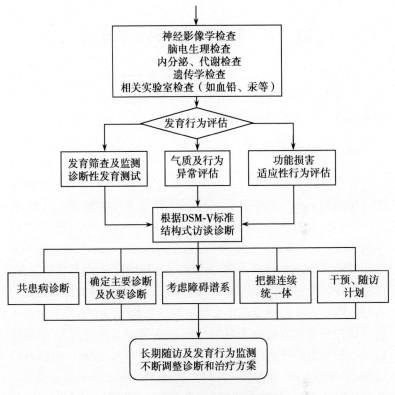

图1-2 发育行为障碍的诊断流程

（黄敏辉 马骏 金星明）

参考文献

［1］Voigt RG. Developmental and Behaviorl Pediatrics. American Academy of Pediatrics, 2018.

［2］金星明.发育行为学分册-儿科专科医师规范化培训教材.北京:人民卫生出版社,2017.

第二节　发育行为儿科学的术语

发育行为儿科学中必须注意一些基本术语的概念,无论在科研或临床都需要科学地定义和应用。本节将围绕常用的术语作较为详细的阐述,以便我们正确地描述症状,规范地使用相关的术语。

一、发育或发展

儿童保健学中的两大主题为生长和发育。在发育行为儿科学中,"development"含有双重意义。尽管在英文中仅用一个词语development,但在实际应用中给我们带来一些困惑,甚至有些学者在争执其定义。如果我们从生物学或医学的角度命名的话,development意即发育,即儿童的体格发育、人体的各系统的发育、各器官的发育,以及发育神经生物学等,反映儿童在成长过程中的各种能力是有一定的生物学基础,这也是医学中惯用的一个术语。然而,发育行为儿科学成为一个独立的分支后,development又多了一层含义,如果我们从心理行为的视角命名时,development意即为"发展",包括神经功能、学习能力、生态适应能力的发展,反映大脑发育成熟过程中的儿童行为、技能、认知的变化,以及儿童学习和生态适应过程。例如,当我们在评估儿童的运动、语言或情绪变化时,其发展的顺序是一个很重要的参数,而对应儿童生理年龄所表现的能力和发展的速度是另一个重要的参数,所以,"发展"具有动态变化的特征。综上所述,"development"可以是"发育",也可以是"发展",主要视其用于相应的领域或范围中。

二、发育评估

儿童的发育行为有很大的差异性和多样性,从个体来说,每一项能力的出现都有自己的节点。一般说来,绝大多数儿童生理年龄和发育年龄匹配或相差无几,如果发育年龄落后于生理年龄,要寻找原因,反之,当发育年龄超过了生理年龄,那自然是皆大欢喜的事。

　　临床发育评估(developmental evaluation)中,绝大部分儿童处于正常的范畴,但也有部分儿童出现以下三种情况:

　　1. 发育延迟(developmental delay)　神经发育是一个动态化且复杂的过程,始于出生前,且按可预示的顺序和可预见的速率发展着。因此,发育是循序渐进的、连续的、有时间性的。临床的神经发育评估包括大运动、精细运动、言语和语言、社交和适应技能,观察和评估这些技能出现的顺序、发展的速率,以及是否在所预知的时间范围内。

　　所谓发育迟缓是指上述各技能出现的顺序是正常的,但是发展的速率是缓慢的,这种缓慢可以发生在任一个技能中,如大运动或语言,也可以发生多个或所有技能的落后,因此而称为发育迟缓。

　　发育延迟通常在评估后以发育商(developmental quotient,DQ)来表示。发育商的计算公式是:

$$发育商(DQ) = \frac{发育年龄}{生理年龄} \times 100 \qquad (式1\text{-}1)$$

　　发育迟缓的诊断用于5岁以下的儿童,发育商(DQ)≤70,要引起重视,进一步分析原因,寻找缘由。临床上对5岁以下儿童发育落后一般用发育迟缓而不能用智力障碍。

　　2. 发育分离(development dissociation)　在发育评估中,儿童发育能区的发展速率不均衡,某一能区的发育出现落后的现象,但其他能区的发育却为正常,称之为发育分离。例如,语言障碍儿童在说话技能上出现延迟,而大运动、精细运动等均为正常,出现这样的现象可以帮助临床医师识别一些特定的发育障碍;又如,一个严重障碍儿童的语言明显落后于运动技能,一个学习障碍的儿童,其学习能力明显落后于智力水平,因此,评估发育分离有助于临床上发现个体儿童的相对优势和弱势和特定能力的发育迟缓或障碍。

　　3. 发育偏离(development deviation)　发育偏离是指儿童某一能力的发展进程出现顺序的异乎寻常,即高一级的能力先于低一级的能力。举例来说,语言的正常发展顺序是理解在先,表达在后,但是孤独症儿童能使用词语却语言理解有问题,则为语言发育偏离。

　　临床发育评估在发育行为儿科临床中的意义非常重要,体现在三个方面:①在发育评估后获得个体儿童的发育年龄、速率和顺序;②为诊断提供依据,是问题还是障碍;③有助于制订干预、治疗和康复方案。无论是发育迟缓、发育分离或发育偏离,在发育评估后主要是得出各项能力的发育年龄,而不只是定其性质,更不能以儿童的生理年龄评判其行为,特别是一些发育行为障碍,如孤独症谱系障碍诊断的一个大前提是个体儿童与发育、年龄不相符合的异常行为。

　　发育评估是一个周而复始的连续过程。因为儿童的成长是动态发展的,某一个年龄的发育评估不能说明日后的发展,只能代表当下的发育水平。尤其是诊断为发育迟缓/分离/偏离的儿童,定期的发育评估和监测尤为重要,既可了解个体儿童发展的速度,又可获知干预或治疗的成效,以便及时调整方案。

　　发育行为儿科医师切记发育评估是专业的基本技能。我们要熟练地掌握儿童发育行为的进程,并且灵活地整合在临床中,而不是只凭发育测试获得结果。发育评估适用于群体儿童,对于正常儿童,发育评估主要是根据专业指导家庭的养育;对于发育障碍的儿童,一定是用诊断性发育评估测试进行综合分析和诊治。

三、关键期和敏感期

　　1. **关键期**(critical period)　是指个体在有限的时间范围内,从生物学的方面做好了获得某些适应性行为的准备,例如先天性白内障,如果早期发现、早期治疗,视觉功能在术后可立即恢复。同样,斜视和弱视在儿童早期如果得到及时干预和治疗,获得适当的视觉和刺激,则也有助于儿童视觉认知的发展,而这些环境刺激必须是在儿童特定的年龄范围之内。

　　2. **敏感期**(sensitive period)　是反映大多数儿童发展过程不完全受制于特定的窗口期,而是在敏感的时期中,某一能力的发展呈现最快、最有效的特点,并且在敏感期后依然能持续发展前行,例如,一些发育正常的年幼儿童早早学习英语,使得他们获得比较标准的发音和语法,但不等于年长儿童就失去外语学习的最佳时机,因此,敏感期又与适当的环境刺激有密切的关系。

关键期用于较早的文献中，现今更多的是用敏感期一词。

四、发育可塑性

发育可塑性（developmental plasticity）是指大脑在结构或功能上重新组织的能力，一般来说是对特殊事件或干扰的应答。虽然发育可塑性基本上由遗传改变决定，但可塑性也因环境改变而产生不同的结果。发育可塑性也可促进大脑的成熟，也就是说，相比之下，儿童早期有更多的潜力发展，因此，当今社会更强调儿童早期发展的重要性。

因为发育的可塑性，先天和环境两方面的因素可以随时间而得到增强或改良的效果。无论是生物学因素或环境因素对发育的影响不应僵化地看待之，因为儿童的发育过程是持续地贯穿于儿童的全生命周期，这就为生物学和行为的干预及治疗带来了契机，并影响着儿童发育最终的结局。

五、恢复力

在儿童生存的环境中，多多少少可能会遇到影响儿童发育和行为的不良事件或经历，诸如天灾人祸、父母的精神疾患、家庭严重冲突等。但是儿童可通过自身的一个特性，即恢复力（resilience）来减轻这些不利的作用，从而达到顺应环境。恢复力好的儿童"玩得好，长得好"。虽说恢复力属于"天性"，但也与成熟、养育及良好的环境密切有关。

恢复力有4个主要的特征：①社会能力，即儿童能从他人获得良好的回应能力，能有效沟通，发展幽默感，使儿童能够与他人建立良好的关系。②问题解决能力，即计划思考和灵活性，使儿童能警觉环境中的问题并克服。③自主性，即自我认同感，使儿童具备思想和行动的独立性，顺应或远离不良境遇，发展自我控制、掌控人物及自我效能感。④意义或目的，即有目标及学习的热情，有动力和坚持，充满希望、乐观等，使儿童对未来有信心。

为了缓解儿童对压力和逆境的顺应,促进儿童恢复力的保护性因素,包括良好的健康和气质、稳定而又充满爱的家庭氛围、家庭照护和保护、适当的期望和参与,以及良好的亲子关系。

（金星明）

参考文献

[1] Voigt RG, Macias MM, Myers SM, et al. Developmental and Behavioral Pediatrics. American Academy of Pediatrics, 2018.

[2] Benzieo K, Mychasiuk R. Foretesig family resilliency: a review of the key protective factors. Child Fam Soc Work, 2009, 14(1):103-114.

第三节 发育行为障碍的谱系

发育行为障碍的谱系(spectrum)包括两层意思:①凸显某些症状作出诊断,如孤独症谱系障碍、注意缺陷多动障碍、语言障碍等;②反映某一障碍的严重程度。

Capute 和 Accardo 为发育行为障碍的诊断开发了一套模式,把复杂的大脑功能分为三个主要能区,每条边代表发育行为障碍的谱系,各代表儿童大运动、认知和社会-行为技能(图 1-3)。在发育诊断中,我们常引用 Capute 三角形中的三条边,作出对儿童发育障碍的诊断。

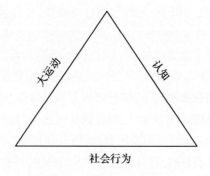

图 1-3 Capute 三角形

所谓谱系,意味着儿童的发育行为由正常至异常,而异常中,又有轻重程度之分。

一、广泛性发育迟缓的谱系

正常儿童的发育与行为表现按照一定的进程循序渐进,而广泛性发育迟缓是指在言语、非言语、社会、适应性方面有功能的损害,并在这些方面的发育落后情况相差无几,没有明显的分离或偏离的现象。其发育迟缓的程度从轻度至重度,以发育商(DQ)或智商(IQ)表示,如图1-4所示。

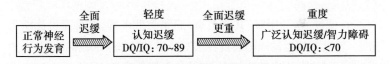

图1-4　全面发育迟缓谱系

需要说明的是,在第5版的韦氏诊断性智力量表(Wechsler Intelligence Scale for Children-Rerised)中,把IQ在80~89列为智力迟钝的范围,目前我们分类为低于平均水平,这些儿童在学习上较慢。IQ在70~79的是边缘性智力,IQ<70的学龄儿童则定义为智力障碍。在人群中约23%儿童为学习较慢或边缘性智力,2%~3%为智力障碍。

二、运动分离和偏离的谱系

运动发育包括大运动、细运动和口腔运动(言语、咀嚼、吞咽)技能,每一运动技能障碍的谱系由轻至重,且轻者多于重者,如图1-5所示。当分离性的运动障碍由轻至重时,运动分离的现象就更明显了,多见于脑瘫儿童。

过去把运动分离和偏离描述为笨拙儿童或发育性运动障碍。在《精神障碍诊断与统计手册》第5版中则定义为发育性运动协调障碍,轻者表现为大运动迟缓、运动计划差,并且神经软体征如联带运动、舞蹈症样运动、轮替运动、上肢姿势伴有紧张的步态。当运动迟缓程度严重情况下,出现"硬体征"诸如原始反射持续不消退、异常的深肌

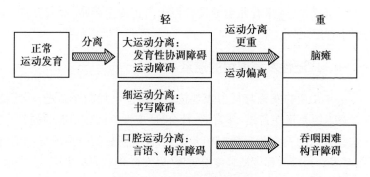

图 1-5　运动分离和偏离谱系

腱反射、僵硬、运动困难、共济失调、肌张力低下等,这时即可诊断为脑瘫。轻度的细运动缺陷表现在书写障碍和日常生活技能的问题,如扣纽扣、系鞋带;重度的为脑瘫、四肢和一侧的瘫痪。轻度的口腔运动缺陷表现为言语发音问题和较轻度的咀嚼问题;重度的为吞咽困难和构音障碍,并且常伴有较严重的脑瘫。

三、认知分离和偏离的谱系

认知包括语言、视觉-运动方面的问题处理技能,这些技能综合在一起,形成儿童的社会交流和适应性。因此,我们主要着眼于言语和语言功能。

语言的分离和偏离与非言语视觉-运动方面的问题处理技能发育有关联,如图 1-6 所示。当儿童出现言语或语言迟缓时,临床首先要确认儿童的听力是否正常。语言分离谱系中从轻度至重度的情况下,还会涉及非言语问题的处理技能;而语言偏离严重时波及的是语言进程和社会交往的异常。

轻度语言分离和偏离仅涉及语音处理上的缺陷,儿童表现为阅读障碍,他们的智商高于阅读分数;中度语言分离和偏离的儿童表现为语言/非语言的障碍;严重语言分离和偏离的儿童则表现为语言应用或社会交流上明显落后于语言水平。这些在第 5 版的《精神障碍诊断与统计手册》中归为语用障碍。

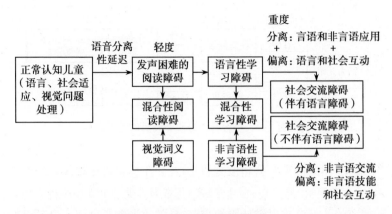

图 1-6　认知分离和偏离的谱系

四、非言语分离和偏离的谱系

儿童出现非言语的视觉-运动问题-处理上明显落后于语言发育。临床首要要确认儿童的视力状况后方能诊断。视觉-运动问题-处理的发育包括许多内容,诸如视觉-空间感知、视觉-运动整合、视觉顺序、视觉记忆、视觉关闭和非言语交流。轻度异常儿童往往是拼写的缺陷,这类儿童不易记住字母的形状和正确的笔画,导致视觉词义的阅读障碍。

中度非言语的视觉-运动问题-处理问题的儿童智商测试中出现非言语推理落后于言语推理,临床称之为非言语的语言障碍。这类儿童不能辨认视觉方面的细节、视觉-空间定位问题,如左右不分、不能认识时钟的时间、看不懂地图、易迷路等。在学习上数学概念差,也影响书写。

重度非言语视觉分离和偏离的儿童表现非言语应用性交流问题,称为非言语障碍,其常伴有不典型的神经行为特征,在第 5 版的《精神障碍诊断与统计手册》中定义为无语言障碍的孤独症谱系障碍。

五、神经行为分离和偏离的谱系

解释一名儿童的行为需要从儿童的发育水平、家庭、社会和文化背景进行综合的评估。神经行为障碍定义为与中枢神经系统有关的行为、思维和情绪上的缺陷。程度由轻至重,如图 1-7 所示。

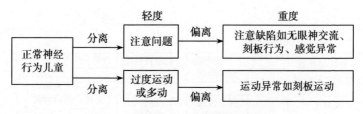

图 1-7 神经行为分离和偏离的谱系

　　轻度神经行为分离和偏离的儿童,其注意和活动与认知能力不相称,注意短暂、易分心,在注意缺陷儿童中多见。重度神经行为分离和偏离的儿童有难以维持眼神交流、异常的视觉或语言上的刻板行为、感觉异常等,这在严重智力障碍、社会交流障碍中可见。

（金星明）

参考文献

[1] American Psychiatric Association. Diagnostic and Statistical Manual of Mental Disorders 5th ed. Arlington, VA: American Psychiatric Publishing, 2013.

[2] Accardo PJ, Accardo JA, Capute AJ. A neurodevelopmental perspective on the continuum of developmental disabilities. In: Accardo PJ. ed. Capute & Accardo's neurodevelopental disabilites in infancy and childhood 3rd. Baltimore, MD: Paul H. Brookes, 2008.

[3] Shaywitz SE, Shaysitz BA. Dyslexia (specific reading disbility). Pediatiec review, 2003, 24 (5): 147-153.

[4] Voigt RG, Macias MM, Myers SM, et al. Developmental and Behavioral Pediatrics. American Academy of Pediatrics, 2018.

第四节　全面发育迟缓的谱系

　　发育行为障碍的病因如染色体异常对大脑有广泛的不良影响,可造成全面发育迟缓。例如,一名 4 岁的儿童,其认知能力仅为 2 岁,行为表现就像 2 岁的儿童,而不是 4 岁的行为,运动能力也与 2 岁的认知能力相匹配。但有些认知发育迟缓的儿童在早年的运动发育与年龄相符,当运动随年龄增长而增加其复杂性,如单脚跳、跳绳、骑自行车等涉及运动计划性时,此时的运动能力就与认知能力相匹配而表现出发育的迟缓。

儿童的认知发育迟缓主要涵盖 4 个领域,即语言、社交、适应和视觉-运动解决问题。全面发育迟缓从谱系的角度界定则为言语、非言语、社交和适应方面相同程度的迟缓,但没有分离或偏离现象。发育迟缓有轻、中、重度之分。轻度的发育商在 70~89,行为表现与认知相符,运动技能也与认知相匹配;随着发育迟缓的严重度增加,发育商则 <70。全面发育迟缓在发育行为临床中远较发育分离或偏离多见。

在 DSM-5 的标准中,全面发育迟缓通常指 5 岁以下的儿童。在《精神障碍诊断与统计手册》第 5 版中对全面发育迟缓的阐述:当儿童早期临床严重水平不能作出可靠的评估时,对 5 岁以下的个体可诊断全面发育迟缓。这个诊断表明了个体不能在智力功能上达到所期望的发育进程,不能在智力功能方面接受系统的评估,包括儿童因太年幼不能参与标准化的测试。这个诊断分类需在一段时间后再评估。

(金星明)

参考文献

American Psychiatric Association. Diagonositic and Statistical Mannal of Mental Disorders. 5th ed. Washington, DC: American Psychiatric Association, 2013.

第五节 发育行为障碍的连续统一体

儿童发育行为障碍中,发育和行为的缺陷并非是局灶性的,而常是弥散地波及各个方面,出现共病乃是常规。发育行为障碍除了从轻度到重度以谱系命名之外,还存在从轻到重对发育各方面的损害,称为连续统一体(continuum),这是因为某一障碍"牵一发,动全身",同时引起了其他的障碍,故而出现并存的各种障碍。临床对儿童发育行为的诊断往往是一个主导诊断后还有一些次要诊断。

一、运动和认知交叉的连续统一体

在严重发育行为障碍中,最易反映连续统一体的是运动和认知的交叉缺陷。例如,约 50% 的脑瘫儿童同时有智力障碍,而 13% 的智力障碍儿童也有脑瘫。另外,那些无智力障碍的脑瘫儿童处于认知和神经行为缺陷的较高风险,包括学习差、注意缺陷多动障碍、学习障碍和孤独症谱系障碍。

二、认知和神经行为交叉的连续统一体

发育行为障碍涉及轻度发育缺陷的连续统一体如图 1-8 所示。轻度认知和神经行为的连续统一体以注意缺陷多动障碍为代表,影响儿童发育的各个方面,诸如运动笨拙、书写困难、学习障碍等。当然,并非每一个注意缺陷多动障碍儿童都有这些共病,但常见的是出现发育或行为的共病。

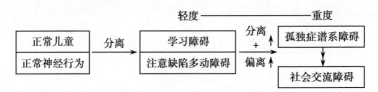

图 1-8　认知和神经行为分离和偏离的谱系和连续统一体

孤独症谱系障碍儿童表现出更明显的分离现象,社交沟通障碍则表现更明显的偏离现象。有孤独症谱系障碍和语言障碍,共病社交沟通障碍的儿童是处于语言分离和偏离最严重的程度。此外,这些儿童的优势在于视觉-运动的问题处理、感受性语言和表达性语言的分离、社交互动上的偏离(互动缺如、对同伴不感兴趣等)、言语和非言语应用/社会交流上的分离性延迟(包括眼神交流缺乏,对名字、打招呼、请求和肢体交流困难)、语言获取偏离,例如有了 50 个词汇但不能称呼爸爸妈妈,或持续使用回声样语言,当语言发展到 36 月龄以上,依

然出现代词混淆。如果非言语视觉问题处理是优势,其分离表现在重复行为如兴趣狭隘,语言上典型的缺陷包括视觉上持续的行为,如排列物品、旋转物品、反复开关灯或开关门等,这些儿童可能在艺术、方向感、视觉记忆上能力很好,所以孤独症谱系障碍伴语言障碍的儿童在早期语言的分离性延迟关乎视觉问题处理的发育,随年龄增长常呈现基于语言的认知缺陷,在智力测验中呈现非言语智商高于言语智商,且后者评估结果较低。

无语言障碍的孤独症谱系儿童有社会交流障碍,且达到严重程度时,表现出非言语的分离和偏离,出现偏离的社交互动和非言语应用/社交沟通上的分离性延迟,包括眼神交流、理解和应用面部表现、肢体交流、视觉上理解社交情境上的困难。尽管他们的言语有优势,却在言语的韵律、交往中的轮流、对话中的保持话题及理解比喻性语言如幽默、嘲讽和谚语方面有困难。其分离现象表现为重复行为和刻板兴趣,如持续性的言语、重复感兴趣的话题,这些儿童在智力测验中呈现言语智商高于非言语智商,且后者评估结果较低。

关注发育行为的障碍连续统一体,必须清楚的是,轻度的连续统一体诊断多于严重的连续统一体诊断,例如学习障碍和注意缺陷多动障碍在人群中大约占7%~8%,而孤独症谱系障碍占人群的1.5%。此外,认知迟缓儿童中,较多见的是发育的分离和偏离。例如,大多数学习障碍儿童表现为智商和学业的不一致,而且存在注意缺陷多动障碍,其中30%儿童有注意缺陷多动障碍,当神经行为评估中出现明显的分离和偏离现象,则临床诊断为孤独症谱系障碍。

当发育迟缓局限于某些特定的技能即出现分离现象时,如语言功能明显落后于DQ或IQ,影响学业时即语言学习障碍,或非语言功能如视觉-运动、空间知觉等较明显落后于其他技能,影响学业时即非语言学习障碍;而书写功能特别困难的儿童,他们能看、能听,却不能以书写的方式表达,则为书写障碍。

年幼儿童发育迟缓如果持续存在,5岁以后可诊断为智力障碍。智力障碍儿童各技能评估中,如果出现上述的分离现象,例如语言、非语言、书写明显落后与IQ不匹配时,临床也可作出相应的诊断,如语言或非语言的学习障碍、书写障碍等。

　　此外，年幼儿童发育迟缓轻度分离时，临床诊断语言或非语言学习障碍、书写障碍。当儿童既有分离又有偏离的现象，且程度严重时，临床根据评估结果则诊断社会交流障碍，而运动严重分离和偏离时可诊断为脑瘫。发育行为临床诊断中的谱系和连续统一体之间的关联如图 1-9 所示。

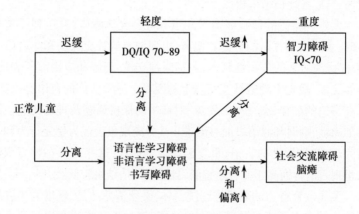

图 1-9　发育商、智商、学习障碍的谱系和连续统一体

　　综上所述，尽管我们分别阐述了发育行为诊断中谱系和连续统一体的概念，但是在临床实践中，两者往往是联结在一起的。

（金星明）

参考文献

［1］Accardo PJ. Neurodevelopmental Disabilities in Infancy and Childhood 3rd Edition Baltimore Paul H. Brookes publishing Co, 2008.

［2］Braun K, Christensen D, Doernberg D, et al. Trends in the prevalence of autism spectrum disorders, cerebral palsy, hearing loss, intellectual disability, and vision impairment, metropolitan Atlanta, 1991-2010. PloS one, 2015, 10 (4): e0124120.

[3] Nowell KP,Schanding GT,Kanner SM,et al. Cognitive profiles in youth with autism spectrum disorder:an inrestgation of base rate discrepancies using the Differential Ability Scales- Second Edition. J Autism Der Disord,2015,45(7): 1978-1988.

[4] Voigt RG,Macias MM,Myers SM,et al. Developmental and Behavioral Pediatrics. American Academy of Pediatrics,2018.

第二章 发育行为临床技术规范

第一节 发育行为评估

坚持规范实施在初级儿科保健进行发育监测和筛查的策略,有助于早期识别未达到预期发育里程碑的儿童。该策略建议,未通过筛查的儿童需接受发育评估及医学评估,以明确发育诊断和导致该发育状况的病因,并及时转诊以启动早期干预。

本章主要内容为在儿童发育筛查失败的情况下可以考虑采用的神经发育评估手段,以便及时作出发育诊断,减少儿童转诊或等待专科会诊的时间,初级儿科保健人员也可以通过这一过程,为作出发育诊断和明确发育障碍病因做出贡献。

一、发育规律

神经发育是一个复杂、动态的过程,从出生开始,通常以可预测的顺序和速度发展。发育研究集中在生命最初几年,因为婴儿、幼儿和学龄前儿童的发育观察指标数量多且稳定。儿童发育有五个能区,分别是粗大运动、语言、视觉运动问题解决、社交技能和适应技能,每个能区都有其在特定年龄预期达成的里程碑。发育里程碑是评估典型或非典型发育的标准。

典型发育是一个有序、定时和连续的过程,其发生规律是可预测的。神经发育规律性指的不仅是在某个能区到里程碑的规律性,还指能区间同步性,能区之间会相互影响。

对非典型发育的评估采用迟缓、偏离和分离三种描述。发育商(DQ)是各能区发育速度的衡量标准,也是判断是否有迟缓的指标。DQ 的计算方法是将能区中儿童实际发育水平对应年龄除以其实际年龄(CA),用 DQ=AE/CA × 100 表示。传统上,发育迟缓的定义是 DQ 小于 70。

对儿童进行临床诊断,除了应用 DQ 表示单个能区迟缓或能区之间分离,还需要相应支持的病史以及相关检查结果。例如,粗大运动 DQ 为 50,大运动里程碑延迟,体格和神经检查异常的儿童符合脑瘫诊断。然而,当儿童非语言/视觉-运动技能与年龄相适应,而语言技能延迟,提示沟通障碍。与迟缓和分离不同,偏离不用于诊断,出现偏离表明在单一能区中发生了不典型发育,这提示临床医生应考虑更多潜在障碍的可能,例如,会认字和背诵古诗,但不使用任何单词表达请求,提示孤独症可能。

二、发育里程碑

(一)大运动里程碑

大运动发育是最容易观察到的,因为在生后第一年就取得许多成就。新生儿自主运动能力很少,仍受到原始反射限制。新生儿俯卧时还不能抬头。1 月龄时,俯卧位的婴儿应该有足够的颈部张力把头抬起来。2 月龄时,通过头部和躯干的力量,婴儿可以将头部和胸部抬离小床。3 月龄的婴儿可以用肘部支撑上半身。4 月龄时可用手腕支撑。4~5 月龄,随着躯干肌张力发展,肩部和臀部运动可分离,婴儿在这时学会翻身。6 月龄时,躯干肌张力足以支撑婴儿坐起并保持这个姿势。8 月龄时,婴儿将躯干肌张力与旋转能力结合,这使婴儿能独坐。独坐让婴儿四肢可以支撑身体,随后学会爬行和拉站,11 月龄时能手牵着走路,12 月龄时能独走。

除了大运动技能发育史,大运动评估还需要标准神经学检查,包括观察原始反射和姿势反应。肌张力、原始反射和姿势反应异常会阻碍大运动发育。婴儿神经学检查应包括观察婴儿休息时姿势,以及婴儿仰卧休息时的自然运动能力。应观察是否有四肢姿势异常,或一侧或多侧肢体活动不足的情况,屈肌张力在新生儿中占主导地位,在生后 4 个月逐渐减弱。正常婴儿屈肌张力是对称的,尽管有屈曲,所有关节都有正常被动活动范围。在新生儿后期屈肌张力持续存在,或者新生儿期肌张力低,可能会影响大运动发育。肌张力不对称和异常肌张力(增加或减少)是神经学的异常表现,可以通过检查深肌腱反射和原始反射来进一步评估。

原始反射是在子宫中出现,持续到生后 3~6 个月的自主运动。经典的原始反射包括拥抱反射、脊柱加兰特反射(Galant 反射)和抬躯反射(Landau 反射),以及不对称紧张性颈部反射(ATNR)、紧张性迷路反射(TL)等。每一种反射都可由检查者诱发或在新生儿自发活动中观察到。持续超过 6 个月的原始反射提示婴儿可能发育异常。这里以 ATNR 和 TL 为例。

不对称紧张性颈部反射(ATNR)是一种原始反射,头部向一侧旋转会导致面向头部一侧的上肢伸展,另一侧上肢屈曲。如果婴儿旋转头部后没有表现出不对称紧张性颈部反射,则不对称紧张性颈部反射异常。婴儿仰卧位或俯卧位可引起紧张性迷路反射(TL)。这种反射是由颈部屈曲和伸展引起的。当颈部屈曲时,婴儿会屈曲所有四肢,当颈部伸展时,婴儿会伸展所有四肢并缩回肩膀。不对称紧张性颈部反射和紧张性迷路反射若在生后 6 个月持续存在,或反射出现强直或反应过强,提示异常发育。

姿势反应是平衡和保护反应,在生后 1 年中随原始反射消失而出现。姿势反应使得功能性运动进一步发展,即保持头部和身体的直立和定向。姿势反应包括兰朵(landu)反应、颈旋转翻正反应、上肢和下肢降落伞反应;以及前仰、侧仰和后仰(这是坐姿所必需的)等。原始反射异常表现为程度加强或长时间存在,而姿势反应异常常表现为未在适当年龄出现或不对称。

因此,大运动评估包括运动能力对应实际年龄评估(从父母和/或照养者处获得发育史和直接专业观察相结合)、运动 DQ、神经学检查,以及原始反射和姿势反应评估。运动 DQ 低于 50 提示严重运动障碍,最常见是脑瘫。DQ 为 50~70 表示轻微运动迟缓,通常是由于低肌张力或运动协调困难,并且常与其他发育迟缓或偏离有关。

(二) 视觉-运动问题解决里程碑

视觉-运动问题解决是非语言能力发育的能区,依赖于认知功能、视觉能力和精细运动能力。像大运动技能一样,视觉运动能力及精细运动能力也是定时且有序发育的。生后 4 个月,婴儿以视觉运动发育为主导。生后 1 个月,婴儿利用眼球运动和轻微头部转动来进行目光跟随,并能一直跟随至身体中线。2 月龄时,视觉追随是使用眼睛和头部运动,目光在水平面和垂直面上均能追随超过中线水平。3 月龄时,眼睛和头部运动使视觉可以从头的一侧追随至另一侧。4 月龄时,眼睛和头部的转动与上肢活动相协调。视觉运动的发育,为婴儿上肢精细运动提供了基础。

上肢运动,如躯干肌张力,是按身体近端到远端顺序发育,5 月龄从肩部的粗大运动开始,11 月龄时发展到示指和拇指精细拿取运动。在 4 月龄时,婴儿的双手放在身体的中线位置,5 月龄时,婴儿可以越过肩膀高度伸出手,抓住一个物体并将其拉向自己,而且从一只手传到另一只手。6 月龄后,坐着的婴儿可以向前伸出手,抓住他面前能够及范围内的物体。抓物是从尺侧向桡侧发育,最初,抓物需将手的尺侧缘和前臂支撑在表面上,以耙式的动作,从示指、中指开始,用 3 根手指和 1 根拇指一起抓物。9 月龄时,桡侧发育使婴儿能使用钳式抓握,虽然还不熟练,这时婴儿可以只使用拇指、示指和中指,拿起一个小球大小的物体。11 月龄婴儿可以仅使用示指和拇指,熟练进行钳式抓握。

非言语问题解决能力是视觉、精细运动和智力共同作用的结果。当生后 1 年达到了视觉和精细运动的发育里程碑后,可以在非语言能力维度上测试儿童认知水平。父母通常能够描述大运动和语言技能发育史,但视觉-运动问题解决技能很难描述。因此,这一能区需要对儿童进行测试。临床上对幼儿进行非言语能力测试,须提供年龄相当的工具,以便使用发育商量化发育水平,我国尚缺乏特定的非言语测试诊断性量表。

非典型视觉-运动发育可能由视力损害、严重精细运动损害或智力障碍引起。生后头几个月出现视力障碍,以及生后第 1 年的后半段出现明显的精细运动障碍将会导致该能区评估无法进行。儿童的精细运动能力偶尔表现较差,这并不妨碍测试,但可能会减慢或降低行动准确性,但如果儿童表现出能执行该测试项目的趋势和认知水平,则应对该能力予以认可。在没有严重运动或视觉障碍的情况下,本能区出现迟缓应考虑认知或智力障碍。该能区发育异常的儿童还可见于精细运动技能差(书写差的儿童可能无法执行适龄的书写性任务但能做好其他适龄任务)和注意缺陷严重到干扰任务完成的儿童,尽管他们运动和认知能力符合当前年龄发育水平。

(三)表达和语言里程碑

语言发育是一个复杂的过程,婴儿通过建立词汇库以理解语言中的信息并进行交流。典型的语言发育需要具备正常听力、获取词汇和建立词汇库的认知能力、关注语言信息的能力,以及与说话者建立融洽关系的意愿。一个具备了语言发育所有先决条件的儿童,会逐渐储存其接触到的词汇。他们建立的词汇库还记录了所学词汇对应的视觉图像、词汇模式和情感联系。随着时间推移,储存的词汇使儿童足以理解非常复杂的交流。这种对语言的理解在发育过程中被称为感受性语言。

表达性语言发育依赖于丰富的词汇库或感受性语言技能,以及产生语言的神经和口腔运动技能。表达性语言技能在生后 1 年有所进步,从出生到 2 月龄发喉音,3~11 月龄为前语言技能。喉音主要是生理上的声音,没有社会意义,如哭泣、打嗝、咳嗽和打哈欠。喉音阶段之后是前语言阶段,尽管如此,但这个阶段的发声有社会性意图,前语言技能开始于 2 月龄的社交性微笑和 3 月龄的"咿呀"发音,随后出现大笑、"哇啊"大叫和无意识发音等;婴儿在 6 月龄时开始咿呀学语,主要由辅音和元音组成,如 da-da-da、ba-ba-ba-ba,8 月龄时演变成"baba";婴儿开始有意识区分"爸爸"和"妈妈"是在 10 月龄,这预示着语言发展阶段开始;大约在 11 月龄后,当婴儿说出第一个有意识词汇时,语言阶段开始,并在接下来两年里快速增长;12~18 月龄,儿童词汇量只会增加到 7~10 个单词;但在 24 月龄时,词汇量会增加到 50 个单词并出现含 2 个单词的短句;36 月龄增加至 250 个单词并能说含 3 个词语的句子。

非典型语言发育可能是无明确病因的原发性语言障碍,也可能是由于智力障碍、听力障碍、自闭症或运动性言语障碍导致的继发性语言障碍。语言障碍包括表达性障碍、感受性和表达性混合障碍，以及语用障碍。表达性语言障碍指儿童不能达到与年龄相适应的言语技能，表现为单词词汇量有限，延迟使用连接性语言，或言语表达不佳（发音、发声或流利程度不佳），表达性语言障碍的表达性语言迟缓，但儿童的感受性语言能力和认知能力是正常发育的。言语产生障碍影响的是言语表达质量，词汇量有限或组织粗语。早期语言阶段，一些儿童说单词时可能会去掉单词开头或结尾的发音，或使用语音替代单词，但他们对单词的使用是一致且明确的。在估计儿童词汇量时，这类明确而一致使用的单词近似词，应计算在内。同样，发音障碍、语音障碍或语言流畅性障碍（口吃）影响表达性语言质量，而不是内容。若儿童 12 月龄前不会咿呀学语或不会使用手势语言，16 月龄前不会说单个字词，或 24 月龄前不会使用 2 个单词短语，临床必须进行详细的评估。

感受性语言要求能够准确、高效地处理和理解口语。感受性语言障碍所提示的理解障碍不是由于儿童认知能力异常引起的，这是因为儿童的感受性语言能力和语言能区的发育迟缓，但他们非语言认知的能力是与年龄相当的。感受性语言技能是学习表达性语言技能的前提。因此，当感受性语言能力迟缓时，就并发表达性语言障碍或出现接受-表达混合型语言障碍。接受性和表达性语言障碍通常是以表达性语言迟缓就诊，但同时父母也会抱怨儿童不听或不服从简单语言指令。生后 1 年能观察到的感受性语言里程碑很少，在第二和第三年中会有更多感受性语言里程碑，部分通过对儿童测试可评估，另一部分可通过父母对发育史描述获得。

语用语言障碍为对非词汇层面交流理解不足。语用即语言的应用是从声音的语调或韵律（而不是词汇的意义）中获得信息的能力，是理解幽默、讽刺、成语和其他需要进行推理的言语所必需的。语用技能还包括对非语言交流的理解，如面部表情、眼神交流和肢体语言。患有语用障碍的儿童只能表浅理解话语的意思，不能理解深层、社会性和非语言的意义。语用技能缺陷在很大程度上表现为社交迟缓，在患有自闭症或社交（语用）沟通障碍的儿童中常见，两者在临床中容易混为一谈,需要鉴别清楚。

(四)社交和适应性里程碑

最后两个能区,社交和适应技能与其他能区不同在于:①它们依赖于运动、语言和认知能力;②受环境和文化影响较大;③社交或适应技能的迟缓不直接提示诊断,但可为某些疑似诊断提供依据。社交技能需要语言和非语言问题解决技能结合,但更依赖于适当的语言技能,以至于如果语言技能滞后,社交技能也可能滞后。3岁的儿童应具备交互游戏技巧,但如果语言技能迟缓,则阻碍交互游戏进行,该儿童停留在平行游戏的阶段。进行交互游戏和分享需要语言技能来建立公平游戏规则,以及非语言问题-解决技能来了解规则,例如,如果只有一个玩具,两个孩子不能同时拥有它。适应技能需要语言和非语言技能发育,但最依赖非语言技能或问题解决技能发育、解决问题。适应技能方面,如喂食、如厕和穿衣,需要足够的运动技能和认知能力。适应技能与认知能力高度相关,因此,适应技能迟缓提示认知落后。社交能力迟缓可见于广泛性认知迟缓儿童或认知能力正常但有社交沟通障碍的儿童。在孤独症谱系障碍(ASD)或社交(语用)沟通障碍的儿童,明显表现出社交技能迟缓,合并各能区分离性迟缓或沟通能力偏离。

(五)发育障碍的表现

儿童在评估中出现发育障碍的年龄根据关注能区以及发育迟缓严重程度而不同。一般来说,儿童发育障碍程度越重(患病率较低),越早被专业医生或评估师所发现,而发育障碍程度越轻(发病率较高),则被发现较晚,且更多被非医学专业人员(如教师)所察觉。

感知觉缺陷,包括听力和视力障碍,通常在生后最初几个月就会被发现,比如婴儿在最初几个月里对声音没有反应,或在最初3个月里无目光跟随或反应。言语能力方面迟缓提示应对儿童进行听力评估,而视觉-运动问题解决技能方面迟缓提示应进行视力评估。

大运动障碍通常出现在6~12月龄,表现为婴儿不能坐、爬或扶站。正常婴儿大约到15月龄左右学会走。尽管大运动落后可以独立于其他能区单独发生,大运动DQ低于70的儿童也需要进行完整的神经发育评估,包括发育史、体格检查、神经系统检查和其他能区评估,因为大运动能区落后可能是其他神经发育障碍疾病的一种早期表现。

沟通或认知迟缓通常在27~32月龄之间出现,多以表达性语言技能落后就诊。社交和行为异常存在于各个年龄段,就诊年龄取决于该发育异常造成儿童及其照养者的影响程度。注意缺陷/多动障碍常在学龄前就诊,是因为儿童活动水平高或冲动行为影响正常家庭生活或幼儿园规则,且危及儿童安全。单纯注意缺陷儿童,当其症状影响学业时才会被发现,因而发现时间较晚,通常为学龄期。

适应技能迟缓不是常见主诉,但询问有其他问题的儿童的发育史时也会被发现。

学习障碍通常在学龄期,因儿童无法完成学习任务而被发现。

(李　斐)

参考文献

[1] Robert G, Voigt MD. FAAP, American Academy of Pediatrics. 2nd ed. Developmental and Behavioral Pediatrics, 2018.

[2] Brignell A, Chenausky KV, Song H, et al. Communication interventions for autism spectrum disorder in minimally verbal children. Cochrane Database Syst Rev, 2018, 11: CD012324.

[3] Hadders-Algra M. Early human motor development: From variation to the ability to vary and adapt. Neurosci Biobehav Rev, 2018, 90: 411-427.

[4] Capute AJ, Shapiro BK. The motor quotient. A method for the early detection of motor delay. Am J Dis Child, 1985, 139(9): 940-942.

[5] Gervain J. Typical language development. Handb Clin Neurol, 2020, 173: 171-183.

[6] Lim YH, Licari M, Spittle AJ, et al. Early Motor Function of Children With Autism Spectrum Disorder: A Systematic Review. Pediatrics, 2021, 147(2): e2020011270.

[7] Lock TM, Shapiro BK, Ross A, et al. Age of presentation in developmental disability. J Dev Behav Pediatr, 1986, 7(6): 340-345.

第二节 社交与情绪评估

在生命最初的 18 个月里,儿童的社交和情绪区域比语言和认知发育的更快。右脑的这些非语言系统由社交、亲子关系和依恋为基础的经验组成,产生对身体情绪管理和压力系统,并持续终身。儿童的社交和情绪需要特别关注如下几点:

1. 儿童的社交和情绪有可预测性的发展进程。
2. 当评估儿童的情绪问题时,需考虑发育因素和环境因素。
3. 需要清楚地识别和处理家庭中关注的问题。
4. 用开放性的问题进行监测。
5. 观察亲子互动和评估者与儿童的互动情况。
6. 促进与社区的联动,支持家庭改善儿童的社交-情绪问题。

一、社交和情绪里程碑

在健康儿童中,社交和情绪发展有可预测的发展进程。监测社交和情绪发展的里程碑是从婴儿到青少年时期健康监测的重要组成部分。理解从婴儿到青少年时期社交和情绪发育的进程,以便于及时指导,识别需要干预的问题(表 2-1)。

表 2-1 社交-情绪发展进程

年龄	社交-情绪发展进程
新生儿	大多数处于安静、警觉状态 认识母亲的独特气味 喜欢父母的声音 对轻柔的触摸喜欢,对不愉快的触碰退缩 在 20cm 左右的距离下模仿简单的面部表情
2 个月	自我安慰 更加警觉 回应性微笑 不安时通过安抚会产生平静的反应

续表

年龄	社交-情绪发展进程
4 个月	有意识地微笑 出现社交互动 展现出更强的自我安慰的能力 控制手的运动,用手自我安慰
6 个月	认识常见的面孔、开始注意陌生人 出现互动 共同参与照养人感兴趣的动作和物体上
9 个月	对陌生人有清晰地辨认 主动寻求父母玩耍、安慰或者帮助 玩互动游戏如躲猫猫、拍手;摇手表示再见 当叫到名字时看上去很高兴
12 个月	出现要求性的指点动作、用姿势表示需要 想玩玩具或听故事的时候把玩具或书递给父母
15 个月	用手指表示兴趣 模仿他看到的事物 能帮助做简单的家务 积极地听故事
18 个月	新的或者人多的场景中,气质特点表现得越来越明显 可以分离和独自探索,但是仍希望父母在旁边 自发地流露感情 微笑回应他人
2 岁	更加独立 喜欢用"我"指代自己 可能需要具体的帮助才能过渡到独立 在其他儿童旁边自己玩 出现更多的假扮性游戏
2.5 岁	出现想象性游戏,假想人物或场景 出现象征性游戏,把一个物品当做新的或者不同的物品 参与到其他儿童的玩耍中 对日常生活中不可预期的变化感到害怕

续表

年龄	社交-情绪发展进程
3 岁	展示更加精细的有主题和故事线索的想象性游戏 喜欢交往性游戏 独立吃饭、穿衣、如厕
4 岁	在面临压力时可能出现极端的行为 视自己为一体 知道自己的性别和年龄 描述自己的兴趣和特长 有自己喜欢的玩具和喜欢的故事 花费大量的时间在虚幻的游戏中
5~6 岁	聆听、参与、遵守规则和指令 体验规则 花较多的时间和同伴玩
7~8 岁	更加理解规则、关系和更多的东西 表现出合作和关注 有最好的朋友 会识别同性别有相同能力和兴趣的儿童 呈现家庭责任、会做家务
9~10 岁	把同伴群体中的表现看得更加重要 展示逐渐增加的责任感和独立做决定的能力
11~14 岁	更强的独立性意愿和对同伴恪守承诺 可能从事危险的行为以获得同伴的认同 形成和分解社交网 很好应对紧张的经历 越来越独立决策
15~24 岁	学习、课外活动、工作将是重心 形成关心和支持家庭、其他成人和同伴的关系 参与团体活动 展示了对日常生活压力的恢复力 在决策时更加独立 显示自信和希望

二、评估

当评估一个儿童的社交和情绪时,考虑许多背景因素很重要。在任何一次接诊过程中,需考虑变量如环境/时间、发育水平、健康状况、家庭/文化背景、该儿童的总的实际发育水平,包括认知、语言、学习和运动技能。健康的问题也可能影响儿童的社交和情绪功能。家庭价值观和文化背景形成的互动及交流的方式对儿童的社交和情绪反应有显著的决定性作用。

在每次评估时应优先考虑家庭的需求和关注,有多达 25% 的儿童有社交和情绪问题。我们推荐在所有的健康监测中,母亲和家庭功能监测最优先。在婴儿早期、18~30 个月、幼儿园、初中、高中期间均需要强调对社交和情绪功能及亲子互动方式的关注。

(一)社交-情绪问诊

社交-情绪大都集中在儿童发育、行为、学习的问题上,因此,在接诊时首先询问家长是否有任何关于儿童的发育、行为或学习的问题如下:

1. 触发评估社交和情绪功能的问题　包括:

(1)作为家长,您近况如何?

(2)儿童在发育和行为上哪些令您担忧?

(3)儿童在哪些方面做得真的很好? 与您相处如何? 在学校表现如何?

(4)告诉我关于儿童的个性如何?

(5)儿童最喜欢的游戏或娱乐活动是什么?

(6)你们喜欢在一起做什么?

(7)目前您在抚养儿童感到最困难的是什么问题?

2. 可以让学龄期儿童回答如下的问题

(1)什么使你感到快乐、伤心、非常生气?

(2)什么使你害怕?

(3)你担心什么? 你对身体或健康有任何担心的吗?

(4)你有好朋友吗? 你喜欢和你的朋友一起做什么事? 你有被

欺负过吗？

(5) 你希望自己改变什么？你希望学校改变什么？你希望家庭改变什么？

(6) 如果你有三个最大的愿望，那么，是哪三个呢？

所有这些问题可以帮助医师确定是否需要进一步询问过去史、评估或者转诊。

（二）观察亲子互动

从新生儿时期开始至青少年期，观察亲子互动可以洞悉家庭关系、养育方式和儿童的社交和情绪状态。例如，在诊室中这个儿童是否充满爱地贴近妈妈，有很好的眼神接触和发声？或者当爸爸在阅读杂志时儿童会爬上书桌？这些观察到的任何一种细节都可以为我们提供参考。

此外，儿童和专业人员之间的互动同样重要。这个儿童的反应是否与其发育水平相符？该儿童的眼神、共同关注、示意、指点的技能、情绪平淡或退缩、有无焦虑症状等，这些观察可以对儿童的社交和情绪功能的评估有额外的帮助。

（三）体格检查

体格检查可以观察儿童的适应性及能否遵守医师的要求，也同样可以观察家长的反应。儿童是否合作、有无过度焦虑、或者反抗、父母是否鼓励和支持、或者保护或者强迫儿童，该儿童的生命体征与压力之间有无关系，如血压或心率是否增高等，神经系统和精神状态的检查可能有助于理解社交和情绪问题。

（四）筛查评估

我国儿童情绪与社会评估量表的应用情况如下：

1. **婴儿社会性反映问卷**(infant sociality performance questionnair, ISPQ) 用于儿童出生后的社会功能，包括社会认知、社会交流、社会适应性等，适合评估 3 个月、6 个月、9 个月和 12 个月的婴儿，以问卷的方式，包括 42 个项目，以分各年龄段的评估问卷，每次测评时间约 3~5 分钟。

2. **幼儿人格发展趋向评定量表**(personality tendency scale for chil-

dren,PTSC）用于 2~3 岁半之间的儿童,反映幼儿探索主动性、合群和适应性、情绪稳定性、自我控制和独立性 4 个主要因素。量表共有 43 个项目,评分有 5 个级别:从不 =1;极少 =2;有时 =3;经常 =4;总是 =5。测评结果根据专业知识给予适当的解释和指导。

3. **婴幼儿社会认知发展筛查量表**(infant and early children social cognition development screening scale,ICSCDSS)　用于出生后 6 个月至 3 岁 6 个月的儿童。该量表包括运动、语言、理解、认人、适应行为 5 个维度,反映婴幼儿人际沟通认知的发展。量表包括 40 个条目,儿科专业的医护人员以询问照养人的方式,填写量表内容,约需时间 10 分钟左右。

4. **中国城市幼儿情绪及社会性评估量表**(the infant-toddler scocial and emotinal assessment,ITSEA)　用于 12~36 个月的儿童。该量表共有 116 个条目,核心条目 104 条,包括 4 个领域:外显行为域(活动/冲动/攻击性/反抗性);内隐行为域(忧郁/退缩、焦虑、恐惧等);失调域(睡眠、饮食、感官敏感性、负性情绪);能力域(依从性、注意力、模仿/游戏、动机、移情、同伴关系)。量表以问卷的方式,需时约 30 分钟左右。

5. **儿童焦虑性情绪障碍筛查表**(the screen for child anxiety related emotional disorders,SCARED)　是一种实用有效的焦虑症状自我评定工具,用于评估 6~18 岁儿童青少年。量表共有 41 个项目,由 5 个因子组成,即躯体化/惊恐、广泛性焦虑、分离性焦虑、社交恐怖、学校恐怖,得分高提示存在焦虑。

6. **儿童抑郁障碍自评量表**(depression self-rating scale for children,DSRS)　该量表共有 18 个项目,适用于 8~16 岁儿童青少年的抑郁调查、儿童躯体疾病所伴随的心理问题等。

7. **儿童焦虑敏感性指数量表**(childhood anxiety sensitivity index scale,CASI)　是一种儿童焦虑敏感性的筛查工具,用于评价儿童青少年焦虑敏感性的水平。该量表共有 18 个条目,适用于 9~17 岁的青少年,量表使用方便,耗时短,大约 5 分钟。

（金星明）

参考文献

[1] Voigt RG, Macias MM, Myers SM. Developmental and Behavioral Pediatrics. American Academy of Pediatrics Department of Marketing and Publications Staff, 2018.

[2] Carey WB, Crocker AC, Coleman WL, et al. Developmental-Behavioral Pediatrics. 4th ed. Philadelphia. Saunders, 2009.

[3] Berk LE. Development Through the Lifespan. 5th ed. Boston. Allyn & Bacon, 2010.

[4] 杨玉凤. 儿童发育行为心理评定量表. 北京: 人民卫生出版社, 2016.

第三节　语言和言语评估

在发育行为临床中,语言和言语的评估十分普遍。对于年幼儿童来说,该评估是识别婴幼儿的发育迟缓和语言迟缓,对年长儿童则是区分语言障碍和智力障碍,使得临床诊断上更趋向精准化。

一、概述

语言和言语评估在临床诊治流程中必不可少,评估包括:①筛查;②诊断性测试;③干预或治疗中随访。筛查的目的是快速、有效地在全部人群中找出可能有问题的儿童,比如儿童保健的普筛。诊断和鉴别诊断目的是对没有通过筛查的儿童或因家长担心前来就诊的儿童进行详细深入地评估,了解儿童和同龄人相比在语言、沟通和言语领域中的能力,从而提供循证依据,帮助医生通过诊断标准来进行诊断和鉴别诊断。制订个体化干预或计划是在确诊之后根据儿童具体的语言、沟通和言语发育能力和功能缺损来制订最适合该儿童的康复计划。

参照常模的标准化语言评估,测试的方法分为直接行为测试和家长问卷两类:①由于婴幼儿年幼依从性很差,一般在婴幼儿期标准化的直接行为测试比较困难,所以常用家长问卷式的标准化评估。另一种情况是针对整体发育落后依从性差的儿童,家长问卷式的评估也有优势。②在学龄前和学龄期的儿童,语义和句法等能力已经非常丰富,家长很难准确描述出儿童的语言能力,所以临床上首选是直接行为测试,而家长问卷和教师问卷可以辅助。我国的筛查性和诊断性语言评估方法有限,年龄也限于 18 岁以前。

根据第 5 版《精神障碍诊断与统计手册》语言障碍的诊断标准中的 B 条,"语言能力大幅度地、可量化地低于所期望的年龄水平……",这条标准充分体现发育行为儿科医师在言语和语言临床中的重要作用,即提供个体儿童的发展水平;如果儿童在发育评估中其他能区如大运动、细运动、应物能均正常,唯有语言落后于生理年龄,则要考虑语言的问题;如果儿童所有的能力(包括语言)均落后于生理年龄,而且落后的水平各能区相差无几,则该儿童就不应只考虑语言的问题了。诊断性评估提供的标准分和百分位可以作为儿童语言能力是否"大幅度可量化地低于所期望的年龄水平"的依据。诊断性评估的灵敏度和特异性的研究一般是以已经被鉴定为诊断性评估的测试结果为参考标准。首个诊断性评估灵敏度和特异性的研究则需要医生、言语语言治疗师运用问诊、观察、非正式测试和正式语料分析等方法鉴定障碍为参照标准。表 2-2 是梦想普通话听力理解和表达能力标准化评估-诊断版(diagnostic receptive and expressive assessment of mandarin-comprehensive,DREAM-C)报告。

二、语言和言语评估的内容

1. **早期婴幼儿的语言和言语评估** 早期婴幼儿语言发育的评估包括常规的语言理解能力和语言表达能力的部分,以及和早期语言发育密不可分的基本社交沟通能力(图 2-1)和早期认知玩耍能力(图 2-2)。早期婴幼儿的言语发育评估主要关注于婴幼儿的语音发育,而早期的语音能力发育和语言表达能力的发育很难分开,通常早期语音能力在语言表达部分同时进行评估(图 2-3)。需要强调的是,早期语言表达能力评估,特别是针对还未开口的儿童,必须包含儿童的手势技能(图 2-4)。

表 2-2 梦想普通话听力理解和表达能力标准化评估 - 诊断版报告

测量属性	等级	标准	Dream-C 等级	科研证据
内部一致性	+	至少有低级证据 c 证明足够的结构效度 d 和每个单维度 b 表或子量表的 Cronbach α 值≥0.70e	+	DREAM-C 五个能区的 alphas 均大于 0.95
	?	"至少有低级证据证明足够的结构效度" 的标准不符合		
	−	至少有低级证据 c 证明足够的结构效度 d 和每个单维度 b 表或子量表的 Cronbach α 值 <0.70e		
信度	+	ICC 或加权 Kappa 值≥0.70	+	重测信度大于 0.70
	?	ICC 或加权 Kappa 值未报到		
	−	ICC 或加权 Kappa 值 <0.70		
测量误差	+	SDC 或 LoA<MICd	+	置信区间均有报告
	?	MIC 不明确		
	−	SDC 或 LoA>MICd		
结构效度的假设检验	+	结果与假设相符 f	+	科研文献证明相符
	?	审查小组未定义假设		
	−	结果与假设不相符 f		

续表

测量属性	等级	标准	Dream-C 等级	科研证据
跨文化效度\测量等同性	+	在多组因素分析中，分组因素（如年龄，性别，语言）之间没有发现重要差异，在分组因素方面也没有的重要的 DIF (McFadden $R2<0.02$)	+	DIF 分析显示，分组因素（年龄，性别和家长受教育程度）之间没有发现有重要差异
	?	未进行多组因素分析或 DIF 分析		
	−	发现了分组因素或 DIF 的重要差异		
效标效度	+	金标准的相关系数≥0.70 或 AUC≥0.70	+	灵敏度大于 0.70；特异性大于 0.70
	?	并非报告了所有有关 "+" 的信息		
	−	金标准的相关系数 <0.70 或 AUC<0.70		
反应度	+	结果符合假设 f 或 AUC≥0.70	+	五个能区能力随年龄增加符合假设
	?	审查小组未定义假设		
	−	结果与假设相符 f 或 AUC<0.70		

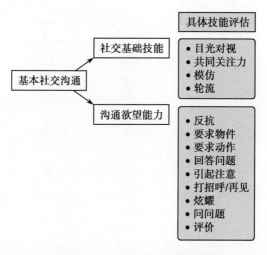

图 2-1 早期语言发育密不可分的基本社交沟通能力

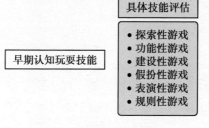

图 2-2 早期认知玩耍技能

前语言期： 语言表达和早期语音的发育密不可分
第一阶段：反射性哭和与喂养相关的发声（<2个月）
第二阶段：咕咕声、笑声和有控制的发声（1~4个月）
第三阶段：玩声音和发音扩展（3~8个月）
第四阶段：基本的咿呀学语（5~10个月）
第五阶段：高级的咿呀学语（jargon）（9~18个月）

图 2-3 早期语音能力与语言表达部分同时进行评估

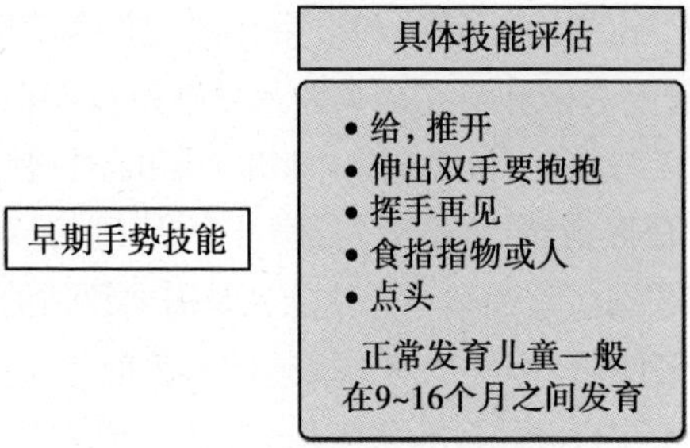

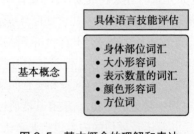

早期手势技能

具体技能评估

- 给，推开
- 伸出双手要抱抱
- 挥手再见
- 食指指物或人
- 点头

正常发育儿童一般
在9~16个月之间发育

图 2-4 早期手势技能评估

基本概念

具体语言技能评估

- 身体部位词汇
- 大小形容词
- 表示数量的词汇
- 颜色形容词
- 方位词

图 2-5 基本概念的理解和表达

2. 学龄前和学龄儿童语言和言语评估 学龄前和学龄儿童语言的评估首先评估儿童是否具有基本社交沟通技能、早期认知玩耍技能，以及早期语言理解和语言表达能力的基础。儿童的词汇快速发展期在 16~30 个月，并且当儿童能主动表达 50 个词语时，就出现了短语或句子。所以在评估基本沟通、语言和认知玩耍技能的基础上，应评估儿童语义（词和句子的意思）和句法（词语组成句子的规则）的理解和表达能力。儿童的认知和语言发育紧密相关，随着儿童认知的发育，语言评估中也需要包含基本概念的理解和表达（图 2-5）。语用（语言的使用）能力也随着儿童语义和句法能力成为语言评估中重要的部分。儿童的叙事能力是语用能力的一个部分。3 岁儿童主要采用简单的对话形式叙述事情；4~5 岁儿童能够较连贯地叙述故事，包括开头、发展和结尾；5~6 岁儿童能够用不同的方式叙事，而且能体现出故事高潮，表现出事物特征。同时，因为 6 岁儿童准备开始上小学，从比较单纯的"学习语言"的阶段转变为"用语言学知识"的阶段。

一个和其年龄匹配的语义、句法和语用基础是儿童就学所必要的,而且语言评估还需要考虑和语言相关的入学准备技能(school readiness skills),比如,前读写技能(preliteracy skills)等和学校社交相关的语用能力,比如儿童开启话题、维系话题、修补会话、理解成语和幽默的能力。当儿童入学以后,阅读和写作技能也是需要评估的。

没有口语表达或口语表达能力极差的学龄前儿童,言语评估仍然和早期语音评估的内容相似;已经具有一定表达词汇的儿童,言语评估需要覆盖:①语音的清晰度;②语音的流畅度;③语音口腔和鼻腔发出的控制(共鸣),比如儿童鼻音太轻或太重;④发音质量、声调和声强的控制(嗓音)。儿童语音的清晰度随着儿童发育会逐渐提高。大部分儿童在2~4岁期间,当语言表达的词汇丰富和句子结构更复杂的时候会经历一个正常的流畅度减低的过程。但是其中有些儿童流畅度问题持续,被诊断为口吃。而儿童的共鸣问题和嗓音问题往往不是大部分儿童在正常发育过程中常见的问题,一般有其器质性的原因或因为发音习惯不良造成。儿童语音评估的内容包括儿童语音发音的发育(表2-3)、音系历程发育(表2-4)和儿童语音的清晰度发育(表2-5)。

表2-3　普通话的语音发育进程

语音错误类型	年龄组					
	1岁6月龄至2岁	2岁1月龄至2岁6月龄	2岁7月龄至3岁	3岁1月龄至3岁6月龄	3岁7月龄至4岁	4岁1月龄至4岁6月龄
辅音同化						
音节首辅音删除						
音节首*						
发音部位前置:[ʂ]([s])						
[ɕ]([ʂ])						
[k]([t])						
发音部位后置:[s]([ʂ])						

语音错误类型	年龄组					
	1岁6月龄至2岁	2岁1月龄至2岁6月龄	2岁7月龄至3岁	3岁1月龄至3岁6月龄	3岁7月龄至4岁	4岁1月龄至4岁6月龄
塞音化:[ts]([t])	——	——	——			-----
[s]([t])						
[x]([k])	-----	-----	-----	-----		
塞擦音化:[ɕ]([tɕ])						
非送气音化:[tʰ]([t])						
送气音化:[t]([tʰ])					-----	
X-软腭音化						
滑音化					-----	
音节尾[n]删除						
音节尾:[n]—[ŋ]						
音节尾[ŋ]删除			-----	-----	-----	
元音						
三元音简化						
双元音简化				-----	-----	

虚线 ----- 表明10%~20%的儿童使用该语音错误类型

实线 —— 表明20%以上的儿童使用该语音错误类型

表2-4 音系历程发育

年龄(岁)	90%标准	75%标准
1.6~2.0	d、m	d、t、m、n、h
2.1~2.6	N	b、p、g、k、x、j、q
2.7~3.0	b、t、f、h、x	f
3.1~3.6	g、k	
3.7~4.0	P	
4.1~4.6	t、s、j、q、r、l	t、s、sh、z
4.6+	sh、zh、ch、z、c	zh、ch、z、c

表 2-5 普通话儿童语音清晰度/可懂度发育表

年龄	程度	发育情况
0.5~2 岁	25%~50%	熟悉的人理解 50%,不熟悉的人理解困难
2~3 岁	50%~5%	仍有较多的发音错误,但总的信息能理解
4~5 岁	75%~90%	当知道谈话主题时,完全能理解,个别发音似有错误
5 岁	90%~100%	完全理解,个别发音仍有错误

三、语言和言语的筛查

每次正常儿童常规儿童保健检查应该包括语言和语音发育里程碑、儿童语言环境,以及家长对儿童语言和语音发育有无担心等方面的问诊和对儿童的观察。一旦发现语言和语音发育的预警(表 2-6)、儿童语言环境中缺乏有效互动性语言输入(比如,屏幕时间过多等)、或家长对儿童语言和语音发育有任何担心,应进一步筛查或详细评估儿童语言和语音能力。在正常儿童常规儿童保健问诊中,如果家长担心或医生在问诊和观察儿童时发现儿童在语言流畅度、共鸣或嗓音方面有问题,应该转诊儿童进行详细的语言流畅度评估、共鸣的评估或嗓音的评估。

表 2-6 儿童早期语言和语音发育的预警

年龄	预警
6 个月	没有和照养者来回发声
12 个月	没有简单的手势,没有讲真正第一个字
24 个月	表达词汇不到 50 个,没有组两字短语,讲话清晰度 <50%
36 个月	没有三个字短句,讲话清晰度 <70%

建议发育筛查应该提供在 9 月龄、18 月龄、24 月龄和 30 月龄的儿童保健检查。

语言和言语的常用筛查工具:

1.《普通话语音测验》 是由苏周简开和周兢在南京师范大学出

版社 2000 年出版的测评工具。常模和信效度研究在北京、西安、成都和南京完成。分两部分:第一部分 44 个独立的目标单词覆盖汉语的辅音、元音和声调(21 个声母、35 个韵母和 4 种声调);第二部分是故事中的目标单词。

2. **中文早期语言与沟通发展量表**(Chinese communication development index,CCDI) 是 根 据 MCDI(MacArthur communicative development inventory)修订而成。北京地区建立常模,用于 8~30 月龄儿童。采用家长问卷形式。此量表可用于从婴幼儿第一个非词汇手势信号到早期词汇的增长,一直到开始使用语法。其中"婴儿沟通发展问卷-词汇及手势"适用于 8~16 月龄,含有 411 个词,包含了婴儿日常经常听到或用到的绝大多数词汇和动作手势。"幼儿沟通发展问卷-词汇及句子"适用于 16~30 月龄,共含有 799 个词,还包含了词组、儿童表达的句子平均句子长度等。除中文以外,早期语言与沟通发展量表已经被多种语言修订成不同版本,在科研方面的应用非常广泛。

3. **婴幼儿语言发育进程量表**(infant and toddler language development scale) 2005 年在建立上海市儿童 0~35 月龄语言发育常模的基础上编制,信度效度研究结果良好。用于 0~35 月龄儿童。该量表包括三部分,即语音和语言表达 9 项、听觉感受和理解 10 项,以及与视觉相关的感受和理解 13 项,总计 32 项。每个项目的结果评定标准:通过得 1 分,不通过得 0 分。该量表可对 0~35 月龄儿童的各方面语言能力进行评估,提供发育月龄,可协助临床上对单纯语言迟缓与全面发育迟缓的鉴别诊断,还也可辅助儿童语言干预目标制订。

4. **梦想婴幼儿语言沟通测评**(diagnostic of receptive and expressive assessment of Mandarin-infant and toddler,DREAM-IT) 是根据婴幼儿早期语言和沟通发育的理论来设计的参照常模的标准化全面语言评估工具。适用于 0~3 岁的婴幼儿。测试项目不仅包含常见的语言理解和语言表达技能部分,还包含基本社交沟通和认知玩耍技能部分,可协助临床上对单纯语言迟缓与全面发育迟缓、孤独症等的鉴别诊断。语言表达部分也包括一个普通话语音声母发育的测评项目。DREAM-IT 的形式是智能化的家长问卷,即根据家长对题目的回应自动调节后面给出的题目。智能化的测试可以在最短的时间内用最合适该个体的题目来实现测试。DREAM-IT测试结果包括：①红灯预警部分，显示测试儿童的语言理解、语言表达、社交沟通和认知玩耍四个能区与同龄人相比是否存在发育预警；②发育月龄部分：显示测试儿童的四个能区的发育月龄；③语言沟通能力发育曲线部分：在以中国大陆正常发育儿童为标准建立的语言发育曲线图上标识儿童语言沟通发育的百分位，儿科医生可以使用婴幼儿语言发育曲线图跟踪儿童的四个能区的发育；④四个语言能区的全面概括和儿童语音发育的概括表，可用于辅助个体化的康复计划的制订。

学龄前和学龄儿童语言计语音正式评估，是对儿童的语义和句法能力和具体声母和韵母在单字或句子中发音能力进行详细的评估。目前，我国对儿童语用能力的正式评估还非常缺乏。近年来，国内学者在结合汉语特点的基础上陆续进行了一些语音量表的制定和初步的标准化，但统一、有效的评估方法仍较匮乏，不能满足当前的临床和科研需求，仍待完善。

5. **皮博迪图片词汇测试法**(peabody picture vocabulary test，PPVT)　适用于2.5~18岁儿童和少年使用。该测试于20世纪70年代末期进行了标准化，最初作为儿童智力筛查的工具。由于该测试采用图片和词汇联系的方式，测试时不需要被试者讲话，是评价儿童词汇理解能力的有效工具，适用于不会说话或表达能力差的儿童。测验方式生动有趣，施测简便，评分客观快速，是国内应用较广泛的语言能力测验。临床上PPVT只能测试儿童对词汇的理解，不能对儿童语言发育的水平，比如表达能力、句法能力等做出系统完整的评估。

四、语言的诊断性评估

梦想普通话听力理解和表达能力标准化评估-诊断版（diagnostic receptive and expressive assessment of mandarin-comprehensive）是一套智能化的标准化语言测试，也是中国大陆首个符合国际诊断性量表信度和效度标准，同时也是基于普通话的语言发育及儿童语言障碍本质特征的研究为基础而设计的直接行为测试。DREAM-C常模基于2010年中华人民共和国人口普查数据,建于中国大陆普通话使用地区,并且考虑了方言在儿童普通话习得过程中的潜在影响,适用于2岁6个月至7岁11个月的以普通话为母语的儿童。适用人群为语言发育缓、语言障碍、听力障碍、ASD、发育障碍、遗传综合征、学习障碍等语言功能损害的儿童。DREAM-C测试包括听力理解和语言表达两个分测验部分,从语言的组成部分来看,测试题目也覆盖最主要的语言组成部分,包括语义、句法及语用。该量表使用触屏技术,测试过程对儿童来说生动有趣,对测试者来说节约计分时间。其自适应技术可以根据儿童的语言能力自动调节给出题目的难度。测试通过测试报告为语言障碍诊断提供五个方面的标准分:①听力理解;②语言表达;③语义;④句法;⑤总体语言。除语言的标准分和百分位指标以外,测试报告也对儿童在各年龄段应该具有的词义、句法等具体语言能力提供详细的分析,可以辅助个体化的康复计划的制订。

(刘雪曼)

参考文献

[1] American Psychiatric Association. Diagnostic and Statistical Manual of Mental Disorders. 5th ed. Arlington, VA, 2013.

[2] Liu XL, de Villiers J, Ning C, et al. Research to Establish the Validity, Reliability, and Clinical Utility of a Comprehensive Language Assessment of Mandarin. Journal of Speech, Language and Hearing Research, 2017, 60(3): 592-606.

[3] Mokkink LB, Terwee CB, Patrick DL, et al. The COSMIN study reached international consensus on taxonomy, terminology, and definitions of measurement properties for health-related patient-reported outcomes. Journal of clinical epidemiology, 2010, 63(7): 737-745.

[4] Lyytinen P, Laakso ML, Poikkeus AM, et al. The development and predictive relations of play and language across the second year. Scandinavian Journal of

Psychology,1999,40(3):177-186.

[5] Caselli MC,Rinaldi P,Stefanini S,et al. Early action and gesture "vocabu-lary"and its relation with word comprehension and production. Child Develop-ment,2012,83(2):526-542.

[6] Hua Z,Dodd B. The phonological acquisition of Putonghua(modern standard Chinese). Journal of child language,2000,27(1):3-42.

[7] 苏周简开,周兢.普通话语音测验.南京:南京师范大学出版社,2001.

[8] 梁卫兰,郝波,王爽,等.幼儿中文语言词汇发展的研究.中华儿科杂志,2002,40(11):650-653.

[9] 刘晓,金明星,章依文.上海市婴幼儿语言发育常模研究.中华儿科杂志,2007,45(12):942-943.

[10] de Villiers J,Liu X,Lee W,et al. Development of an Early Language and Developmental Screener for Chinese Infants and Toddlers:The DREAM-IT. Oral seminar at the American Speech-Language Hearing Association Annual Convention in Boston,MA,2018.

第四节 认 知 评 估

一、概述

大脑是认知发生的物质基础,在解剖学上,出生时小儿已具备了成人脑所具备的沟和回,但比成人的浅,在组织学上也已具备了大脑皮层的六层基本结构,此时脑重量为350~400g,占体重的1/8~1/9,约为成人脑重的25%,1岁时为出生时的2倍达成人脑重的50%,2岁时为成人脑重的75%,6岁时脑重已由1岁时的900g增至6岁时的1 200g,神经纤维分支加多加长,大脑半球的一切神经传导通路几乎都已髓鞘化,7~8岁的儿童大脑半球继续发育,脑重增加到1 300g(接近成年人的1 350~1 400g),同时神经细胞体积增大,细胞分化基本完成,神经细胞的突起分支变得更密,大脑额叶迅速生长并出现了许多新的神经通路;9~16岁儿童,脑重量增加不多,这一时期主要进行着脑细胞内部的结构和功能的复杂比过程,神经的联络纤维在数量上大大增加,联络神经元的结构和皮质细胞结构功能在强烈地发展和形成。大脑在这些变化中,3岁儿童的小脑已基本与成人相同,脊髓和自主神经系统在4岁时已相当成熟,以后仍在缓慢进行直至成年。儿童大脑成长的过程同样是其功能(包括认知功能)不断完善的过程。人类在进化中选择优先保证大脑的发展,以确保人类个体和种群能够最大化的获取外界和相互间的信息,促进个体和种群的生存和发展。

大脑的功能是处理信息,无论是心理学家还是神经生物学家、认知神经科学家等,其实他们的研究任务都是大脑信息处理功能,在这些研究中,一个最主要的分支就是认知的研究,为了方便叙述,在本节统一称这些研究为认知心理学研究。关于这个研究领域可以从三个不同层面的研究方法来划分,正如诺贝尔经济学奖获得者 Herbert A. Simon 在他的《人类的认知思维的信息加工理论》一书中陈述的那样,由于研究方法不同,形成了三个层面的研究成果:第一层面是研究复杂行为,例如研究问题解决、概念形成和语言现象;第二层面是研究以反应时间和干扰时间为主要指标的简单的信息加工过程,例如对光点的感觉、图形知觉的形成等;第三层面是生理水平,例如中枢神经过程、神经结构的研究,可以在系统器官组织细胞和分子生物学水平展开。经过多年的积累,特别是香农(Claude Shannon)的信息论诞生之后,认知心理学者们意识到信息通道的特征与人类认知过程的相似性,开始将信息论的概念和规律来描述人类认知系统,逐步在认知的定义上达成了共识:“认知”是指人们获得知识或应用知识的过程,或信息加工的过程,这是人的最基本的心理过程,它包括感觉、知觉、记忆、思维、想象和语言等。人脑接受外界输入的信息,综合躯体内部信息,经过头脑的加工处理,转换成内在的信息处理活动(也称心理活动),进而支配人的行为,这个过程就是信息加工的过程,也就是认知过程。“认知发展”中的“发展”最早来源于发展心理学,由于认知心理学学者们更多的研究主要集中在婴儿、儿童和青年,所以认知发展更多的是指这些年龄段感觉、注意、记忆、决策思维和语言行为发生动态标化特征及规律。

二、认知评估工具与方法

近一百年来,学者们研究出诸多的方法和工具对儿童认知功能进行评估,这些方法和工具如果从评估认知功能的维度上进行分类,可以分为记忆功能评估、视觉空间功能评估、语言功能评估注意功能评估和成套的多维度评估。

儿童认知功能工具和方法如果从科学研究的基本方法进行分类,可以分为三个类别:观察法、量表法和黑箱研究法。

(一) 观察法

对认知功能评估方法最早应该出现于行为观察,观察者通过观察一个个体对外界信息的反应,来判断被观测个体对外界信息处理的能力,其判断的标准乃至于观察者本身对外界事物信息判断的体验可作为该领域知识的积累。我们经常说这个儿童聪明,那个儿童欠灵活就是对其行为观察的结果。观察法是临床医师的基本功,临床医师获得临床症状就是应用了观察法。

(二) 量表法

由于行为观察法获得的结果容易受到观察者自身知识的影响而导致偏倚,所以,很多学者开始标准化行为观察,主要的方法是制作行为观察量表,实现观察指标的标准化,实现观察过程判断标准的标准化,建立正常人群的数据模型实现结果分类判断的标准化,这就是我们常用的基于行为观察的量表法。我们目前很多临床量表就属于这一类,例如学习障碍量表。随着量表的发展,很多量表也开始试着插入一些任务来让受试者执行以评估认知功能,因为儿童是成长的个体,所以很多认知功能的评估被插入儿童发展评估量表中,形成对儿童从运动、感觉、认知、情绪等多个方面的系统评价。行为观察法和量表法都是基于观察者的观察,观察的结果必然会受到观察者自身状态的影响,我们常称为"主观影响",这也是这两种方法的局限性。

(三) "黑箱" 研究方法

该方法的出发点在于自然界中没有孤立的事物,任何事物间都是相互联系,相互作用的,所以,即使我们不清楚"黑箱"的内部结构,仅注意到它对于信息刺激作出如何的反应,注意到它的输入-输出关系,就可对它作出研究。"黑箱方法"从综合的角度为人们提供了一条认识事物的重要途径,尤其对某些内部结构比较复杂的系统,对迄今为止人们的力量尚不能分解的系统,黑箱理论提供的研究方法是非常有效的。人的大脑研究的重要方法就是针对大脑通过信息的输入输出来确定其反映本质的参数。

在临床和研究工作中,观察法和量表法都是定性评估工具,而"黑箱"研究法由于引入了物理学的"时间""长度"等基本单位进行衡量不同质的信息在大脑的认知加工过程,其属于定量评估工具范畴。儿童记忆问卷(CMQ)就是典型的量表,通过自我报告和家长记忆问卷方式评估儿童的记忆功能;而我们常用的韦氏幼儿智力量表(Wechsler preschool and primacy scaleof intelligence,WPPSI)、韦氏儿童智力量表(Wechsler intelligence scalefar children,WISC)其本质是"黑箱"研究法属性的认知功能评估工具,而后面要进一步介绍的Das-Naglieri认知评估系统(DN:CAS)和持续加工实验(continuous performance test,CPT)都属于这一类认知评估工具。在临床和学术工作当中常有这样的说法:这个评估方法是定性的,不如定量的方法好。其实这是片面的看法,在临床和研究当中,定性评估和定量评估都是非常重要的科学方法,定性评估和判断常是临床工作和临床科研的起点,其确定了工作和研究的目标与方向,定量评估是进一步在确定目标及方向上数字化论证和数据模型化。两者是相辅相成的。

三、临床常用的认知功能评估工具和方法

1. **华文认知能力量表**(chinese cognitive ability scale,CCAS)　是程灶火教授于2006年编制的本土化的智力测验,适用于5~80岁人群。该量表包含数字广度、空间广度、快速组词、快速编码、汉词配对、图符配对、言语类推、图形类推、数理运算和巧拼积木10个分测验,反映个体工作记忆、推理能力、学习能力、加工速度、空间概念、计算能力等,结果以言语智商、操作智商和总智商表示。

2. **中国比内测验(第3版)** 吴天敏教授领衔于 1981 年完成比内测验的第三次修订工作,并定名为《中国比内测验》。该测验适用于 2~18 岁儿童青少年,共有 51 项试题,反映儿童观察能力、记忆能力、思维能力、想象能力、综合运用多种能力等。

3. **多维记忆评估量表(multiple memory assessment scale,MMAS)** 是程灶火教授于 1998 年依据多重记忆系统理论编制的。该量表包含 12 个分项测验和 5 个备选分测验,适用于 6~90 岁人群的记忆功能,可测量个体外显记忆、内隐记忆和日常生活记忆,结果以记忆商表示。此外,MMAS 设有九个基本指数(index scores),包括总记忆商、外显记忆、内隐记忆、日常生活记忆、记忆广度、自由回忆、再认记忆、联想学习和延迟记忆;九个附加指数,包括短时记忆、中时记忆、长时记忆、视觉记忆、听觉记忆、提取指数、离散指数、保持率和学习速率。

4. **希-内学习能力测验(Hiskey-Nevraska test of learning aptitude,H-NTLA)** 该量表是美国 Nevraska 州立大学 Hiskey 教授于 1957 年发表了正常儿童的常模,1996 年山西医科大学曲成毅教授、山西省妇幼保健院张佩瑛教授与中国聋儿康复研究中心及北京师范大学等单位合作发表的我国听力障碍儿童和正常听力儿童的两套常模,适用于 3~8 岁和 9~17 岁两个年龄组的聋儿。小年龄测试以学习能力商表示,大年龄测试以智商表示。

5. **韦氏智力量表(Wechsler intelligence scale)** 由美国心理学家韦克斯勒所编制。韦克斯勒长期从事心理测验的编制和研究工作。1939 年他首先编制成韦克斯勒-贝勒维量表(W-B),可用于成人及儿童。随后又编制出平行本,称 W-BⅡ,因此称前者为 W-BⅠ。1949 年将 W-BⅡ发展和修改成韦氏儿童智力量表(Wechsler intelligence scalefar children,WISC),成为继比奈测验之后又一个应用最广的儿童智力量表。1955 年将 W-BⅠ修订成韦氏成人智力量表(Wechsler adult intelligence scale,WAIS),使之与 WISC 相衔接。1967 年又编制了韦氏学龄前及幼儿智力量表(Wechsler preschool and primacy scaleof intelligence,WPPSI),至此一套从 4 岁幼儿到成人(74 岁)的三个著名智力量表编制成功。20 世纪 70 年代初,韦氏着手修订他自己编制的智力量表,1974 年出版了韦氏儿童智力量表修订本(WISC-R),1981年出版了韦氏成人智力量表修订本(WAIS-R),1989 年出版了韦氏学龄前及幼儿智力量表修订本(WPPSI-R)。此外,1991 年和 2003 年出版了韦氏儿童智力量表第 3 版(WAIS-Ⅲ)和第 4 版(WAIS-Ⅳ),2002年出版了韦氏学龄前及幼儿智力量表第 3 版(WPPSI-Ⅲ)。韦氏智力量表主要指 WAIS、WISC 和 WPPSI 这 3 个量表。虽然韦氏智力量表含有大脑信息加工的模块,但其测试任务重,包含大量的"知识"相关信息,使其测试的结果与测试对象学习已经学习掌握多少"知识"相关性强,故被学者们称为"成就性"量表。由于韦氏智力量表这一特性,临床上可以将其收集儿童从 0 岁至今大脑加工信息的能力 + 运用这些信息能力评估方案,初步推测"过去"儿童的大脑如何。

目前,我国使用的韦氏儿童智力量表(Wechsler intelligence scale for children,WISC)是最权威、使用最广泛的诊断性智力测验,包括三套量表,即:幼儿智力量表(WPPSI,1967),适用于 4~6 岁;儿童智力量表(WISC,1949),适用于 6~16 岁;成人智力量表(WAIS,1955),适用于16 岁以上。韦氏智力量表经多次修订,如 WPPSI 分别于 1980 年和2002 年修订,WISC 于 1974 年、1991 年和 2003 年修订。WPPSI 有 11个分测验,包括知识、词汇、算术、相似性、领悟、图画填充、速率、木块图案、词语、动物房和几何图形;WISC-IV 有 14 个分测验,包括图画和概念、矩阵推理、词语推理、字母-数字排序、划消测验。结果以言语理解指数、知觉推理指数、工作记忆指数、加工速度指数和总智商表示。该测验在临床应用广泛,深受儿科医师的青睐。

6. Das-Naglieri 认知评估系统(DN:CAS) 以信息加工的认知心理学理论和鲁利亚关于大脑机能组织化理论为基础,JP. Das 在20 世纪提出了智力 PASS 模型(plan attention simultaneous successive processing model,PASS),即"计划-注意-同时性加工-继时性加工"。它包含了三层认知系统和四种认知过程。1988 年,才学术界肯定为是认知评价模型。Das-Naglieri 认知评估系统是以 PASS 模型为理论根据建立和发展起来的一套 5~18 岁儿童青少年认知功能评估工具,Das-Naglieri 认知评估系统设计完整,拥有标注化的测试过程和分类细化的测试项目,具有高敏感性和特异性,以及很好的重测信度和效度。2002—2006年完成中文版本翻译并校正,2011年开始进入中国临床应用。Das-Naglieri认知评估系统任务包括四个方面的认知功能评估:①计划分测试:评估被试是否具有解决简单任务的高效率系统,包含数字匹配(matching numbers)、计划编码(planned codes)和计划连接(planned connections)3个分测验;②注意分测试:要求个体有选择性地注意两维刺激的一个方面而忽略其另一个方面,包括表达性注意(expressive attention)、数字检测(number detection)和接受性注意(receptive attention)3个分测验;③同时性加工分测试要求被试找出项目各成分之间的关系,并利用抽象思维逻辑感知的能力将其整合,包括非言语矩阵(nonverbal matrices)、言语-空间关系(verbal-spatial relations)和图形记忆(figure memory)3个分测验;④继时性加工分测试:要求个体理解或复制按特定顺序呈现的信息,包括单词系列(word series)、句子复述(sentence repetition)、句子提问(sentence questions)三个分测验。分析DN:CAS的任务,非常容易发现这些任务的特点:①大部分由简单的图形构成;②即使是在继时性加工分测试三个测试中,也可将解决这些问题大脑需要的知识负荷降低到最低。DN:CAS除了使用完成任务的准确率来表达受试者的认知能力外,还引进了"时间"作为一个评价指标,从而实现了对完成认知任务过程的评价,实现了运用信息加工的过程分析法,对认知活动最一般、最普遍的加工过程,即计划、注意、同时性和继时性加工过程定量描述。DN:CAS评估正常对照组和脑外伤的青少年认知功能,结果有明显差异;研究显示DN:CAS计划分测验某种意义上是一种特殊的执行功能检测,对患者临床治疗后认知功能康复水平的测量有意义。在西班牙、南非、美国和中国等多国的研究者发现注意缺陷多动障碍儿童计划分测验和注意分测验得分偏低,中国研究者进一步研究确定了DN:CAS计划分测验和注意分测验联合诊断ADHD的诊断界值为25,诊断ADHD的特异性为79.3%,敏感性为72.6%。

7. **持续操作试验**(continuous performance test,CPT) 最初是由Rosvold等人提出用于脑损伤患者的注意力改变的试验。针对注意缺陷多动障碍(ADHD),有较多学者把 CPT 应用于 ADHD 的诊断领域。最通用的 CPT 测试为 A-X 电脑版本,规则为只对电脑屏幕上跟随 A 出现的 X 刺激作出反应。其他版本的 CPT 基本为对数字、字母及单独或连续出现的图片等刺激作出反应,听觉 CPT 也开始普遍应用。CPT 测试结果包括两种错误:①遗漏,通常被作为评估注意缺陷的指标;②错击,通常被作为冲动的指标。在众多 CPT 版本设计中,通常都有相同的设计原理,包括:①测量反应情况的标准延迟任务;②测量注意维持情况的标准警戒任务;③测量选择性注意能力的注意力分散任务。

四、临床认知功能评估的电生理和功能影像学方法

1. **事件相关电位(ERP P300)**　P300 反映大脑在认知过程中的脑电变化,是评测认知功能的客观电生理指标,与认知过程、思维、记忆、判断、注意力等有关。ERP P300 测试不受文化程度和语言表达的影响,检测时间短,无痛苦。研究表明,在认知功能评判上 P300 的改变更早于神经心理的改变。

2. **功能磁共振成像(fMRI)**　广泛应用于评估大脑活动,检测在执行特定任务时,脑内特定区域中局部血流量和氧含量的变化,用于检查面对认知测试时大脑的参与程度;近年来,儿童认知脑成像领域除使用 fMRI,还应用正电子发射断层扫描(PET)和近红外光谱(NIRS)等多种技术,使儿童功能性大脑发育研究取得了实质性的进展。由于,这些设备非常昂贵且检测过程需要儿童高度配合,广泛应用于临床还需要进行更多的研究。

(秦　岭　黄敏辉)

------- 参考文献 -------

[1] 金星明,静进.发育行为儿科学.北京:人民卫生出版社,2014.

[2] Land S. Pathway to Compentece. 2th ed. Baltimre:PAUL. H. Brookes,2016.

[3] 周晓琳,高定国.认知神经科学.北京:中国轻工业出版社,2011.

［4］胡清芬.发展心理学的关键概念.上海:华东师范大学出版社,2008.

［5］汪智艳,王婷婷.依恋三部曲.北京:世界图书出版社,2017.

［6］Bronf enbrenner U. The ecology of human development:Experiences by nature and design. Harvard Universi ty Press,1979.

［7］王宪钿.发生认识论原理,北京:商务印刷馆,1981.

［8］刘金花,邓赐平.儿童发展心理学.上海:华东师范大学出版社,2013.

［9］司马贺.人类的认知——思维的信息加工理论.北京:科学出版社,1986.

［10］Das JP,Naglieri JA,Kirby JR. Assessment of cognitive processes :The PASS theory of intelligence,Boston:Allyn and Bacon,1994.

［11］Naglieri JA,Das JP. Das-Naglieri Cognitive Assessment System. Itasca,IL: Riverside Publishing,1997.

［12］邓赐平,刘明.PASS 理论:沿革、潜势与应用.心理科学,2010,(06):4-6.

［13］刘明.PASS 理论——一种新的智力认知过程观.中国特殊教育,2004, (01):12-15.

［14］杨艳云.认知过程的评估:智力的 PASS 理论.上海:华东师范大学出版社,1999.

［15］Naglieri JA,Das JP,Jarman RF. Planning,attention,simultaneous,and successive cognitive processes as a model for assessment. School Psychology Review,1990,19(4):423-442.

［16］Taddei S,Contena B. Brief report:cognitive performance in autism and Asperger's syndrome:what are the differences? J Autism Dev Disord,2013, 43(12):2977-2983.

［17］Taddei S,Contena B. Cognitive Processes in ADHD and Asperger's Disorder: Overlaps and Differences in PASS Profiles. J Atten Disord,2017,21(13): 1087-1093.

［18］Polanczyk GV,Willcutt EG,Salum GA,et al. ADHD prevalence estimates across three decades:an updated systematic review and meta-regression analysis. International journal of epidemiology,2014,43(2):434-442.

［19］Barkley RA. Behavioral inhibition,sustained attention,and executive functions:constructing a unifying theory of ADHD. Psychological bulletin,

1997,121(1):65-94.

[20] Krieger V, Amador-Campos JA. Assessment of executive function in ADHD adolescents: contribution of performance tests and rating scales. Child neuropsychology : a journal on normal and abnormal development in childhood and adolescence, 2017.

[21] 刘海润, 秦岭, 张鸿, 等. Das-Naglieri 认知评估系统对注意缺陷多动障碍儿童认知过程评估的对照研究. 中华实用儿科临床杂志, 2016, 31(7): 540-543.

[22] 刘海润, 秦岭, 张鸿, 等. 盐酸哌甲酯缓释片对注意缺陷多动障碍患儿认知加工过程的影响. 中华实用儿科临床杂志, 2017, 32(17): 1326-1330.

[23] Qin L, Liu H, Zhang H, et al. Evaluation of the diagnostic implications of Das-Naglieri cognitive assessment system in children with attention deficit hyperactivity disorder. BMC Psychiatry, 2018, 18(1): 386.

[24] Das JP, Janzen T, Georgiou GK. Correlates of Canadian native children's reading performance: From cognitive styles to cognitive processes, 2007, 45(6): 589-602.

[25] Das J, Mensink D, Mishra RK. Cognitive processes separating good and poor readers when IQ is covaried. Learning and Individual Differences, 1990, 2(4): 423-436.

[26] Das JP, Mishra RK, Kirby JR. Cognitive patterns of children with dyslexia: a comparison between groups with high and average nonverbal intelligence. Journal of learning disabilities, 1994, 27(4): 235-242.

[27] Leong CK, Cheng SC, Das JP. Simultaneous-successive syntheses and planning in chinese readers. International journal of psychology : Journal international de psychologie, 1985, 20(1): 19-31.

[28] Deng CP, Liu M, Wei W, et al. Latent factor structure of the Das-Naglieri Cognitive Assessment System: a confirmatory factor analysis in a Chinese setting. Research in developmental disabilities, 2011, 32(5): 1988-1997.

[29] Nakashima N, Yamashita Y, Hirata R, et al. Kana reading disability and Das-Naglieri Cognitive Assessment System findings in children with attention

deficit hyperactivity disorder. Pediatrics international : official journal of the Japan Pediatric Society, 2012, 54(6): 849-853.

[30] Perez-Alvarez F, Timoneda C. Dysphasia and dyslexia in the light of PASS theory. Revista de neurologia, 1999, 28(7): 688-693.

[31] Volker MA, Lopata C, Cokk-Cottone C. Catherine. Assessment of children with intellectual giftedness and reading disabilities. Psychology in the Schools, 2006, 43(8): 855-869.

[32] Warren ME. Review of helping children learn: Intervention handouts for use in school and at home. Psychology in the Schools, 2005, 42(1): 115-116.

[33] 罗跃嘉. 认知神经科学教程. 北京: 北京大学出版社, 2006.

[34] Gazzaniga MS, Ivey RB, Mangun GR. Cognitive Neuroscience: the Biology of the Mind, 2002.

[35] 马原野, 王建红. 认知神经科学原理和方法. 重庆: 重庆出版社, 2003.

[36] 朱滢, 陈煊之. 21世纪的心理科学与脑科学. 北京: 北京大学出版社, 2002.

[37] 王建军. 神经科学—探索脑. 北京: 高等教育出版社, 2004.

[38] 沈政. 认知神经科学. 上海: 上海教育出版社, 1998.

[39] 唐孝威. 脑功能成像. 合肥: 中国科学技术大学出版社, 1999.

[40] 汪晓东, 张立春, 肖鑫雨. 大脑学习探秘——认知神经科学研究进展. 开放教育研究, 2011, 017(005): 40-51.

[41] 刘晓, 金星明, 章依文, 等. 上海市婴幼儿语言发育常模研究. 中华儿科杂志, 2007, 045(012): 942-943.

[42] 张厚粲. 韦氏儿童智力量表第四版(WISC-Ⅳ)中文版的修订. 心理科学, 2009(05): 155-157.

[43] 邓城旗, 李萌萌. 简述儿童认知功能评估方法. 感染·炎症·修复, 2017.

[44] 戴郑生. 韦氏智力量表国内文献综述. 精神医学杂志, 1993(2): 39-44.

[45] 龚耀先, 蔡太生, 周世杰. 韦氏儿童智力量表在中国的修订及应用. 医学研究杂志, 1999(2): 16-17.

[46] 刘利, 周世杰. 韦氏记忆量表中国修订本在儿童中的应用. 中国临床心理学杂志, 2009, 17(6): 705-707.

[47] 张厚粲. 韦氏儿童智力量表第四版(WISC-Ⅳ)中文版的修订. 心理科学, 2009, (5): 1177-1179.

[48] Das J, NaglieriJA, Kirby JR. Assessment of cognitive processes. Boston: Allyn and Bacon, 1994.

[49] Naglieri JD. Das-Naglieri Cognitive Assessment System. Itasca, IL: Riverside Publishing, 1997.

[50] Van Luit JEH, Kroesbergen EH, Naglieri JA. Utility of the PASS Theory and Cognitive Assessment System for Dutch Children With and Without ADHD. Journal of Learning Disabilities, 2005, 38(5): 434-339.

[51] Mccrea SM. A review and empirical study of the composite scales of the Das-Naglieri cognitive assessment system. Psychology Research and Behavior Management, 2009, 2(default): 59-79.

[52] Deng CP, Liu M, Wei W, et al. Latent factor structure of the Das-Naglieri Cognitive Assessment System: A confirmatory factor analysis in a Chinese setting. Research in Developmental Disabilities, 2011, 32(5): 0-1997.

[53] Canivez GL, Gaboury AR. Construct Validity and Diagnostic Utility of the Cognitive Assessment System for ADHD. Journal of Attention Disorders, 2013: 1087054713489021.

[54] 秦岭, 邓赐平, 吴歆, 等. Das-Naglieri 认知评估系统对小学生认知功能评价临床意义的研究. 中国临床新医学, 2010, 3(11): 1057-1061.

[55] 刘芳, 刘海润, 秦岭, 等. 注意缺陷多动障碍儿童韦氏智力测验与 Das-Naglieri 认知评估系统测验的相关性. 中华实用儿科临床杂志, 2014, 29(24): 1866-1869.

[56] 刘海润, 秦岭, 张鸿, 等. Das-Naglieri 认知评估系统对注意缺陷多动障碍儿童认知过程评估的对照研究. 中华实用儿科临床杂志, 2016, 31(7): 540-543.

[57] 杨玉凤. 儿童发育行为心理评定量表. 北京: 人民卫生出版社, 2016.

[58] 刘海润, 秦岭, 张鸿, 等. 盐酸哌甲酯缓释片对注意缺陷多动障碍患儿认知加工过程的影响. 中华实用儿科临床杂志, 2017, 32(17): 1326-1330.

[59] Qin L, Liu H, Zhang H, et al. Evaluation of the diagnostic implications of

Das-Naglieri cognitive assessment system in children with attention deficit hyperactivity disorder. BMC psychiatry, 2018, 18(1): 386.

[60] Rosvold HE, Mirsky AF, Sarason I, et al. A continuous performance test of brain damage. Journal of Consulting Psychology, 1956, 20(5): 343-350.

[61] Riccio CA, Cohen MJ, Hynd GW, et al. Validity Of The Auditory Continuous Performance Test In Differentiating Central Processing Auditory Disorders With And Without ADHD. Journal of Learning Disabilities, 1996, 29(5): 561-566.

[62] 潘学霞, 万彬, 麻宏伟, 等. 整合视听持续测试诊断不同年龄段注意缺陷多动障碍患儿的临床应用. 中华实用儿科临床杂志, 2008, (12): 3.

[63] 曹洪建, 周楠. 韦氏儿童智力量表与特殊儿童测查: 挑战、改革与发展. 中国特殊教育, 2011, 7(6): 17-23.

[64] Bakker MJ, Hofmann J, Churches OF, et al. Cerebrovascular function and cognition in childhood: a systematic review of transcranial Doppler studies. Bmc Neurology, 2014, 14(1): 43.

[65] Fulford J, Varley-Campbell JL, Williams CA. The effect of breakfast versus no breakfast on brain activity in adolescents when performing cognitive tasks, as assessed by fMRI. Nutritional Neuroscience, 2015: 151210065705001.

第五节　神经发育评估

神经发育评估的主要目的在于早期发现迟缓或异常, 为没有通过发育筛查的儿童提供诊断性发育评估及可能的病因学诊断。以便: ①帮助儿童达到最大化的潜能; ②提供及时的治疗或干预(对听力及视力损害尤其重要); ③对可能需要特殊需求帮助的儿童提供尽可能早的保健及治疗。神经发育的评估有以下步骤:

一、神经发育评估的内容

1. **病史**　神经发育评估的第一步是获得发育筛查所识别高危儿的综合病史, 包括出生史、医学史、发育史、行为史、教育史、社会史及家族史。父母的主诉常是不完整的, 有时, 主诉也许只是"冰山一角"。

2. **出生史**　包括父亲年龄，母亲年龄及胎次，妊娠时并发症(出血、高血压、妊娠糖尿病、感染、宫内暴露等)，出生和接生并发症，以及新生儿问题，如喂养困难、过度激惹、宫内感染的暴露(水痘、带状疱疹、弓形虫、巨细胞病毒)及毒物(酒精、烟草、药物滥用和特异性的处方药)。在早产人群当中，发育障碍的风险，包括脑瘫、智能残疾、视力及听力损害、学习障碍及多动注意力缺陷障碍(ADHD)，且神经发育后遗症的风险随胎龄及出生体重的低下而增加。

3. **医学史**　医学及外科手术史确诊的严重感染；头部创伤；慢性病、遗传代谢病或内分泌障碍、多发性畸形等有相关的风险，提示神经发育障碍的可能。

4. **家族史**　反复流产史；遗传病、神经病或精神障碍的诊断；智能残疾；言语、语言迟缓，或运动发育迟缓；听力或视力损害；学习障碍；多动注意力缺陷障碍；ASD，建立了相同障碍各种程度的风险。

5. **发育史**　发育史的获得对神经发育评估至关重要。每个发育领域应该仔细回顾，确定达到具体技能的年龄，以便估计既往在每一个领域中的 DQ 值。DQ 值可以提供有关发育的信息，帮助临床医师进行判断。

发育进程的测量是发育史评估的重要内容。持续的发育迟缓需要长期监测，发育的停滞或倒退的病史需要特别的关注。发育停滞最常见于语言发展迟缓，有 1/3 的孤独症儿童在 18~30 个月或者语言处于停滞不前甚至倒退。虽然这在孤独症儿童的语言及社交领域中常见，但可能需要格外考虑有关病因学的诊断调查。当倒退包括运动或认知发育领域，一个全面的神经学评估，包括影像学及实验室检查，以排除神经退行性疾病。

行为症状是发育史的重要组成部分，提供了儿童在他(她)的环境中有关功能情况，以及揭示相关缺陷的证据。行为症状包括社交、依从性问题、攻击性、多动、刻板行为及自伤行为等。单调幼稚地玩耍、缺少与其他孩子交往的兴趣，注意、分心、冲动和多动及学业情况波动、刻板行为等，这些行为症状应当引起评估者高度重视。

6. **社会史**　社会史应评估儿童及家庭的心理社会和经济的风

险。寻找可能影响家庭及儿童心理社会压力源,包括父母的教育史及工作情况、家庭经济状况、夫妻关系、家庭结构、物质使用或暴露、健康状况、精神虐待或忽视情况、家庭成员是否有精神疾患残疾、儿童照顾的质量,以及接受的医疗和教育是否充分等。

7. **体格检查** 体格检查包括生长发育,包括身长/身高、体重、头围、体重指数的生长水平和生长趋势,持续动态地纵向监测;发育检查包括在大运动、精细运动、语言、情绪、社交、认知等方面的发展水平的监测。

8. **一般体格检查** 一般体格检查包括关注可能存在的畸形特征:脸、肢体、身体比例,心脏,生殖器;注意识别神经皮肤标志物:神经纤维瘤(咖啡牛奶斑、非寻常的雀斑)及结节性硬化(色素脱失斑,鲨鱼皮斑);注意中线缺失可能,包括腭裂(或黏膜下层的裂)、心脏缺失、泌尿生殖器异常等。头、脸、耳朵或发际线的畸形特征也许与一个智力障碍相关联的综合征。关注视力及听力异常的早期发现,多数遗传综合征设计体格及神经行为特征的综合体:没有一个简单的畸形特征或神经行为模式具有诊断性的,也没有一个综合征需要全部的综合体特征用来诊断。

9. **神经学检查** 神经学体检必须包括左右利手、脑神经功能评估、肌张力、肌力、深浅反射,以及病理反射、原始反射、姿势反射和运动功能评估。对可行走的儿童,其步态质量、功能运动(爬阶梯、从座位站立或蹲姿势),以及精细运动质量为神经学检查添加额外信息。更大的儿童,应注意关注认知、语言、学习或行为情况。还应注意关注神经系统软体征的体检,如轻微的轴性肌张力低下。

二、神经发育评估的诠释

针对神经发育障碍,临床有许多具体的适用于不同年龄段的检查工具。常用的有年龄与发育进程问卷(ASQ)及父母发育状态评估(PEDS);针对ASD-特异性筛查工具,有孤独症量表(M-CHAT)。值得一提的是,国内的一些机构,已经引进或修订了一些标准化筛查量表,如ASQ简化中文版(ASQ-C)、CHAT-23。美国儿科协会建议使用标准化的工具在 9 月龄、18 月龄、24 月龄及 30 月龄的保健随访时进行筛查以识别存在发育障碍风险的儿童,包括运动发育障碍的儿童。

标准化神经发育的评估需要由经过训练有素的神经发育儿科医师或发育行为儿科医师。国内目前常用的诊断性测试包括韦克斯勒学前及初小儿童、学龄儿童的智力量表、盖赛尔发育诊断性测验、贝利儿童发育量表等。智能残疾的诊断与分级必须结合适应性行为的评定结果。国内现多采用日本 S-M 社会生活能力检查,即婴儿-初中学生社会生活适应量表,此外,还包括一些特定的运动能力、语言能力、注意缺陷多动障碍、孤独症谱系评定量表等。

神经发育评估在年幼儿童中包括大运动、语言、视觉-运动、适应性和社交技能。大运动迟缓发育商 50 或更低要考虑脑瘫的可能。语言及视觉-运动(非言语)DQ<70 考虑智力障碍,一般伴随适应性技能迟缓和社交技能迟缓。语言迟缓而视-运动技能正常是一种认知发育的分离。沟通障碍可伴随社交的缺陷,应回顾病史和孤独症的量表评定。上述情况具体见表 2-7。

表 2-7 迟缓与分离诊断性诠释

分类	脑瘫	智能障碍	沟通障碍	孤独症
大运动	DQ<50	正常或迟缓	正常或迟缓	正常或迟缓
语言	正常或迟缓	DQ<70	迟缓	迟缓
视觉-运动	正常或迟缓	DQ<70	正常	正常或迟缓
适应性	正常或迟缓	迟缓	正常	正常或迟缓
社交	正常或迟缓	正常或迟缓	正常或迟缓	迟缓

DQ,发育商

神经发育评估回答了父母所关注的"孩子哪里错了"的问题(脑瘫、智能残疾、孤独症等);接下来就要回答"为什么错了"的问题,即病因学的解释临床中神经发育问题及障碍可出现在各年龄段的儿童,出生前能够被识别的问题数量正在增加。许多因为具有异常的神经或畸形特征,在新生儿时期就能够识别。在婴儿期及儿童早期,问题常出现在一定的年龄段,当一个具体的发育领域是最快速的且突出的,例如,运动问题在出生前的 18 个月内;言语及语言问题介于 18 个月~3 岁;沟通障碍介于 2~4 岁。ADHD 也许出现在 4 岁前后,情绪-社会和适应性技能延迟常是在儿童入园或入校时才被注意,而学习障碍通常没有出现于学龄期。

1. **大运动迟缓**　异常运动发育可能表现为运动进程延迟,如抬头、翻身、坐、站、走或具有平衡问题、异常的步态、不对称手的使用、不自主的运动或仅仅只是运动技能的损失。造成异常运动发育的原因包括:脑瘫;先天性肌病/原发性肌肉疾病;脊髓损伤,如脊柱裂;1 岁之内不对称性的大运动技能总是异常的,也许提示存在一个潜在的偏瘫。

妊娠史、出生史或新生儿的并发症可能提供了有关大运动损伤病因学的线索。先天感染,围产期药物或毒物暴露,出生时并发症,新生儿惊厥,多胎及已知出血或代谢障碍家族史提供有关潜在的运动迟缓的病因学信息,这些也许被合适的调查所确认。早产并发出生时并发症,如颅内出血、脑室旁软化、严重慢性肺病,以及其他新生儿疾病,提示神经发育后遗症的可能。

运动损害的病因学检查包括:头与脊髓的神经影像学检查、出凝血检查针对凝血障碍、代谢测试、感染病原学研究,如 TORCH 感染。当病史没有发现可能的病因时,运动迟缓检查将包括头围测量及头围生长轨迹、中线缺失的观察、畸形特征、腰或骶部及综合的神经检查。

2. **言语及语言发育异常**　言语及语言迟缓的可能原因包括听力缺失、全面发育迟缓、因为解剖结构缺失而语言表达困难如腭裂、或口腔肌肉不协调如脑瘫、环境剥夺/缺少社交机会、正常变异/家族模式。言语及语言障碍包括:语言理解(接受性语言障碍)、语言表达(表达性语言障碍)、发声及言语生成问题如口吃(不流利)、构音障碍或词汇运用障碍、语用学障碍。

3. **听力/视力异常**　应及早发现任何有关的听力损害。儿童有语言或言语及学习困难或行为问题时,应常规进行听力测试,因为父母对儿童的轻度听力缺失常有疏漏。听力缺失也许是:①感觉神经性的,原因因为耳蜗或听神经缺失,通常在出生时发现;②传导性的,耳道或中耳异常,最常见原因为中耳炎流脓。婴儿期的视力损害也许出现在:因白内障对红光反射缺失;瞳孔白色反射,也许因为视网膜母细胞瘤、白内障或早产儿视网膜病变;出生后 6 周没有微笑反应;与父母之间缺少眼神对视;视觉不注意;随机的眼运动;眼震;斜视;畏光。

4. 全面发育迟缓/智力障碍 全面发育迟缓意味着所有发育领域技能获得的延迟。通常在 2 岁之前明显,虽然有一些儿童在 2 岁之后出现言语和语言迟缓,但我们回顾其发育史可发现曾存在大运动及精细动作技能迟缓,那么一个全面发育迟缓的诊断更为贴切。全面发育迟缓可能与认知障碍相关联,5 岁之前为全面发育迟缓,如果持续存在,5 岁以后则诊断为智力障碍。

全面发育迟缓及智力障碍的病因学是弥散的,多数医学病史常无法解释。作为评估的第一步,须有 3 代家族史、畸形评估及神经学体检。检查始于高分辨率的核型及脆性 X DNA 研究。然而,当前更先进的全基因组微阵列比较基因组杂交(CGH)应该予以考虑。CGH识别染色体物质缺失及重复,较核型及有针对性的荧光原位杂交(FISH)研究更加有效率。其他还包括头颅 MRI、脑电图等检查。

一般而言,发育迟缓或智力障碍越严重,越有可能发现病因。病因学评估包括病史、体格检查、影像学研究、染色体或遗传评估、代谢评估等。40%~60% 的发育迟缓儿童能寻找到病因,存在中至重度的功能损害。

三、神经发育评估中病因学的分层检查

当临床医师准备给儿童进行诊断性检查时,应该记得几点:①技术不能替代临床评估。②全面的临床遗传的评估可能非常有益于病因学的评估,特别当一个儿童具有显著的畸形特征及与神经及生长关注相关联,而使用传统的技术不能被诊断。③因病因学诊断性检查的花费可能是巨大的,测试的选择应谨慎,当家庭选择追求关于残疾的原因时,我们必须以分层的模式(表 2-8)来寻找发育迟缓的病因学,而非强加给父母。应该对家庭说清楚的是,即使一个病因被发现,它目前可能存在无法治疗的可能。

表2-8 建议分层次的病因学检查

语言迟缓	全面发育迟缓	孤独症	脑瘫
病史及体格检查	病史及体格检查	病史及体格检查	病史及体格检查（基于CP分类）
听力评估	听力评估	听力评估	
遗传学评估假如体检有指征	全基因组微阵列CGH或高分辨率的核型（假如无全基因组微阵列CGH）	全基因微阵列CGH或高分辨率染色体核型（假如无全基因组微阵列CGH）	相关缺失评估（视力、听力）神经影像学（MRI优于CT）（假如无全基因组微阵列CGH）
	脆性X	脆性X	出凝血检查（偏瘫CP儿童）
	FISH（假如怀疑具体的综合征及无全基因组微阵列CGH）	铅水平假如有做鬼脸或异食癖病史	代谢及遗传检查（非典型特征儿童）
	代谢检查如有指征	FISH（假如怀疑具体综合征及无全基因组微阵列CGH）	
	MRI（脑）	代谢检查（有倒退的病史）	

注：CGH,比较基因组杂交；CP,脑瘫；FISH,荧光原位杂交

四、结论

正常发育意味着所有四个发育领域稳定进展,获得的技能发生在极限年龄之前达到。假如存在发育迟缓,是否影响了所有四个发育领域(全面性迟缓),或者仅仅影响了一个或更多发育领域(具体的发育延迟)。

对那些发育筛查没有通过,存在潜在发育迟缓高危儿童的神经发育评估与医学评估是对所有发育技能领域进行结构化的综合的评估。评估包括四个基本组成部分：①完整的病史评价,发病史及已建

立的风险；②完整的体格检查及神经学检查记录医学、神经学及畸形学的发现；③直接的四个发育领域的检查，确认病史所提供的信息和建立相当年龄，以及在各发育领域的 DQ 值；④医学评估试图建立一个病因学的诊断。评估应该产生一个诊断的总结，一个针对迟缓病因学的假设，以及一个为了提供合适的干预优化结果的策略。

五、注意事项

1. 注意被评估的儿童是否配合。

2. 任何一个领域技能的缺失都可能会影响其他领域。如听力损伤可能会影响儿童的语言、社交沟通技能及行为。

3. 异常发育也许不仅因为神经发育问题，还因为疾病或儿童躯体或心理的需要没有得到满足。

六、并发症及其处理

对可能因参加评估而产生的心理压力，如焦虑、不安或啼哭等，应注意给予适当的心理疏导。

（金星明）

参考文献

[1] Lery SE，Kruger H，Hyman SL. Treatment for children with autism spectrum disorder. In：Accado P. Ed. Capute & Accardo's Neurodevelopmental Disabilities in Infancy and Childhood 3rd. Baltimore，MD：Paul H. Brooker publishing，2008.

[2] 杨玉凤. 儿童发育行为心理评定量表. 北京：人民卫生出版社，2016.

[3] 金星明，陈文雄. 儿科专科医师规范化培训教材发育行为学分册. 北京：人民卫生出版社，2017.

第六节　发育行为病史

在家庭约见和评估中,儿童发育行为病史的采集是第一步,从母亲妊娠开始了解影响儿童发育的不良因素。儿童的发育行为病史包括运动、语言、神经行为和适应功能。根据详细完整的发育行为病史,临床才能决定评估的流程和方法,一旦临床作出诊断,采取干预或治疗,发育行为病史就是一份基线调查,有助于我们发现干预或治疗的效果。

一份完整的发育行为病史需要全面了解儿科疾病详细的体格和神经发育的检查。了解发育行为病史的目的是:①定义和描述发育症状的性质、时间、进展,包括相关的障碍,即详细描述发育的全貌;②识别可能存在的导致发育问题或障碍的一般或特定的病因(包括神经退行性病因);③解决预后问题;④识别可能影响预后的有利或不利的其他因素(医疗、社会、社区);⑤建议可能的干预措施。发育行为病史应关注儿科疾病和神经发育检查,影像和实验室检查,以及跨专业检查。

一、主诉

(一) 病史的采集

病史的采集必须从主诉开始,通常是通过访谈的形式进行的,而访谈是一系列开放式的问题。父母的回答可以提供他们对儿童问题的认识,而且利于在评估过程结束时向他们提出诊断和建议。父母通常认识到儿童的发育迟缓,但可能不会全面地认识问题。例如,父母报告儿童仅有语言延迟,而评估结果则显示该儿童为全面的发育迟缓。此外,年长儿童对自己问题的描述也应纳入病史中。

(二) 不同年龄的主诉内容

主诉的性质和最初的发育诊断与儿童就诊年龄显著相关。在生命最初的 6~18 个月中,运动发育延迟最常见;在幼儿期或学龄前初期,语言发育延迟则是最常见的;在学龄前期,行为问题成为就诊的主因;而在入学后,学习问题成为主要的关注点。因此以年龄为序,脑瘫的诊断通常在生命的最初两年,接着是语言发展迟缓、孤独症谱系障碍或交流障碍,然后是智力障碍、注意缺陷多动障碍或学习障碍。

(三)访谈

访谈从怀孕和分娩史开始,按时间顺序进行。当疾病发作时间不明确时,会导致混淆,临床医师容易误将父母最早开始关注到儿童发育问题的出现时间作为起因时间,而忽略在此之前出现的异常表现。若能从妊娠史开始按时间顺序描述,可以帮助父母在整体发育的背景下看到儿童的问题,而不是目前症状的有限组合。

二、产前病史

(一)产前病史的询问

产前病史的询问应涉及几个指标,包括弓形虫病、巨细胞病毒、风疹、水痘、梅毒和疱疹感染。应了解有毒物质的暴露情况,包括使用药物、非法药物、烟草和酒精。即使怀孕期间已暴露这些物质,对胎儿的不利影响可能也难以确定,需要临床的评估和随访。

任何孕期的疾病(尤其是发热),如毒血症、胎盘功能不全或胎儿窘迫都是重要的。母亲泌尿生殖道感染和绒毛膜羊膜炎会增加发育障碍的风险,包括脑瘫。先兆子痫等母体因素可能影响胎盘功能,导致胎儿窘迫。胎动异常是非特异性的,但却是一项有用的显示胎儿异常的指标,通常在妊娠12~16周时能感知胎动,胎动出现晚(晚于20周)可能提示胎儿异常,也可报告胎儿运动的定量异常。低张力婴儿常有胎动出现晚以及分娩时相关的异常表现(臀位),学龄前期多动儿的母亲常报告"宫内过度活跃"。

(二)围产期病史询问的重要指标

围产期病史询问(表2-9)应重点识别潜在的围产期脑损伤及产前异常的指标。最重要的指标是胎儿宫内生长参数,如体重、身长和头围。对于生长参数显示小于胎龄的表明胎盘供应不足(即血流量、气体交换、营养素)或胎儿本身异常(即畸形、先天性感染、毒素的影响)。前者胎儿可能会在分娩后出现追赶性增长,而后者可能会出现持续的出生后生长障碍。应特别注意头围的测量。尽管有围产期病史,出生小头畸形主要归因于产前病史。虽然研究始终未将胎儿宫内生长缓慢作为后续发育迟缓的标志,但出生时小于胎龄儿会增加认知缺陷的风险。

表 2-9　孕期和围产期病史

妊娠史	分娩史	新生儿史
母亲年龄	产程	生长参数(包括胎龄百
父亲年龄	监护	分位):
胎次	镇痛/镇静	体重
孕期	娩出	身长
母亲体重增加	Apgar 评分	头围
胎动(出现时间、质量、停止)	问题:	住院时间
既往或者以后的产科问题	早产	问题:
孕期监测或诊断程序	胎膜早破	呼吸窘迫
合并症:	母亲发热、感染	发绀
出血/出血点	毒血症	氧疗,窒息
皮疹/感染/暴露/发热	异常出血	缺血缺氧性脑病症状
毒血症	产程进展缓慢	(抽搐、激惹、肌张力减
血型不合	助产	退、昏迷等)
糖尿病	剖宫产	感染
创伤	产钳	黄疸
药物使用(之前或者期间)	复苏	先天异常
违禁药物使用(之前或期间)	出生时异常	喂养问题
饮酒	胎盘异常	疾病筛查异常
抽烟	其他	大脑影像(出血、脑积
辐射暴露		水、结构异常)
"危险"性行为或伴侣		眼底筛查
多胎		听力筛查
其他		其他

围产期的缺氧缺血较难以测量。在分娩后 1 分钟和 5 分钟进行 Apgar 评分可以很好地对早期死亡进行区分,但不能明确预测特定的神经异常或长期神经发育障碍。晚期 Apgar 评分低不常见,但是更有临床意义。围产期窒息伴随缺氧缺血性脑病的临床体征和症状是非

常具有预测性的。证据表明,窒息的足月儿伴有肌张力减退、意识障碍、原始反射异常和痉挛等症状,症状的严重程度越高,其预后越差。相反,轻度窒息的新生儿表现为肌肉颤动或肌张力轻度增高的症状。尽管有研究表明,轻度窒息的婴儿总体预后较好,但是他们早期发育迟缓,后期学习问题和行为问题的风险增加,或者两者兼而有之。关于足月和早产儿围产期脑影像的信息尤其有用,异常的神经影像表现和脑电图可能有助于预测神经发育异常。早产本身,无论是否存在各种并发症,都是发育迟缓和障碍的危险因素。

三、新生儿史

新生儿期并发症的信息有助于评估儿童的发育风险,新生儿期的医疗干预措施日新月异。近期的研究表明,为预防慢性肺病使用类固醇激素与儿童长期神经-精神发育并发症有关联。对新生儿黄疸的常规监测和治疗使得核黄疸病例下降(对常见病因的成功管理),中度黄疸对新生儿尤其是早产儿和晚期早产儿的潜在的长期神经发育并发症需要追踪随访。

从围产期情况的询问到出生后几个月的生存情况,再到发育进程的信息,这些构成了整个的发育史。在新生儿早期通常报告生理适应问题,如持续的喂养困难或者进食慢可能提示大脑发育异常;严重或持续的"过度哭闹"、胃食管反流、吸吮困难、吞咽困难提示可能的中枢神经系统疾病。婴儿喂养持续时间很少超过 15~20 分钟,经常出现喂养时间很长或者需要唤醒婴儿喂养可能是发育障碍的症状。过度激惹现象也值得关注。这些指标在婴儿早期通常是非特异性的,易被家长忽略,而在就诊时,却为临床医师提供了解婴儿神经系统发育的整体信息。

四、发育进程

发育进程是儿童发育史的基础,发育进程使得临床医师能识别儿童的发育是否出现延迟或正常。当出现延迟时,发育进程提供定量的方法测试当前的功能,发现发育进程中的偏差,有助于确定发育的问题。在比较各发育能区时，如出现不一致或分离现象，则提示需要做进一步的发育诊断。发育进程的询问应包括对当前功能的详细描述，也必须包括先前发育进程的回顾性调查或问诊。对发育的定期监测可以发现发育停滞或技能的丧失，可能提示出一些进行性疾病，如亚临床癫痫发作或其他未被识别所伴随的障碍。

我们已经认识到，对父母进行仔细询问，可以更好地回忆儿童发育中的蛛丝马迹。因此，临床医师必须用通俗的语言描述发育进程，有些地方需要解释，有些地方需要举例，按照各能区如运动（粗大和精细）、语言（接受和表达）、适应性（自助技能）和神经行为发育进行询问会非常有帮助。通常父母最容易描述的是儿童目前的发育水平，然后才对以往的发育进程进行回顾。帮助父母认识到儿童的各种能力或能力之间的差异，父母们会对各种能力会进行总体的估计。即使是父母完全缺乏经验，通常这种估计也有参考的价值。同时，这样的方法还可以深入了解父母目前对儿童发育现状的关注和理解的程度，这也为临床的评估结果如何向父母解读提供了有用的信息。

（一）运动发育进程

儿童的运动发育进程对于大多数父母来说相对容易回忆，询问过程轻松。临床使用运动商来表示发育速度，运动商以目前运动达到的年龄除以实际年龄表示。患有非进展性疾病的婴儿粗大运动商低于 50，可能与运动障碍相关。大运动商 50 或以上的要综合分析，特别要提出的是偏瘫患儿，他们可能只有轻微的运动发育延迟，但精细运动和大运动功能方面有本质上的功能损害。

运动发育不能作为认知发育的定量指标。有严重智力障碍的儿童也可能有很好的运动发育；相反，许多有严重脑瘫的儿童和成人一样可以有正常的或超常的智力及创造力。尽管不能作为定量预测，但运动和认知发育之间存在定性关系。

（二）语言发育进程

语言评估在儿童发育评估中是最复杂和最困难的，但是它可以用于检测、诊断、分类、监测众多其他发育障碍，包括智力障碍、听力损失、学龄前语言障碍、特定学习功能障碍，以及孤独症谱系障碍。正常的语言发育顺序从婴儿的前语言阶段到早期语言的获得和完善、在学校掌握书面语言等,这些是经验和神经功能成熟之间复杂的交互作用。严重的听力损伤或环境的严重剥夺会影响儿童语言的发育,甚至造成残疾。

表达性语言从 12~15 月龄时的几个单词开始,到 24 个月龄会发展到 50 个单词左右,然后迅速增加。我们需要注意的是,家长报告的这些单词是儿童已经能够正确使用的,而不是不理解却被生硬地模仿的。让 2 岁以下儿童的家长列出儿童已经表达的词汇,对于判断儿童所掌握的这些词汇的量和质是有帮助的。如果儿童掌握的词汇与其年龄相符但内容却单一(如只掌握动物园的动物或者卡通角色),提示该儿童可能与语言环境有关联。到 24 月龄时,儿童开始逐渐学习使用代词,到 30~36 月龄时,开始会学习代词(你、我、他 / 她)的使用。

句子长度是早期表达性语言发育的第二个主要参数。直到大约 18 月龄左右,都是以单词发音为主,但是真正的词组尚未出现,只有当他们在出现了两个词的组合(如爸爸车车、妈妈水水)后,才会发展短语,在这基础上很快出现句子(如我要喝牛奶、爸爸上车车等)。一旦儿童出现句子后,就要注意句子的长度,一般对学龄前期儿童,更要注意句子长度的问题,如句子过短,则表明句子中的词汇量有限。

一份完整的语言发育病史,如果没有感受性语言发育报告则是不全面的。表达性语言发育迟缓的儿童合并感受性语言发育迟缓比仅仅单纯表达性语言迟缓的儿童预后更差。早期感受性语言技能包括指身体部位、听从和执行指令、指出图片等。

当儿童语言和视觉运动低于正常时,这样的儿童是语言障碍而不是智力障碍。这可能是听力丧失、中枢神经系统功能失调、发展性语言障碍、孤独症谱系障碍,或者兼而有之。

儿童可能存在有限的社会交往、重复刻板的行为模式,或者兼而有之,当其在语言交流中出现延迟或偏离时,在排除视力听力障碍、发育障碍后就有必要考虑孤独症谱系障碍。患有孤独症谱系障碍和高认知功能的儿童,他们在交流中会有丰富的词汇,但还是会存在人际交流困难。

(三) 神经及心理行为发展

神经行为临床医师应检查儿童的神经症状或者异常的行为,如自我刺激、多动、注意异常、抽动、重复或刻板行为。在婴儿期,非特异的问题如易激惹或者低反应提示以后可能会出现神经行为异常。应尽可能的注意这些行为的频度、严重程度、多场合对日常功能的影响,这些变量对于决定是否进行干预,以及如何选择恰当的干预是重要的。

需要注意环境影响造成的行为问题,这些问题包括不能遵从过于复杂的指令或学习障碍的儿童拒绝上学。这些行为可能是由父母不适当的期望或其他单纯的环境因素所造成的。

五、既往史

既往史应包括所有的既往疾病(尤其是反复发生的或者严重的疾病)、伤害,评估其过程,当前或近期的药物使用情况也可作为特定问题严重程度的参考。询问家长时,应关注儿童是否存在感觉缺陷,包括视觉或听觉,以及两者是否曾经做过筛查。系统的病史回顾可能揭示细微的或重点关注的、直接或间接与发育行为相关的问题,以便对儿童整体的健康状况有更深入地了解。

六、家庭史

了解家庭史的目的是识别可能存在的遗传疾病。常染色体显性遗传可能有不同的表达方式,高度怀疑某些综合征的可能是必要的。受孕时高龄母亲或父亲分别可能是染色体或单基因疾病的线索。家族性疾病的非特异性指标也同样重要,包括流产、不孕,以及不能解释的婴儿期或儿童期死亡,以及非特定的情绪、行为或学习问题。对父母的受教育水平也需要关注。了解家庭史会为家庭面对儿童残疾问题提供线索,这将有利于寻求适合家庭干预的资源。

七、结论

当发育史的信息采集完成后,临床医师应当从家长的角度对就诊问题的性质和严重程度,以及相关障碍有总体印象。对病因的分类和可能的进展问题需要进一步的评估,确定身体的病灶、神经、发育行为检查的内容。此时,医师与照养者之间通过沟通、评估、诊治建立起良好及牢固的医患关系,从而调整并积极地促进父母对儿童的发育情况的理解和认识,让家长和儿童可以和临床医师之间进入互动和长期随访。

(黄敏辉 金星明)

参考文献

[1] 金星明,静进.发育与行为儿科学.北京:人民卫生出版社,2014.

[2] Voigt RG,Macias MM,Myers SM. Developmental and Behaviroal Pediatrics. American Academy of Pediatrics Department of Marketing and publications staff,2011.

[3] Ccardo RJ. Neurodevelopmental Disabilies in Infancy and Childhood. Volume I. 3rd. Baltimore:Paul H. Brookes Publishing Co,2008.

[4] 金星明.发育行为学分册.北京:人民卫生出版社,2017.

[5] Carey WB,Crocker AC,Coleman WL,et al. Developmental-Behavioral Pediatrics. 4th ed. Philadlphia:Saunders,2009.

第三章　发育行为咨询

第一节　环境对发育行为的影响

随着抗生素的面世、有效的免疫接种、公共卫生举措的进步,减少和消除了很多儿童期疾病,人们逐渐更加关注儿童的发育、行为,以及社会、家庭等环境因素对儿童的影响。

儿童的发展是遗传和环境的交互作用,遗传机制赋予儿童生长发育的潜力;而后天环境机制,为儿童提供了早期发展的成长环境和条件,使儿童的发育潜力得到充分地发展。

一、环境是如何刺激早期大脑发育

新生儿的大脑是由约 1 亿个神经元,以及与其数量 10 倍多的神经胶质细胞组成,这些神经元通过约 50 万亿的神经突触连接,并且在出生的第一年这个突触连接爆炸式的增长 20 倍。随后进行突触修剪,经常使用的突触连接更加强化,反之则被修剪。直到 20 岁左右,突触数量是 1 岁时的 1 倍左右。这个过程是有序发生的,感觉和运动区域的突触数量在 4 月龄时达到高峰,在学龄前维持稳定状态。然而,不是大脑所有区域的发育都沿着这个轨迹。例如,控制执行功能的前额叶皮质,突触数量在第一年达到高峰,直到青少年晚期或成人早期达到稳定。神经元髓鞘化也先发生在感觉运动区,后发生在前额叶皮质。

突触修剪和髓鞘化是个体神经系统适应环境的两种机制,这些也是环境塑造大脑结构的机制。例如:在极端忽视的环境中长大的儿童会大脑发育不全,学龄前期母亲的支持照护强烈预测学龄期儿童的海马体积。

二、儿童早期逆境和有毒压力对儿童发育与行为的影响

儿童的学习、行为、身体和心理健康既受遗传易感性影响也受环境的影响。表观遗传学这一相对较新的领域，让我们得以理解发生在产前和生命早期的环境可以在出生前已经影响了儿童期出生前后的发育，甚至可能有潜在的代际影响。正是在这种背景下，童年早期的逆境和有毒压力，贯穿整个生命历程，是发育、行为、学习不良结局的显著危险因素。

对压力的生理反应已经进行了很好的研究和定义。在出现压力反应时，下丘脑-垂体-肾上腺轴和交感-肾上腺髓质系统激活，导致压力激素水平升高，如促肾上腺皮质激素释放激素（CRH）、皮质醇、去甲肾上腺激素和肾上腺激素。与此同时，其他介质，如炎症细胞因子也被释放。同时，副交感神经系统反应提供平衡，以及尝试在体内实现平衡。在压力瞬间增加时，这些激素是有保护作用的，对生存至关重要。相反，过度或长期的应激激素的升高被认为是有害的，可以导致大脑结构和身体功能的慢性改变，包括生理、情绪管理和执行功能的改变。在儿童中归纳为3种不同类型的压力：积极的压力、可忍受的压力及有毒的压力。

积极的压力会引起短暂的轻度到中度的生理反应。这可能发生在预防接种或上学第一天，当照顾其的成人能及时缓解儿童的压力，则积极的压力可以促进生长，对健康发育很重要。

可忍受的压力与暴露于更大的灾难或威胁相关，如父母的离异、家庭成员的死亡、自然灾害等，它会引发更强烈的生理压力反应。引起应激反应系统的长时间激活，如果能得到支持和照顾他的成年人的缓冲，对健康和学习能力产生负面影响的风险会大大降低。因此，这种形式的应激反应是可容忍的，这取决于成人的保护能在多大程度上促进儿童的适应性和掌控，从而促进儿童的生理应激反应回到其基线。

相比积极的和可忍受的压力，有毒压力是在缺乏成人支持和缺

乏持久的缓冲保护下,更强、更频繁和长期的身体应激系统的激活。这种形式的压力包括对儿童的虐待和忽视、父母的心理健康问题,以及贫困。区别于其他类型的压力和儿童对它的反应的主要因素是压力的强度和持久性,缺乏成人的支持和照顾,应激反应难以回到基线的平衡状态。

有毒压力可以刺激儿童的网状激动系统,导致睡眠紊乱。循环系统中儿茶酚胺的水平提高也会导致焦虑,抑制饱腹中枢导致暴食或消瘦、排泄障碍。有毒压力可以影响工作记忆,导致发育里程碑延迟或学习问题。它会降低内抑功能,导致发脾气或打架。它会影响认知的灵活性,从而导致抗压、组织、注意力集中,以及活动水平的降低。

有毒压力除了对低龄儿童短期的可见的行为变化,还可以导致大脑结构和功能的外观可见的永久性改变。无论是人类还是动物的研究都显示持续上升的压力激素水平可以破坏大脑的发育结构。因此,可以解释(至少部分解释)早期不良经历与随后的健康不良结局之间的密切关系。有毒压力在生命早期通过破坏大脑回路和其他调节系统改变发育的进程,从而持续影响生理、行为,以及日后的健康。

临床医生在识别这些危险因素中起了重要的作用,通过前期指导,增强家庭的社会支持系统,鼓励和培训家庭采用正性的养育技能支持家庭等举措,可以促进儿童的社会、情感和语言技能的发展。近年来,在社区儿童保健工作中,推荐对1月龄、3月龄、6月龄、8月龄、12月龄、18月龄、24月龄、30月龄的儿童在参加系统管理时进行养育风险筛查,对持续存在的影响儿童生长和发育的风险因素进行入户调查;鼓励父母参与照护小组活动,提升养育技能。

三、影响儿童发育与行为的重要的环境因素

(一) 产前和产后环境暴露

有许多产前(例如,产妇营养不良、感染、药物使用)和产后(例如,营养不良、神经系统疾病、二手烟暴露、重金属污染等)的环境暴露也会影响儿童的发育与行为。这些暴露已被证明可引起神经元凋亡,改变神经元增殖和迁移,干扰突触发生、突触修剪和髓鞘形成,并改变

表观基因组的甲基化模式。

（二）贫困

贫困对儿童的影响是由父母介导的。低收入和物质匮乏增加了父母养育的压力（包括增加了母亲的抑郁和婚姻的不和谐），从而减少了对儿童的投资，减少了良好的养育。对儿童的投资包括玩具、书、高质量的童年期照护和教育，也包括父母与儿童的户外活动，以及课外活动。反之，对养育方式和提供资源的负面影响导致认知能力的下降（如阅读和数学差），或者社会情绪适应能力的降低（包括自我管理、执行功能，以及外化性行为增加）。

在中低收入国家，大约有 1/3 的孕产妇在分娩后会出现抑郁，这可能会使婴幼儿成长过程中面临更高的社会情感和行为发展发育不良风险。贫困儿童和非贫困儿童的发育结局的差异在早期就表现出来。语言发育上的差异从表达性语言开始，直到 2~3 岁时表现得更加显著。这个差异直接与儿童所暴露的语言质量和数量相关。当贫困的儿童开始进入学校，他们的阅读和数学技能一般落后于高收入家庭的儿童，许多人可能永远也赶不上。

最近的研究记录了与贫穷有关的大脑结构的变化。处于贫困家庭的儿童显示其额叶和颞叶皮质及海马区的体积减少。这些区域是入学准备和学业成就的关键区域，与执行功能的发育、语言和记忆相关。

（三）家庭结构因素

近几十年来，我国的家庭结构变化明显，核心家庭、多代大家庭仍是主流，单亲家庭也在增多。单亲家庭结构的不完整必然导致家庭功能的缺损，进而影响子女的身心发展。研究发现，孤寂、自责、缺乏安全感、性别倒错是单亲家庭儿童常见的心理问题。相较于单亲母亲家庭，单亲父亲家庭儿童的心理损害更为突出，在亲密度、情感表达、成功性、道德宗教观等方面显著低于单亲母亲家庭的儿童。

独生子女、留守儿童、隔代抚养成为城乡常见的家庭构象，尽管有研究显示独生子女具有智力发展较优、思想比较开放、创造意识较强等优点，但由于父母终身只有一个子女，家长把所有资源和爱护集于一身,容易形成溺爱,过度保护的养育方式,使儿童形成任性、依赖、坚持性差等弱点。留守儿童家庭结构不完整、亲代关爱和管教的缺失、隔代抚养等因素均可能给儿童心理发展带来负面影响。

(四) 文化和社区因素

儿童和家庭的文化多样性反映在传统、方言、习俗、健康习惯和社会互动中,这种多样性存在于儿童生活的环境中;儿童是常住人口或是流动人口时,他们所处的环境中能获得的社会资源是存在差异的,这些差异导致儿童健康和幸福方面的差异。好的社区可以为儿童提供保护的机会和资源,包括图书馆、公园、社交网络、优质儿童保育和优质学校等。但是,对于流动人口,经常搬家的儿童,这种社区意识及其所提供的社会支持相对会较少。

优质学校可以为儿童提供成人和同龄人的支持,可预测的结构,一致的环境,安全的氛围,可以促进自我表达。已经证明优质学校可以改善儿童的社会行为,从而降低未来犯罪活动的发生率。高质量的儿童早期教育和儿童照护程序可以改善儿童的认知和社会情感发展,以及长期的学业成就。

2015 年全国妇联与联合国儿童基金会合作,实施儿童早期发展社区家庭支持项目,以社区为平台为家庭提供早期科学育儿的支持与服务,改善家长的养育技巧,提高家庭的养育水平,促进儿童健康发展。社区通过居委会、儿童活动中心、家长活动中心等,为儿童、父母及照护者提供各种形式的支持,开展相应的亲子活动,提高亲子关系的同时,也为家长搭建了沟通交流的平台,促进和谐的邻里关系,为儿童成长创造有利的环境;利用家长资源中心,普及儿童早期发展相关知识,引导家长重视及培养儿童早期发展潜能。另外,社区卫生工作者对儿童的发展关注较高,能够在一定程度上识别障碍,基础医疗保障服务的开展也可为儿童健康成长打下基础。

(五) 屏幕暴露

随着基于屏幕的技术(电视、电影、视频游戏、计算机、平板电脑、智能手机等)的出现,以及可用性的提高,许多儿童每天花费数小时,可能暴露于暴力、性或其他不当内容。许多大型研究表明,屏幕暴露时间过长与不良的社交情绪发展、睡眠不足、肥胖、攻击性和学业成绩差之间存在相关性。屏幕暴露时间增加通常与通过体育锻炼结识朋友或参与社交活动、与家人互动、发展学习技能，以及阅读和时间减少有关。然而，最近的一些证据表明，互动式教育特别是在与有爱心的成年人一起观看和讨论时，可改善幼儿的认知。

四、可以缓解逆境的潜在复原力因素

尽管许多环境因素都可能导致不良后果，但一些儿童还是能够通过一种称为"复原力"的特性减轻这些影响。复原力已成为多年的研究领域。普遍将其定义为尽管被压力和逆境包围，仍能成功适应，积极转变并返回基线的能力。有复原力的儿童"好相处，玩得好，有爱心，有期待"。尽管人们认为复原力是天生的，但其成熟度可能受各种环境因素的影响或受其阻碍。

复原力有 5 个关键特征：社交胜任，解决问题的技能，批判意识，自主，使命感。

社交胜任能力包括获得他人积极回应、适应、同情、有效沟通，以及发展幽默感的能力。幽默感使儿童们可以嘲笑自己或处境，并从不同的角度来观察事物。总体而言，这描述了亲社会行为，从而导致了发展积极的关系，包括早期的友谊。

解决问题的技能使人能够计划行为并足智多谋。具有良好解决问题能力的儿童可以批判地、抽象地、反思地和灵活地思考，可以在社交和认知环境中形成各种解决方案。

这可能是最关键的技能，批判意识或对周围压力的意识以及产生克服它的方法。

自律反映了强烈的自我认同感。这使儿童能够独立思考和行动。自主的儿童可能会适应性地使自己远离或脱离功能失调的环境。结果，他们可以发展内部控制、掌控任务的意识和自我效能感。

目标感会产生对美好未来的信念。这是通过目标、教育激励、动力、毅力、希望、乐观和精神联系来提供的。使命感被认为是良好结果的主要预测指标。有强烈使命感的儿童专注于实现未来的满足感，而不是冒险行为所带来的即时满足感。

那么儿童如何发展这些复原力特质呢？缓冲儿童风险的正性影响被视为"保护因素"。一些保护因素生来就有，例如健康的身体、女性和易养的气质。在儿童的家庭、学校和社区提供的环境中，还发现了其他保护因素。保护因素分为三个共同主题：关爱和支持关系，积极和适当的期望，有意义的参与。这些保护因素在儿童发育关键点的叠加既激发又维持了终身复原力所需的素质。

即使只有一位父母，稳定、有爱的关系也是最关键的保护性家庭因素。这种关系激发并增强了儿童的基本信任感，这是人类发育和依恋的早期关键组成部分。此外，如果儿童的父母对自己抱有很高的期望，并提供合理的架构、纪律、家庭责任和规则，那么他们在学业上会取得更大的成功，行为问题也就更少。其他家庭保护因素，包括家庭单位较小、母亲年龄较大、双亲家庭、环境丰富、稳定的父母就业、足够的收入和足够的住房。

社区保护因素反映了家庭的保护因素。最重要的是给予一致的积极的成人关系的榜样或指导者。同伴的接纳和积极的关系也是对儿童社会支持的重要来源。这些外部关系尤其重要，因为这些可以弥补家庭内部关系的不足。其他社区保护性因素，包括使用社交网络和资源、支持性的课后计划、安全的邻里关系、获得优质医疗保健，以及获得优质的儿童保育和学校。优质的儿童保育和托管计划使父母得以维持就业，这反过来又稳定了他们的收入。

目前，在社区的儿童保健工作中，儿童保健医生与家庭合作，可发现在养育过程中的风险因素，提供必要的支持和干预，加强保护因素，促进儿童的发育。

五、干预措施

早期积极的养育照护能减少儿童行为障碍、抑郁的发生，降低不利因素对大脑结构和功能的不良影响。目前政府在积极推出很多举措，促进孕妇和儿童的身心健康，发现影响儿童健康成长的风险因素，提高家庭的养育技能。

（一）母子健康手册

母子健康手册主要包括国家惠民利民政策、免费提供的孕前指导、孕期生活指导、孕期检查项目及孕期情况记录、儿童喂养指导、幼儿发育对照指标、常见疾病护理、宝宝生活指导、家庭安全自评等内容，分为孕前篇、孕产期篇、儿童篇。

1. **免费补服叶酸** 准备怀孕和已怀孕 3 个月以内妇女可免费领取叶酸，科学服用可以降低 50%~70% 胎儿神经管缺陷发生的风险。

2. **免费妊娠风险评估** 对高危孕产妇纳入专案登记，重点管理，跟踪督促高危孕产妇定期接受保健管理。

3. **免费接受艾滋病、梅毒、乙肝病毒检测** 如发现异常，成人和儿童还可以接受免费干预治疗及关爱服务。

4. **其他** 知晓国家免费惠民政策；学习孕产期保健和儿童保健知识；记录孕育及儿童早期成长过程；主动参与母婴健康管理；预防疾病，促进健康。

（二）养育照护小组活动

养育照护小组活动适用于 2~35 月龄的婴幼儿及其养育人。养育照护小组活动依据儿童的早期发育规律和特点而设计。养育照护包括五大领域：营养、卫生健康、回应性照护、安全与保护、早期学习。通过小组活动帮助养育人掌握家庭养育的相关知识、方法和实操技能，创造一个适宜婴幼儿身心健康成长的家庭养育环境，对养育人来说，养育照护小组活动还能为大家搭建一个分享育儿经验、寻求育儿问题解决办法的交流平台，从而解决养育过程中面临的诸多问题。对婴幼儿来说，在稳定、安全、能够和养育人及同伴进行玩耍互动的环境中定期参加小组活动，能够帮助他们促进大运动、精细运动、语言交流、社会情绪能力的发展。

（三）养育风险筛查

儿童保健系统管理时，针对 30 月龄及以下的儿童，对儿童的高危因素、父母养育方式、营养和发育等存在的风险进行筛查，帮助家庭查找养育风险，早期发现儿童养育过程中的问题和困难，提供合适的家庭养育建议。

(四) 家庭访视项目

针对养育风险筛查连续两次阳性的儿童,由培训过的社会工作者或者医生进行入户检查、评估、指导。提供早期良好的家庭环境,确保父母和照护者具备良好的照护技能,促进儿童的认知、情绪和社交等方面的有效发展。

(五) 托育服务

托幼机构是儿童学习社会情感能力和知识的重要场所。目前,正在实施以儿童保健等专业机构介入的以教育部门为主开展的 0~3 岁托育服务。高质量的托幼机构,在医疗、保健、教育相结合的医教结合模式下,课程设置与总体规划符合儿童发展规律,结合儿童保健卫生所提供科学的早期发展的支持和干预课程,让儿童在游戏中发展运动、语言、认知、社交等能力,并定期为儿童生长发育进行监测、评估与指导,制订相应的教学内容,帮助儿童充分发挥各种潜能。这期间有效地利用正面管教策略及工具实施教学管理,解决儿童的不良行为,对儿童后期的教育获得和将来的经济可起到关键作用。

六、结论

儿童的大脑发育对环境因素高度敏感。父母养育方式是影响儿童大脑和发育的关键环境因素。父母和儿童的良好互动,建立牢固的依恋关系,可以促进认知、社会、情感的发展。

优质的儿童照护,可以促进儿童的入学准备。儿童所在的社区也可以影响儿童的成长、行为和学业成就。文化传统、习俗及屏幕暴露也会影响儿童的发育轨迹。

证据告诉我们,环境因素在儿童发展和大脑发育中都起着至关重要的作用。幼儿期的逆境和有毒压力可能特别有害,会破坏大脑发育中的结构,并对记忆、认知能力、自我调节和行为反应产生负面影响。对有毒压力的反应会导致整个生命过程中不良的教育和健康结局。

贫困会对儿童发育与行为造成特别强烈的有害影响。这是由于贫困对养育的影响,以及物质上的困难、相关的压力会导致父母情感投入的减少。贫困的儿童也更有可能经历持续的有毒的压力。

儿童的复原力可以减轻不利环境因素的影响。复原力包括社交胜任、解决问题的能力、批判意识、自主意识和信念。尽管人们认为复原力是天生的,但其成熟度可能受环境因素的影响或受其阻碍。保护性影响包括关爱和支持关系(最重要的是与父母的关系),父母对学业成功的期望和支持,以及社区保护因素,例如强大的社交网络、安全的社区及优质的儿童照护。

儿童保健工作人员在工作中应监测影响儿童的风险因素,及时纠正风险因素,优化儿童的环境,促进儿童的发育。

(黄敏辉)

参考文献

[1] Compas BE. Psychobiological processes of stress and coping: implications for resilience in children and adolescents—comments on the papers of Romeo & McEwen and Fisher et al. Ann N Y Acad Sci, 2006, 1094: 226-234.

[2] Gunnar M, Quevedo K. The neurobiology of stress and development. Annu Rev Psychol, 2007, 58: 145-173.

[3] McEwen BS. Physiology and neurobiology of stress and adaptation: central role of the brain. Physiol Rev. 2007, 87 (3): 873-904.

[4] Shonkoff JP, Garner AS, American Academy of Pediatrics Committee on Psychosocial Aspects of Child and Family Health, Committee on Early Childhood, Adoption, and Dependent Care, and Section on Developmental and Behavioral Pediatrics. The lifelong effects of early childhood adversity and toxic stress. Pediatrics, 2012, 129 (1): 232-246.

[5] Ko JY, Rockhill KM, Tong VT, et al. Trends in postpartum depressive symptoms—27 states, 2004, 2008, and 2012. MMWR Morb Mortal Wkly Rep, 2017, 66 (6): 153-158.

[6] Gershoff ET, Aber JL, Raver CC, et al. Income is not enough: incorporating material hardship into models of income associations with parenting and child

development. Child Dev,2007,78(1):70-95.

[7] Yoshikawa H,Aber JL,Beardslee WR. The effects of poverty on the mental, emotional,and behavioral health of children and youth:implications for prevention. Am Psychol,2012,67(4):272-284.

[8] Britto PR,Lye SJ,Proulx K,et al. Nurturing care:promoting early childhood development. The Lancet,2017,389(10064).

[9] Black MM,Baqui AH,Zaman K,et al. Maternal depressive symptoms and infant growth in rural Bangladesh. The American journal of clinical nutrition, 2009,89(3).

[10] Hart B,Risley TR. Meaningful Differences in the Everyday Experience of Young American Children. Baltimore,MD:Paul H. Brookes Publishing Co, 1995.

[11] Bradbury B,Corak M,Waldfogel J,et al. Too Many Children Left Behind: The U. S. Achievement Gap in Comparative Perspective. New York,NY: Russell Sage Foundation,2015.

[12] Heckman JJ. Skill formation and the economics of investing in disadvantaged children. Science,2006,312(5782):1900-1902.

[13] American Academy of Pediatrics Committee on Early Childhood and Adoption and Dependent Care. Developmental issues for young children in foster care. Pediatrics,2000,106(5):1145-1150.

[14] 何守森.儿童早期养育环境对心理发育的影响.中国儿童保健杂志, 2016,24(06):561-563.

[15] 王晶,童梅玲.婴幼儿养育照护的框架和策略.中国儿童保健杂志, 2020,28(09):993-996+1004.

[16] Benard B. Fostering Resiliency in Kids:Protective Factors in the Family, School,and Community. Western Regional Center for Drug-Free Schools and Communities,Northwest Regional Educational Laboratory. Washington,DC: US Department of Education,1991.

[17] Benard B. Fostering Resilience in Children. ERIC Digest. ED 386327. Urbana, IL:ERIC Clearinghouse on Elementary and Early Childhood Education,1995.

[18] Benzies K, Mychasiuk R. Fostering family resiliency: a review of the key protective factors. Child Fam Soc Work, 2009, 14(1):103-114.

第二节　儿童生物学因素对发育行为的影响

儿童发育行为障碍均存在潜在的生物学病因,随着遗传学技术、神经生物学及脑功能影像学技术的发展,越来越多的发育行为障碍背后的生物学病因正被揭示。众所周知,遗传与环境的交互作用是儿童发育行为的成败之因,而遗传是造成儿童发育行为障碍生物学因素的关键环节。从脑发育的角度来看,遗传基因决定了各种蛋白质功能分子的形成、细胞形态和功能、神经元回路形成,以及功能性神经网络的发展,而正是这些生物学基础存在差异,造成了人与人之间发育和行为的差异。

迄今为止,多数发育障碍的诊断是描述性的(the descriptive nature of the disorder),仅部分发育障碍达到了病因诊断。揭示每个发育行为障碍儿童潜在的生物学病因,在临床上具有重大的意义。首先,生物学病因的明确,可为患儿带来及时的关键性的治疗,使患儿脑发育的进程得到改善,譬如治疗上可采用针对病因的药物、饮食限制,对可能发生的并发症进行良好的监测;其次,明确特定病因可舒缓家庭的不安和焦虑,避免其日后遭受更多昂贵和侵入性的检查;第三,发育行为障碍的病因明确也有助于临床医生精准判断疾病的预后,并可提供遗传咨询,预测母亲再次怀孕患同种疾病的风险。

一、病史采集

(一) 家族史

家系分析(pedigree analysis)是发现发育行为障碍潜在生物学病因的一种有用的技术。完整的家系分析,包括对家族中父母、兄弟、(外)祖父母、叔叔姑姑、舅舅姨妈、堂表兄弟姐妹的简要病史进行采集,尤其关注家庭的种族背景,另外要询问儿童的父母是否存在近亲结婚的情况。随着科学知识的普及和法规的健全,国内近亲结婚的情况已十分罕见,但在世界某些地区和民族,近亲结婚仍十分常见。近亲结婚增加了隐性基因疾病导致儿童发育行为障碍的风险。研究表明,即使父母非近亲结婚,但父母来自同一个种族,隐性基因疾病风险也会有一定程度的增加。在某些特定的族群中,某种疾病的风险较高。譬如家族黑蒙性白痴、海绵状脑白质营养不良、A 型尼曼-皮克病在德国犹太人种中显著增高,多种隐性基因病导致的发育行为障碍在北美阿米什人及近亲结婚宗教族群中十分普遍。然而即使没有父母或远祖近亲结婚的情况,也不能排除遗传疾病存在的可能性,仅是在一定程度上减少了隐性基因疾病发病的风险。

在临床上我们必须注意到,特定发育行为的临床表现在儿童与上几代患病者中可能存在较大差异,称为差异表达(variable expression)。以神经纤维瘤病I型为例,超过90%的神经纤维瘤病I型患者具有特征性皮肤表现咖啡牛奶斑,而大约一半神经纤维瘤病I型儿童表现为学习障碍,仅少数儿童呈现孤独症和智力障碍。因此,临床上应注重采集除发育行为状况以外的更广泛的家族病史。脆性X综合征是在家族成员中存在不同表现的另一种疾病,由于 *FMR1* 基因中不稳定的三核苷酸重复,通过母亲种系遗传后代致使三核苷酸重复更加延长,导致后代症状更为严重,这种现象称为遗传早现(genetic anticipation)。*FMR1* 基因位于 X 染色体,故男性基因变异为半合子,女性基因变异为杂合子,因此,具有微小重复序列的母亲表现正常认知功能和卵巢早衰,男性却存在严重的脑发育迟缓(三核苷酸重复扩增)。男女性脆性X携带者可能存在震颤与共济失调,但后代出现严重发育障碍,故对于发育迟缓男孩,特别应询问其舅舅和舅公的身体及发育状况。脆性X综合征与神经纤维瘤病I型一样,家族史询问的症状不仅限于发育和行为方面,其他相关症状也能对病因诊断提供线索。罹患线粒体功能障碍的家系,也具有其典型特征,线粒体 DNA(mtDNA)均遗传自母亲,因此特别要注意母亲亲属的疾病情况,对揭示线粒体 DNA 相关疾病有较大作用。与胞核 DNA 拷贝复制不同,每个细胞都有着成千上万的 mtDNA 拷贝复制,mtDNA 的变异并非呈纯合子或杂合子的状态,而是胞内异质性差异从 0 到 100%,而这种异质性水平在体内不同组织也有差异,且代际之间也发生改变。线粒体 m. 3243A>G 变异儿童可出现因线粒体脑肌病引起的发育迟缓、乳酸酸中毒、中风样发作(高水平异质性),但其他亲属却可能发育正常,同时患糖尿病、听力障碍、偏头痛(低水平异质性)。发育行为障碍儿童缺乏阳性家族史,并不能排除遗传性疾病病因,多数隐性遗传病询问不到家族成员患病情况,随着近年来全外显子测序的临床应用,也发现为数不少的发育行为障碍儿童,是由基因突变导致,并非遗传自父母。

(二) 妊娠

针对发育行为障碍儿童早自受孕期的相关问题,可为病因诊断提供重要的信息。母亲多次流产史,提示父亲或母亲可能存在染色体易位,这种染色体异常见于 5% 的反复流产夫妻之中,另外,母亲的血栓性疾病也可造成反复流产。母亲和胎儿的血栓性疾病是围产期缺血缺氧性脑病的高危因素,可能导致发育迟缓。

总体上,辅助生殖技术(如试管婴儿)并不增加发育行为障碍的风险,但可能增加异常 DNA 印迹疾病的风险。印迹是指改变 DNA 甲基化或其他表观遗传学因素,从而干扰了基因表达。以 Angelman 综合征为例,由于 DNA 甲基化异常致使 UBE3A 母亲等位基因表达障碍,可导致患儿严重发育迟缓。Angelman 综合征儿童表现为特征性的欢快行为,频繁大笑,共济失调,颤抖,频繁癫痫发作。

母体子宫环境对儿童未来的生长发育和健康起到至关重要的作用。母亲妊娠糖尿病增加了胎儿脑发育异常及其他畸形出现的风险,也可能导致生后儿童存在较轻微的发育行为问题。母亲营养不良可导致小于胎龄儿出生,产生系列发育问题。

孕期母亲的物质成瘾和药物滥用可造成儿童发育异常。母亲饮酒可产生儿童期从轻度行为问题到严重的生长迟缓及先天畸形等问题,取决于饮酒的量以及孕期哪个阶段饮酒。不同物质与特定的发育行为障碍及先天畸形相关联,当前学术界广泛关注可卡因、大麻、鸦片及其他成瘾性药物。母孕期处方药物的情况应在病史中予以记录,诸如华法林、苯妥英、丙戊酸钠、视黄酸等都具有特定的致畸作用,在体格检查中可有特征性的发现。

宫内感染也是影响儿童发育的一大问题,水痘和风疹疫苗的注射减少了胎儿这类感染,但孕期巨细胞病毒感染是儿童期发育迟缓的一个主要病因,大约 1/150 儿童遭受先天性巨细胞病毒感染,而 10% 的被感染婴儿出现临床表现,其中 2/3 的被感染儿童出现发育迟缓,1/3 出现听力或视力障碍。新近发现塞卡病毒与小头畸形和发育迟缓有关。

(三) 围产期史

发育史应包含出生体重、出生时胎龄、Apgar 评分等重要信息,大量研究表明早产和出生低体重对儿童发育的不利影响,早产儿的脑影像异常率增加(如脑积水或脑室旁白质软化),与早产相关的慢性肺疾病也增加。新近研究发现早产可导致特征性的表观遗传学改变,因此有可能产生持续终身的基因表达异常。应注意的是,近年来早产儿的预后较以往引起了更大的关注,故对早产影响发育的认识应考虑这个因素。

Apgar 评分系统评估出生后数分钟新生儿的状态和反应,5 分钟或 10 分钟时 Apgar 低评分往往预示儿童更差的发育结局,然而多数低 Apgar 评分的新生儿并未致神经发育障碍。Apgar 评分仅是评估新生儿围产期缺血缺氧性脑损害的一个方面,若怀疑新生儿存在缺氧性脑损害,实验室检查多器官系统功能障碍,脑电图和脑影像都是必要的,对儿童发育结局和预后都有重要意义,譬如,若脑部 MRI 正常,则往往预后更好,若损伤累及深部灰质,则预后往往差于损伤仅限于大脑皮层的儿童。治疗性的低温和高剂量红细胞生成素能显著提高缺血缺氧性脑病的预后,故应尽可能记录新生儿期所采用的治疗干预措施。

(四) 疾病史

儿童患慢性疾病是发育迟缓的危险因素。先天性心脏病发病率约 1%,约 1/300 儿童期需手术治疗,先天性心血管病本身可因脑血流和供氧受阻导致发育迟缓,并且不少常见遗传综合征同时表现先天性心脏病和发育迟缓,如唐氏综合征、特纳综合征、努南综合征、威廉姆斯综合征、22q11 缺失综合征。对先天性心血管病儿童的发育筛查和干预已经发布了医学指南。其他影响发育的慢性疾病包括：儿童期肿瘤存活者，因化疗和脑部放疗的副作用导致发育迟缓，镰状细胞血可因脑梗死导致发育迟缓。

急性疾病和事故也是造成儿童发育迟缓的一大原因，中枢神经系统感染（如单纯疱疹病毒性脑炎、B 族链球菌脑膜炎）可造成一大部分患儿发育迟缓。颅脑外伤（交通事故、高处跌落、身体虐待）可造成脑损伤后持续性的发育迟缓，往往脑损伤越严重，对后期脑认知发育影响越大。

（五）饮食和营养史

询问发育障碍儿童的饮食情况可能对发育障碍的病因及潜在治疗提供重要的线索。孤独症谱系障碍儿童饮食非常局限，造成微量元素缺乏又加重了发育迟缓并影响整体健康状况。由营养不良导致的生长迟缓，也对发育产生不利影响，因此发育行为儿科医生应针对儿童生长问题询问家庭饮食状况。另外，发育迟缓也会因咀嚼及吞咽功能不足导致儿童营养状况不良。

特殊的饮食习惯也可能是某种先天性代谢性疾病的反映。鸟氨酸氨酰转移酶（OCT）缺乏症属于尿素循环障碍导致高氨血症，临床表现轻重不等，从新生儿期致命性脑病变到仅有轻度不典型临床症状一直到成年期。这种情况女性多见，因相关基因位于 X 染色体，故女性该基因突变通常为一个功能拷贝异常基因嵌合体。OCT 缺乏症患儿可能仅有慢性轻度高氨血症导致发育迟缓，却无急性脑病发作。典型的 OTC 缺乏症患儿饮食治疗是避免高蛋白质食物的摄入，如肉类或蛋白质摄入后导致一过性轻度脑病发作。

（六）发育轨迹

除了记录儿童日常的发育水平，还需要通过询问和关注尽可能详细的发育史，了解该儿童各项功能与正常儿童对比动态的发展过程。对发育行为障碍儿童发育轨迹的了解可为病因诊断提供重要线索。譬如婴儿及儿童期发育商稳定在 50 的儿童，和另一名儿童表现为前几年发育正常而后出现发育倒退，在诊断上有着不同的考虑。不同的疾病表现的发育障碍在起病时间、进展速度、发育倒退上呈现不同的特征。

X 染色体连锁肾上腺脑白质营养不良症(X-ALD)是一种脂肪酸过氧化物酶代谢障碍,患儿往往表现为最初几年发育正常,然后出现轻微的行为问题,再出现迅速地认知功能倒退及致命性的进行性脱髓鞘神经退化性病变。如果在发病早期明确病因,骨髓移植能够阻断脱髓鞘病变的进展。X-ALD 男孩往往具有男性或女性亲属肾上腺髓质病变(AMN)家族史,AMN 是一种成年期发生的进行性的脊髓疾病,可导致痉挛、异常步态、感觉异常、排便功能异常。类似早期发作时至轻微行为问题,再到进行性神经病变的疾病,还包括溶酶体贮积症、C 型尼曼-皮克病、神经元蜡样脂褐质沉积病。假肥大型肌营养不良男孩常表现为接近正常的早期大运动发育,后期则表现为进行性的肌力减退。

线粒体病可导致渐进性的发育倒退,特别是在饥饿或急性疾病的情况下。儿童期发生的累及中枢神经系统的线粒体病、亚急性坏死性脑脊髓病(Leigh 综合征),脑部 MRI 具有特征性的双侧基底核和脑干病变。该病可由超过 75 种不同基因突变引起,包括胞核 DNA 和线粒体 DNA。

Rett 综合征是 X 连锁显性遗传病,源于 *MECP2* 基因新生突变,*MECP2* 基因编码 DNA 结合蛋白,改变了其他神经发育重要基因的表达。女性 Rett 综合征患儿典型的发育轨迹是第一年发育正常,然后出现快速的发育倒退,后出现严重发育迟缓并趋于稳定。Rett 综合征女孩常表现为孤独症,可有异常的呼吸模式、抽搐、小头畸形、特征性的手部动作。

在某种情况下,一个发育能区显著落后于其他发育能区可提供病因诊断线索,如显著的大运动发育迟缓,医生应考虑脊肌萎缩症或肌营养不良。先天性的影响肌酸合成和转运的代谢障碍常特征性导致严重语言发育迟缓,语言迟缓程度较其他能区迟缓更为显著。

二、体格检查

(一) 生长指标

人体测量学指标身高、体重、头围定期监测记录可发现异常,对发育行为障碍的病因诊断具有一定的指导意义。

许多遗传疾病导致的发育迟缓同时存在矮小身材特征,如努南综合征等。努南综合征发病率约千分之一,源于杂合子基因突变干扰细胞内 Ras 信号传导通路,最多见 *PTPN11* 基因突变。突变基因可为新生突变,也可遗传自父母一方,由于是常染色体显性遗传病,具有 50% 的再发风险。努南综合征的临床特征包括:身材矮小,特征性面容,轻度发育迟缓,先天性心脏病。确诊为努南综合征有利于制订特殊的治疗方案,包括生长激素应用、心脏疾病监测,以及对并发出血倾向进行评估。

一些遗传性疾病表现为高身材和发育迟缓。克氏综合征(Klinefelter syndrome)由 47,XXY 染色体发病,男孩常出现语言相关的学习障碍、小睾丸、高身材。克氏综合征发病率为 1/500。小儿巨脑畸形综合征(Sotos syndrome)由 *NSD1* 基因杂合子新生突变引起,修饰组蛋白改变了其他基因的转录。巨脑畸形综合征表现为高身材、头围增大、独特的面容特征及发育迟缓。

发育迟缓儿童头围增大可有遗传性和非遗传性的病因,如脑积水可为先天性或获得性的,未成熟儿脑室内出血可引起获得性的脑积水。脑积水既可单独存在又可合并其他异常,如脊髓神经管闭合不全。脆性 X 综合征引起男性患儿头围增大。亚历山大病表现头围增大及发育倒退现象源于 *GFAP* 基因变异,*GFAP* 为编码神经细胞骨架成分的基因。约 10% 的发育迟缓或孤独症同时存在头围增大的患儿有 *PTEN* 基因变异,*PTEN* 基因编码蛋白调节细胞生长和分化。发育障碍儿童发现 *PTEN* 基因突变非常关键,因为患者有乳腺癌、宫颈癌、甲状腺癌高风险。因此,对所有孤独症或发育迟缓合并头围增大患者应进行 *PTEN* 基因测序。如儿童 *PTEN* 基因存在变异,父母应进行检测,表面健康、智力正常的父母如存在同样的 *PTEN* 基因变异也有患癌症高风险。

小头在发育迟缓的儿童中较为常见,同样有先天性或获得性两种。小头可为婴儿期缺氧或其他脑损伤的后果,在这种情况下,婴儿早期头围正常,而后与同龄儿比较差距进行性加大。这种小头的变化轨迹也见于 Rett 综合征。Angelman 综合征患儿多有小头表现。身高别头围具有重要的临床诊断意义,如较前发育不全征同时具有较大的绝对头围和身高别头围,Sotos 综合征则具有高身材和大头围(身高别头围正常),PTEN 基因变异则为正常身高和大头围。

(二)畸形学检查

畸形学检查就是在临床工作中发现不寻常的身体特征来检测病因诊断。具有可辨别的畸形学特征最经典的例子是 21-三体综合征,由于该疾病的畸形学特征为大家所熟知,因此往往在新生儿期就被诊断。少数嵌合体型的 21-三体综合征患儿畸形学特征轻微不典型,发育迟缓不严重,故难以被辨识。21-三体的畸形学特征包括:内眦赘皮,短睑裂,面中部发育不全,鳃状头,短颈,通贯掌纹。努南综合征面部具有很强的特征性,如眼距增宽,上睑下垂,低位耳,耳向后旋转,矮小身材。

观察面容特征是畸形学检查的第一步,对身体其他部位的畸形学检查也十分重要。Smith-Lemli-Opitz 综合征具有生殖器异常,如尿道下裂、隐睾、阴囊壁裂,多数患者第二和第三脚趾并趾畸形。如不对外生殖器及脚部畸形进行体检,就可能漏诊。克氏综合征可在体检中发现小睾丸,脆性 X 综合征男性患者在青春期后可检查发现巨大睾丸。发育迟缓儿童进行畸形学检查对临床决定是否进行基因测试具有重要意义,具有畸形学临床特征的患者基因测试阳性率显著增高。

(三)神经系统检查

在发育检查过程中,神经系统检查异常发现利于医学诊断。肌张力增高及反射亢进表明锥体束受损,常见于脑瘫。认知功能正常而肌张力降低则应评估脊肌萎缩症和肌营养不良症。与其他肌营养不良疾病不同,假肥大型肌营养不良男孩,常伴语言和认知迟缓,这种 X 连锁遗传疾病早期显示轻度的大运动发育迟缓,常能达到独立行走,而后进行性发展,丧失独立行走能力。肌张力降低也见于先天性代谢性疾病,包括过氧化物酶疾病和线粒体病。

共济失调是先天性糖基化障碍(CDGs),一组蛋白质和脂肪糖基化代谢功能失调疾病的主要表现。最常见的 CDGs 是 PMM2 基因突变,神经系统检查可发现肌张力低下、发育迟缓、内斜视,以及皮下脂肪营养不良导致的乳头内陷。肌张力降低和舞蹈样动作提示基底核损伤,可见于某些类型的脑瘫,也是线粒体病 Leigh 综合征的常见表现。

(四) 皮肤检查

对发育迟缓儿童仔细的皮肤检查可提供诊断线索。Sturge-Weber 综合征源于血管内生长促进基因 GNAQ 获得性功能突变,表现面部三叉神经分布区域毛细血管畸形,提示颅内血管畸形导致抽搐和发育迟缓。腋窝雀斑和咖啡牛奶斑提示神经纤维瘤病Ⅰ型,尽管神经纤维瘤病Ⅰ型患儿往往智力正常,但许多患儿表现为学习障碍,常最早是在发育评估中发现问题而不是皮肤发现。结节性硬化症患者常见黑色素减少斑,在紫外线灯照射下更明显,呈现面部和甲床纤维血管瘤,并广泛存在孤独症、发育迟缓、癫痫。

(五) 腹部检查

触诊肝脾肿大对发育停滞和倒退表现儿童十分重要。多种溶酶体贮积症表现为腹部脏器肿大和发育迟缓,包括戈谢病、尼曼-皮克病、黏多糖病、胆固醇酯贮积症。Ⅰ型和Ⅱ型黏多糖病除了器官肿大之外还有其他体征,如头围增大、厚唇、上颌骨扩大、塌鼻梁等特征性面容,骨骼异常如身材矮小和不能完全伸展手指。

三、辅助检查

(一) 新生儿筛查

新生儿筛查可改变一些疾病的发展历程,如苯丙酮尿症(PKU)是常见的导致发育障碍的原因,通过新生儿筛查并诊断,给予相应的饮食管理,严格遵循治疗方案,PKU 患儿具有正常的认知功能发展。同样,对先天性甲状腺功能减退及听力障碍进行新生儿筛查,也使这类可防治的发育迟缓患病率降低。当今许多基层医生对这类疾病的临床表现并不熟悉,确认儿童是否进行了新生儿筛查在临床工作中非常重要。

(二) 听力和视力评估

听力测试被包括在新生儿筛查中,因为先天性耳聋是一发病率较高又可防治的语言发育迟缓病因。某些情况下,后期发生的听力障碍也可成为发育迟缓的病因,因此临床上在适当情况下应进行听力测试,目前在助听器、人工耳蜗、语言治疗、手势语言学干预下疗效显著。另外,听力障碍也对发育迟缓的病因提供诊断线索,同时具备发育迟缓和听力障碍的疾病包括 CHARGE 综合征、线粒体病、过氧化物酶疾病、Kabuki 综合征等。

正规的眼科检查和视网膜检查对发育迟缓儿童也很重要,眼科学发现可提示特定的潜在病因,若发现白内障则该评估脑腱黄瘤病,其是一种胆固醇代谢障碍,可以通过药物进行有效的治疗。若发现视网膜色素变性多与线粒体病、Bardet-Biedl 综合征、一些糖基化障碍相关。

(三)影像学检查

发育迟缓儿童影像学有意义发现的比例取决于纳入影像学检查的标准。一项研究发现总体上发育迟缓儿童头颅磁共振(MRI)异常发现率为 7.5%。但发育迟缓合并发育倒退,癫痫,小头畸形,大头畸形或神经系统检查存在阳性体征的异常发现率为 28%。据世界各国文献报道,影像学异常发现 MRI 高于 CT 检查,发育迟缓越严重,影像学越有可能产生异常发现。因此,发育行为儿科医生应根据患儿的表现和体格检查,恰当应用影像学检查。当然,针对一些幼儿或年长发育迟缓儿童需要进行全身麻醉方可进行影像学检查,应当考量其中存在的风险/利益关系。

对某些患者而言,MRI 发现对诊断具有重要的意义,譬如脑白质营养不良(白质异常影像)。若发现脑后部汇合的白质营养不良,则考虑肾上腺脑白质营养不良病;反之,脑前部汇合的白质营养不良,则考虑亚历山大病。若双侧基底节、中脑、脑干或小脑异常影像,则提示 Leigh 综合征和线粒体病。有些医疗机构可进行磁共振波谱(MRS)检查评估脑中特定代谢物水平,MRS 测定乳酸增高可见于线粒体病和其他能量代谢缺陷病;MRS 测定肌酸缺乏提示肌酸合成及转运障碍性疾病。

(四)遗传学测试

不同地区和机构提供的基因测试服务各有不同,故针对发育行为障碍的基因测试标准方案也不尽相同。2014 年美国儿科学会出版了针对发育迟缓儿童的遗传学测试标准方案。如通过详尽的病史询问和体格检查，发育行为障碍某个特定病因诊断可能性大，则应开展针对该疾病的遗传学测试进一步证实。

如果经病史询问和体格检查对发育迟缓儿童无特定的可疑病因学诊断，推荐脆性 X 综合征的三核苷酸重复序列测试和染色体微阵列分析。微阵列是一种全基因组发现拷贝数变异（CNVs）测试方法，一些 CNVs，如 22q11 染色体常见缺失，是明显致病性的，称为 DiGeorge 综合征，可导致轻度发育迟缓、先天性心脏病、腭裂、甲状腺功能减退、胸腺发育不全导致的免疫缺陷。其他通过微阵列测试可发现的发育迟缓病因，包括威廉姆斯综合征（7q11 缺失）、Prader-Willi 综合征（父系遗传的 15q11 缺失）、Smith-Magenis 综合征（17p11 缺失）。

除上述基因缺失之外，微阵列技术可探测的其他缺失都可与人群中已知的拷贝数变异进行比较，如确实是少见的缺失，实验室将报告给医生其作为潜在的有意义的发现。在进行微阵列测试之前，父母须知结果可能会比较模糊，是良性还是致病性的并不明确，可能需要父母随访测试进一步评估模糊的拷贝数变异。偶尔会发现明确的致病性变异，譬如探测到抑癌基因缺失，预示癌症高风险。另外，目前临床多数微阵列测试可探测到孩子父母是否近亲，因此，进行微阵列测试需要取得父母的知情同意。

随着技术的进步，更大的基因面板投入临床应用，且较早应用于发育迟缓患者的诊断。常用的基因面板包括癫痫、X 连锁智力障碍、努南综合征。全外显子测序，即针对患儿及其父母测试所有基因的编码区域，逐渐广泛应用于发病迟缓的病因诊断中。尽管针对发育迟缓患者的全外显子测序可取得较高的阳性发现，但并不能将变异基因与特定的遗传综合征建立因果关系。尽管这种测试有足够的广度，发育行为儿科医生须知，这种方法不能发现基因缺失、甲基化异常、非编码区变异、三核苷酸重复，以及嵌合体基因改变（若检测的细胞没有异常 DNA）。这种非针对某种疾病的测试在测试前应取得患儿家属的知情同意，具有很大的可能性产生模糊的或偶然性的发现。

针对发育行为障碍各种遗传学测试方法的特点和局限性:

1. 染色体微阵列(芯片)

特点:对全基因组范围遗传物质检测基因缺失和重复片段。

局限性:检测不到基因序列的改变,也检测不到低于微阵列空间分辨率的微小缺失,可产生一些模糊的或偶然性的发现。

2. 单个基因测序

特点:检测一个特定基因的序列改变。

局限性:除非通过临床评估怀疑特定的遗传疾病,否则测试的阳性率很低。不能检测到基因缺失、重复片段,以及其他遗传机制。

3. 下一代高通量基因测序面板

特点:检测一组具有类似临床表现的基因序列改变。

局限性:诊断阳性率取决于何种临床表现,只能检测序列改变,不能检测其他遗传机制。

4. 全外显子测序

特点:对全基因组蛋白编码区基因序列改变进行测试。

局限性:不能检测到基因缺失、重复片段、三核苷酸重复、甲基化异常、调控基因序列改变,以及一些嵌合体变异。常产生较多的模糊性或偶然性发现,生物学父母常有较多的阳性发现。

5. 三核苷酸重复扩增试验

特点:检测某个特定基因内或附近三核苷酸重复扩增。

局限性:针对某个基因的测试,局限性同单基因测序。

6. 甲基化测试

特点:对一个特定的基因组区域探测甲基化异常。

局限性:针对性测试,局限性同单基因测序。

7. 代谢性测试

特点:探查先天性代谢异常。

局限性:结果受患者的生理状态影响,样本污染易致假阳性结果。

(五) 代谢性测试

美国儿科学会遗传学组推荐对发育迟缓患者如未被诊断为特定

的遗传综合征,应考虑代谢性测试。许多先天性代谢性异常疾病可有特别的治疗方案。对发育迟缓儿童的代谢性测试阳性率在1%~5%,取决于患儿临床表现和包括哪些测试。许多代谢性测试并未纳入新生儿筛查,针对发育迟缓的代谢性测试应包括血清氨基酸、同型半胱氨酸、酰基肉碱谱,以及尿有机酸、肌酸代谢物、嘌呤、嘧啶、黏多糖及低聚糖。其他文献记载的针对发育迟缓儿童的代谢性测试还包括:乳酸、氨、铜、铜蓝蛋白、甾醇、7-脱氢胆固醇、极长链脂肪酸、先天糖基化障碍等。应注意到患儿的生理状态(饥饿或饱食)会影响到代谢性测试的结果,发育行为儿科医生可以转诊患儿至遗传代谢专家,给予患儿恰当的遗传代谢测试。

总之,许多生物学因素与环境因素共同作用,影响儿童的发育结局,包括遗传、代谢、感染、环境暴露等。细致的病史询问,包括产前、围产期、婴儿期、幼儿期及家族史为发育行为障碍的病因诊断提供了重要的线索。规范仔细的体格检查也很关键,如面部特征和四肢细微的改变,并应关注生长曲线。

遗传学检测近年来取得了长足的进步,越来越多的发育行为障碍得到了病因诊断。明确发育障碍的病因,为个体化精准医学治疗创造了条件,在某些情况下,大大改善了发育行为障碍儿童的结局。而且病因诊断有利于评估预后,预测家庭再发生该种疾病的风险。随着遗传学技术和生物学机制研究的进展,人类对发育行为障碍生物学基础的认识将达到空前的高度。

(马　骏)

参考文献

[1] Voigt RG,Macias MM,Myers SM,et al. American Academy of Pediatrics Developmental and Behavioral Pediatrics. 2nd edition. The United States of America. America Academy of Pediatrics,2018.

[2] Dahdouh A,Taleb M,Blecha L,et al. Genetics and psychotic disorders:A fresh look at consanguinity. Eur J Med Genet,2016,59(2):104-110.

[3] Ly KI, Blakeley JO. The Diagnosis and Management of Neurofibromatosis Type 1. Med Clin North Am, 2019, 103 (6): 1035-1054.

[4] Vogel AC, Gutmann DH, Morris SM. Neurodevelopmental disorders in children with neurofibromatosis type 1. Dev Med Child Neurol, 2017, 59 (11): 1112-1116.

[5] Hagerman RJ, Berry-Kravis E, Hazlett HC, et al. Fragile X syndrome. Nat Rev Dis Primers, 2017, 3: 17065.

[6] Hattab AW, Adesina AM, Jones J, et al. MELAS syndrome: Clinical manifestations, pathogenesis, and treatment options. Mol Genet Metab, 2015, 116 (1-2): 4-12.

[7] Buiting K, Williams C, Horsthemke B. Angelman syndrome-insights into a rare neurogenetic disorder. Nat Rev Neurol, 2016, 12 (10): 584-593.

[8] McIntyre HD, Catalano P, Zhang C, et al. Gestational diabetes mellitus. Nat Rev Dis Primers, 2019, 5 (1): 47.

[9] Victora CG, Christian P, Vidaletti LP, et al. Revisiting maternal and child undernutrition in low-income and middle-income countries: variable progress towards an unfinished agenda. Lancet, 2021, 397 (10282): 1388-1399.

[10] Oei JL. Alcohol use in pregnancy and its impact on the mother and child. Addiction, 2020, 115 (11): 2148-2163.

[11] Mlakar J, Korva M, Tul N, et al. Zika Virus Associated with Microcephaly. N Engl J Med, 2016, 374 (10): 951-958.

[12] Rüdiger M, Rozycki HJ. It's Time to Reevaluate the Apgar Score. JAMA Pediatr, 2020, 174 (4): 321-322.

[13] Marino BS, Lipkin PH, Newburger JW, et al. Neurodevelopmental outcomes in children with congenital heart disease: evaluation and management: a scientific statement from the American Heart Association. Circulation, 2012, 126 (9): 1143-1172.

[14] Peng MZ, Li XZ, Mei HF, et al. Clinical and biochemical characteristics of patients with ornithine transcarbamylase deficiency. Clin Biochem, 2020, 84: 63-72.

[15] Lake NJ, Compton AG, Rahman S, et al. Leigh syndrome: One disorder, more than 75 monogenic causes. Ann Neurol, 2016, 79(2): 190-203.

[16] Tafazoli A, Eshraghi P, Koleti ZK, et al. Noonan syndrome-a new survey. Arch Med Sci. 2017, 13(1): 215-222.

[17] Bonomi M, Rochira V, Pasquali D, et al. Klinefelter syndrome(KS): genetics, clinical phenotype and hypogonadism. J Endocrinol Invest, 2017, 40(2): 123-134.

[18] Lane C, Milne E, Freeth M. Cognition and Behaviour in Sotos Syndrome: A Systematic Review. PLoS One, 2016, 11(2): e0149189.

[19] Bull MJ. Down Syndrome. N Engl J Med, 2020, 382(24): 2344-2352.

[20] Nowaczyk MJ, Irons MB. Smith-Lemli-Opitz syndrome: phenotype, natural history, and epidemiology. Am J Med Genet C Semin Med Genet, 2012, 160(4): 250-262.

[21] Ondruskova N, Cechova A, Hansikova H, et al. Congenital disorders of glycosylation: Still "hot" in 2020. Biochim Biophys Acta Gen Subj, 2021, 1865(1): 129751.

[22] Fabie NAV, Pappas KB, Feldman GL. The Current State of Newborn Screening in the United States. Pediatr Clin North Am, 2019, 66(2): 369-386.

[23] Moeschler JB, Shevell M. Committee on Genetics. Comprehensive evaluation of the child with intellectual disability or global developmental delays. Pediatrics, 2014, 134(3): 903-918.

第三节　儿童及家庭访谈

一、儿科访谈的意义

儿科访谈包括儿童本人及其家庭,访谈是建立一种治疗同盟,与家庭一起建立合作伙伴关系,其包含了 3 个一致性:①治疗目标达成一致;②治疗步骤达成一致;③医患关系上的分享、信任、尊重、真诚、积极地关注和共享达成一致。

在治疗目标上,要了解家庭的意愿,在此基础上,发育行为儿科医师要与家庭一起以目标为导向,以家庭为中心,提供持续的、综合性的、富于同情心的及和谐的医疗服务。

二、访谈中医师对环境的掌控

访谈中,要让家庭成员感觉到医师在认真地聆听他们所担忧的问题,并感受到尊重。医师提供生理和心理的支持,使家长感到安全并获及养育的知识,由此而产生信任感。在这基础上进一步询问一些重要的儿童发育行为的问题,评估情绪状态、家庭的心理应激或紊乱,从而与家庭建立治疗同盟。

一个有助于理解父母的求助动机,并能提供预见性指导和有效的咨询需要有以下的步骤:

1. **设定基调**　医师在指导和咨询中需要掌握环境、支持父母和儿童,建立同盟关系。

2. **聆听**　聆听父母关于儿童发育和行为的担忧和家庭状况的表述。

3. **说明**　医师要向家长说明存在儿童发育和家庭功能的不良因素,允许父母述说其对儿童行为和发育的期望。

4. **回顾**　医师要与父母一起回顾儿童的经历,根据儿童的发育水平解释其行为和发展,并随访设定的治疗目标。

5. **赋能**　赋能父母和儿童行动计划,解决访谈中所表达的关切。

三、访谈技巧

家庭是儿童早期发展的主要载体,因此在访谈中既要关注儿童,又要关注到照养人,让整个家庭都有被关注的感觉。这一过程要在私密的诊室环境中进行,医师注意倾听家庭和儿童描述敏感的心理社会事件尤为重要,并且要让儿童和家庭共同参与治疗。不同年龄阶段的访谈要掌握不同的策略。

1. **婴儿时期**(0~1岁)　婴儿需要安全的照养,产生对照养人的信任感,有助于调控婴儿的情绪。在访谈中让照养人把婴儿抱在怀中,轻柔地与之说话,使婴儿在诊室内感到安全,然后询问照养人所关注的问题。

2. **婴幼儿时期(1~3岁)** 这个时期的幼儿发展了自主性,会有对陌生人和与照养人分离产生焦虑,表现为哭闹。在诊室中需要更多关注其安全性。1岁末的婴儿已发展了对照养人的依恋。照养人带婴儿来到诊室,要使婴儿感到安全后鼓励其探索诊室环境,满足其好奇,只有这样,婴儿才能较为顺从。

3. **学龄前期(3~6岁)** 这个时期儿童的语言和认知发展以具体而自我的方式表现出来,对看病会感到害怕。医师要以和蔼可亲的方式帮助儿童消除这种焦虑,并让其理解治疗的方法,愿意配合治疗。

4. **学龄儿童(7~12岁)** 这个时期儿童的言语和认知发展中,其思维更凸显出逻辑性、条理性和具体性,他们能更好地理解因果关系,因此,医师在咨询中要询问儿童的学习、爱好、交友等情况。儿童会在诊室的访谈中显得较活跃,故可直接询问他们的感觉、担忧及来访的目的,并且可以要求他们参与治疗。

5. **青少年(13~21岁)** 这是儿童发展良好行为的一个关键阶段,自主性增强,因此访谈中要尊重他们,可与其单独交流,还要注重保护他们的隐私,与父母及本人共同探讨治疗目标,达成共识,将一个由医师、照养人及儿童之间的治疗联盟贯穿于访谈中。

四、促进访谈中的交流

聆听父母关于儿童及其家庭的长处和不足是基于信任和相互尊重的基础上的。访谈的氛围应当是开放的、全然接纳的方式,父母和儿童才能倾吐自己的心声。医师的提问如:"孩子的什么情况使得您担忧了?""他/她最近的生活和学习如何?"。年幼的儿童直接问家长,年长且发育正常的儿童可问本人。在一系列的病史采集过程中,了解儿童的发育行为问题、家长对儿童的认知及期望、照养人的养育方式、家庭环境以及儿童的行为对家庭的影响等信息非常重要。

了解父母对儿童行为的认知,倾听他们的希望及对儿童的担忧,关乎到儿童治疗的转归。当父母出现社会心理或亲子关系问题时,他们对儿童的照护必然有不周到之处,影响了儿童的早期发展。因此,与父母或照养人的沟通和指导可直接或间接地改变儿童照护中的回应性。

五、访谈中探究问题根由

寻找儿童发育行为的危险因素,如父母离异、婚姻不和谐、家庭暴力、物质滥用、贫穷、应激、围产期母亲心境或焦虑障碍、经济压力等因素会影响父母的亲子关系。此外,家庭环境中如家庭氛围、就业情况、儿童照护质量、健康状况、经济水平等影响家庭在养育儿童的活力和促进儿童生长发育的力度。

最近 10 年来,强毒性应激的危害意识和其对儿童早期不良环境对健康的影响越来越受到关注。毒性应激是指持久不良的儿童经历,如虐待或忽视、父母物质滥用、母亲抑郁等,又缺乏保护性的支持和他人的帮助。儿童长久受毒性应激后,大脑结构会发生改变,产生功能上永久的损害,包括对应激的调整、损害记忆和认知,影响能力的发展和对环境的适应。

当医师与家庭交流上述的应激因素、聆听和证实父母提供的这些应激,有助于缓解父母的应激程度,并有的放矢地给予父母指导和支持。

六、提供预见性指导和反馈

通过访谈获得问题所在,并经过适当的评估后,医师提供家庭的反馈和预见性指导尤为重要。所谓预见性指导是针对儿童目前的状况,给父母或儿童提供一些信息或知识来提升养育技能,改变不良的方式,达到所预期的效果,增强儿童的发展潜能。在指导中,帮助父母对儿童有良好的回答性照护,提供丰富的营养和安全的环境,促进儿童积极探索环境的学习,保障儿童健康成长。

然而科学的信息和指导落实在生活中依然有差异。为了确保父母将信息转化为行动,临床医护人员对家庭要有示范或培训,还要定期在随访中获取反馈,了解实施情况,进一步指导父母,这样才能收到满意的医疗效果。

七、赋能父母和儿童

在访谈中,要清楚了解家庭的优势,充分发挥家庭的作用,以家庭为核心的方式,注重父母和儿童的共同参与,既要了解儿童在照养环境中的需求,也要了解家庭的需求,因为儿童的发育行为问题与养育环境有密切的关联。为此赋能家庭帮助发展解决儿童问题的方法,满足儿童的需求,而父母和儿童与医师一起是积极的合作者。特别要强调的是,儿童的赋能不可低估,特别是年长儿童,无论在病史询问、评估、诊断和治疗中都必须与他们谈论,尊重他们的知情权和隐私权,更好地取得他们的理解和合作。

(金星明)

参考文献

[1] Voigt RG, Macias MM, Myers SM. Developmnetal and Behavioral Pediatrics. Amerian Academy of Pediatrics, 2018.

[2] Normandin L, Plamondon A. Intergeneration pathways from reflective functioning to infant attachment through parenting. Canadian Journal of behavioral science, 2016.

[3] Garner AS, Fordy H, Szilagyi M. Traslating developmental science to adress childhood adversity. Acad Pediatr, 2015, (15):493-502.

第四节　早 期 干 预

发育行为儿科医师的关键作用是促进儿童最佳的发展。在生长发育监测中发现儿童有某些问题或发育迟缓时,应及早干预。

一、概念

早期干预是指儿童呈现或具有高风险的发育迟缓儿童亟须改

善其发育结局的一系列措施,可促进儿童在生理、认知、语言、社交、情绪和适应技能方面的发展。早期干预包括教育父母有关婴儿发育进程、如何采取增强发育的刺激方法,帮助父母理解婴儿行为的意义或提示,理解父母养育焦虑的原因,指导父母与儿童的亲子关系,对发育迟缓儿童提供发育方面的治疗如物理治疗、作业治疗等,同时强调医教整合,特别对某些儿童的早期干预、早期教育的参与也非常重要。一般来说,早期干预的年龄在出生至 36 个月。

(一) 早期干预中包括的医疗服务

1. 早期筛查、评估和诊断。

2. 家庭咨询和培训。

3. 各专业交流和医教整合。

4. 言语-语言治疗。

5. 听力评估。

6. 视力评估。

7. 作业和物理治疗。

8. 心理服务。

9. 社会公共服务。

(二) 早期干预中的教育参与

1. 了解医学评估个体儿童发育水平。

2. 设计相应游戏,寓教于乐。

3. 观察儿童各技能发展变化。

4. 家庭咨询和交流。

5. 医学和教育的沟通,如干预目标、方案、效果等。

二、早期干预适应证

早期干预的服务对象是指 0~3 岁患有以下一种或以上领域的发育迟缓风险或发育迟缓的儿童:①体格发育;②认知发育;③沟通能力发育;④社交或情绪发育;⑤适应性发育。目前,早期干预服务的内涵已从单一为个体儿童提供治疗性服务转变为以社区为基础、多团队合作、家庭为中心的全方位服务。包括:①早期识别、筛查和评估系统的建立;②保健合作;③专业评估、诊断和鉴别诊断等医疗服务;④家庭训练指导、咨询和家访;⑤特殊专业指导(由早期干预服务专家提供);⑥语言-言语病理学治疗;⑦听力康复;⑧运动和技能治疗;⑨心理咨询;⑩有需要的健康服务以使婴幼儿能从其他早期干预服务项目中受益;⑪社工服务;⑫视觉康复;⑬辅具及相关支持服务;⑭患者的转运、解释服务,以及其他相关帮助家庭接受干预服务的设施。通过多学科团队的评估决定儿童需要的服务类型和数量,并和父母亲一起来共同制订个体化家庭服务方案(individualized family service plan,IFSP)。

个体化家庭服务方案就是为了实施早期干预计划所制订具体干预方案,它和针对3岁以上有特殊教育需求的个性化教育方案相似。顾名思义,家庭是这个早期干预团队中关键的成员。在个体化家庭服务方案制订过程中,由一个有资质的多学科团队评估后提出针对每一个儿童和家庭所需要的服务类型和程度,而家庭是个体化家庭服务方案实施的一个非常重要的组成部分,在问题的识别、家庭的需求和孩子的目标等方面起到主导作用。早期干预计划服务团队和家庭共同商议来最终决定一个家庭什么时候开始实施早期干预计划和需要哪些服务项目。根据儿童和家庭的综合评估,制订的个体化早期干预方案包括:①儿童目前的发育状况:包括儿童体格、运动、语言、社会交往等各领域现有的功能和技能水平,并以此为基点,制订训练计划;②家庭功能:了解家庭的经济能力、资源和关心的问题,制订适宜的干预训练计划;③促进儿童发育的具体措施;④主要的期望目标和达到这个目标的时间表;⑤儿童及家庭将接受的特殊服务项目;⑥预计开始干预训练的日期和持续时间;⑦提供负责这项干预服务并帮助这个家庭完成这个计划的负责人姓名;⑧制订帮助儿童和家庭完成其与学校服务链接的步骤。

三、效果

早期干预已经证实能改善亲子关系,帮助父母提高养育技能,为家庭提供支持,减少父母的焦虑,促进儿童早期各项能力的发展。

早期干预对轻至重度发育迟缓的儿童显示量化上的明显作用。儿童有环境高风险的不良因素如社会经济状况低下、环境刺激不当、应激等;神经生物学异常如遗传综合征、大脑结构异常导致的发育迟缓。发育障碍均在早期干预中获益,改善儿童的功能和生命质量,有效地降低了儿童早期发育和行为问题的风险,最大程度发展儿童的潜能,预防日后继发的社交、情绪和行为问题。

有研究表明,在早期干预中发育迟缓儿童认知上的提高好于严重认知障碍的儿童,特别对于那些因环境刺激不足、养育技能差家庭的儿童,早期干预的效果甚佳。同时,父母的高度参与、致力加强亲子间的互动是消除不良环境因素对儿童发育的影响,是早期干预成功的有力保障。

四、临床措施

儿童发育监测是至关重要的一项措施。监测的内容和具体的月龄如下:

1. 儿童发育监测的内容

(1) 了解父母所担忧的儿童发育和行为。

(2) 弄清发育迟缓的保护因素和高危因素(如早产或贫穷)。

(3) 观察和记录发育史。

(4) 直接观察儿童。

(5) 在接诊过程中记录所发现的问题或症状。

2. 儿童发育监测的具体月龄 发育筛查应当在儿童 9 月龄、18 月龄和 30 月龄时各测试 1 次。如果发现发育和行为上有迟缓,应向家庭解释结果,了解家庭的看法,建议做进一步的评估,然后给予发育诊断及寻找病因学因素,提供特定的干预措施。

五、干预策略

医师在向家庭沟通干预措施时,应注意以下的策略:

1. 语言通俗易懂,避免应用医学上术语,沟通是双向的。

2. 给予家庭赋能,包括相关知识和技能。

3. 确信干预目标符合儿童的需求。

4. 提供保健、教育、培训等服务。

5. 定期随访,了解干预效果,以便及时调整干预措施。

6. 跨专业的协调和合作,包括儿童保健、发育行为、心理评估和咨询、康复治疗及相关的儿科亚专业。

(金星明)

参考文献

[1] Ramcy CT, Ramey SL. Early intervention and early experience. American Psychologists, 1998, 53 (2):109-120.

[2] 金星明. 发育行为儿科学分册-儿科专科医师规范化培训教材. 北京:人民卫生出版社, 2017.

第四章　发育行为问题

第一节　行为问题处理原则

在发育行为学儿科门诊中,最常见的莫过于发育行为问题,诸如发脾气、不听指令、有攻击性行为、不合群等。这些问题引起部分的功能损害,如影响交流、情绪、适应性,又造成家庭的困惑或担忧。为此,临床中对发育行为问题儿童的处治不可小觑。

发育行为问题绝大部分是通过行为矫正的方法。在行为医学中,行为矫正有一定的程序或步骤,而非零星片段的方法。尽管我们熟悉了行为矫正的一些基本原则,如正性强化、负性强化、暂时隔离法、行为塑造等,但是要灵活地应用于不同的个体身上依然是有一定的难度,需要我们发育行为儿科医师掌握发育行为问题的处治流程。

一、行为问题的评估

(一) 行为问题的筛查

在发育行为儿科门诊中,父母常因为儿童的行为问题来就诊。门诊中使用标准化的行为筛查问卷是一种有效的方法,有助于医师发现行为问题。常用的筛查有儿科症状问卷(pediatric symptom checklist,PSC),该问卷有 35 项项目,适用于 4~15 岁的儿童青少年。父母填写问卷需要的时间为 5~10 分钟。此外,还有儿童行为量表(child behavioral checklist,CBCL)等。

(二) 行为问题的确认

在确诊过程中,医师要获得这样一些信息,即儿童的行为问题的描述,如行为问题发生的场合、发生的频率、强度及持续的时间,以区分是正常行为还是问题行为。例如,1个3岁的儿童发脾气似乎是正常现象,但是,当发脾气每天有多次,持续时间在30~60分钟,伴随在家或幼儿园的攻击性,则要引起重视。在不同照养人或多个场合下的高频率、高强度的不良行为很可能是行为或情绪障碍,需转诊专科医师。

(三) 行为问题的原因分析

在确诊行为问题之后,医师应分析行为问题为什么会发生,即寻找原因,通常包括儿童和环境两个方面。儿童方面要考虑年龄、发育、水平、气质或个性,可能存在的行为、发育、情绪等。在解释行为时医师必须考虑儿童的年龄和发育水平,例如,一个2岁的儿童不如意时经常说"不"或哭闹,这是该年龄儿童发展自主性的一种方式,但同样的行为发生在4岁的儿童时,则可能应考虑发育迟缓或任性。

儿童在不同场合下的行为表现多不相同,一些儿童在突然改变计划时很沮丧,另一些儿童却很能适应;一些儿童很活跃,另一些儿童则很安静,这些行为的差异与气质的类型有关。气质有9个维度,包括适应性、调节性、活动度、反应强度、坚持性、驱避性(对新环境)、对无关刺激的敏感性、情绪和分心。不同的气质构成了儿童行为的多样性。因此,儿童即使生活在很相似的环境中,其表现的行为有很明显的不同。而气质和环境的期望或要求,这两者之间的关系是非常重要的,当两者不相融洽时,则儿童易发生行为问题。

例如,一个很活跃的儿童由活跃的父母养育时,父母对儿童的活跃好动习以为常;相反,如果这个儿童由文静的父母养育,父母时常把这个儿童看作有行为问题。如果父母不理解儿童的气质特点,坚持要求其安静的活动,则儿童的不顺从易被看作对抗行为,这时要帮助父母理解儿童的气质,调整教养方式以适合儿童气质。

此外,医师要了解容易发生行为问题的特定场合。诱发行为问题的因素称为前因(antecedent),包括儿童模仿他人相似的行为,发生行为问题的时间或场合,例如,当儿童疲乏、饥饿、不适、环境单调或过度刺激时易发生行为问题;或对儿童特殊的要求,如在看电视时要求其上床睡觉等。因为前因发生在行为问题之先,所以理解和找到前因,尽可能调整前因对行为问题的预防是至关重要的。

在干预之前,医师有必要了解父母对儿童行为问题的理解状况、对行为问题的应答,以及试图改变行为问题已经采取的措施。首先,父母对儿童行为问题的看法受其家庭、社会、文化背景的影响。医师在家庭咨询时要考虑这些影响。其次,当儿童行为问题反复出现,很可能是由于对该行为的频繁应答,使行为问题得到了强化。造成行为频率增加的任何一种应答是强化因素(reinforcer)。家庭中最常见的例子:儿童为了引起父母的关注,常以扰乱行为干扰正在打电话的父母,如果此时父母立即放下电话,并对儿童大声叫喊,父母以为这是对儿童的惩罚,但儿童认为父母是对自己的关注,这样却强化了儿童的扰乱行为。所谓正性强化,即当出现一个好的行为时,成人给予儿童所要的,以增加成人期望的良好行为。例如,当儿童完成作业又快又好时,家长让儿童看一定时间喜欢的电视。负性强化是通过取消对儿童额外的要求,以增加儿童良好的行为。例如,老师对学生说,如果他们能完成星期一至星期四的家庭作业,则星期五就不布置家庭作业,老师用这一负性强化增加学生完成家庭作业的行为。惩罚是对减少以后某一行为可能再发生所用的一种较强劲的方法。医师要详细了解父母已经采取的方法是否有效,是否存在方法上的问题而无效果,难以改变行为的一些因素包括:

1. 行为问题发生在各种时间、多种场合和各种人面前。
2. 行为问题在家、校或公共场合造成严重干扰。
3. 行为问题威胁儿童本人或他人的安全。
4. 以前试图改变的行为无成效。
5. 因多重心理社会应激因素产生的行为问题。
6. 父母不赞成行为处理的策略。

二、常见行为问题处理原则

行为干预基于特定的问题和场合而有不同的方法:①前因矫正(antecedent modification),即矫正激发行为问题的前因,从而预防行为问题的发生;②给予指令,使儿童知晓如何有良好的行为表现;③后果矫正(consequence modification),即父母对儿童行为问题和期待的行为在应答上的改变。

(一) 矫正前因

矫正前因的一个方法是改变儿童所处的环境。例如,避免对危险物的触摸,移去儿童可能发生的危险物品。如果儿童在玩具店发脾气,则离开玩具店;如果儿童在玩攻击性游戏后发生攻击性行为,则不让其玩此类游戏。

前因矫正包括对良好行为的技能训练。由于行为问题常发生在儿童受挫败时,例如,有些儿童因为语言表达困难而产生行为问题,前因矫正就要教会儿童有效的交流技能;又如有些儿童书写问题而产生行为问题,则前因矫正就要进行作业治疗,训练书写运动技能。

前因矫正还可以同伴和成人为学习榜样,使儿童习得适当的行为。其中一个最重要的方法是让儿童模仿。约2岁的儿童就能模仿其家庭成员的许多行为方式,如用同样的话语、姿势和面部表情,并应用于功能性游戏中,儿童也能学习与他人交流中的行为方式。为了用榜样的作用改变儿童不良行为,医师要使父母仔细地思考让儿童学习什么样的行为,例如,儿童很易发怒,而适当的行为示范使儿童在沮丧时能镇定下来,并用话语代替发怒;又如儿童很焦虑时,父母需要示范镇静的方式,使自己有足够的自信。

父母能够根据儿童发育能力、气质、学习情况、生理和心理状况改变对儿童的期望,从而矫正行为问题的前因。例如,对一个十分好动的儿童,不强求儿童在用餐时安静坐着,而是允许其间有活动的时间。当儿童疲劳或紧张时,父母应尽量减少对儿童的要求。而对一个13岁儿童,父母应给予儿童更多的责任性,让他参与家庭的决定。

(二) 给予指令

儿童的行为塑造可通过对儿童的指令达到目标。在用这个方法时,重要的是医师要帮助父母给予儿童有效的指令,首先下指令要引起儿童的注意,而不是在儿童注意其他事物时下指令。

例如,当儿童正在全神贯注看电视时,母亲在厨房叫着"吃饭了",这时儿童是不会聆听母亲指令的。如果父母看到儿童不顺从自己的指令时,这时父母不要进入恼怒状态。如果父母此时先用眼神交流或确认儿童在注意时下指令则能避免上述状态。

在给儿童下指令时,一定要用简单的让儿童能理解的语言。一般来说,指令的语句长度要符合儿童的语言水平,用简单的语言指导儿童的行为能帮助儿童懂得什么样的行为是他人期待的。此外,指导时用肯定的陈述句,而非疑问句,因为疑问句是允许儿童可以选择的,如:"现在是我们打扫的时间了"而不是用"我们现在打扫好吗?"

还有,下指令时,要特定地针对期待的行为,而不是一般的要求。如用:"来,坐在妈妈身边"而不是用"乖点";用"慢慢走"代替"不许奔跑"。医师指导父母下指令时不要针对儿童的行为问题,而是针对期待儿童能表现的行为。

成功的下指令需要遵循一定的步骤(图4-1)。在儿童注意的状态下,父母下指令,然后静候5~10秒。这个时间是使儿童对指令进行信息加工。如果儿童听从父母指令,父母则应关注儿童,有时要给儿童强化,如赞赏;如果儿童不听,父母应重申指令,给予警告:"如果你不把鞋子放好,我就关掉电视。"如果儿童顺从了,父母要给予关注;如果儿童仍旧不顺从,父母就应该采取行动,关掉电视,同时重申指令。有些儿童常在父母多次重复指令或大声吼叫才顺从指令,这会使儿童与父母处于一个短暂的相持时间。在这个事件中有的父母此

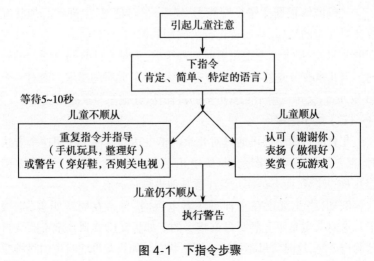

图 4-1 下指令步骤

时减少了指令,有的父母则用叫喊、吓唬的方法强求儿童执行指令,这都无济于事。医师应指导父母用固定的、良好的方式让儿童执行指令。如果儿童因为不理解指令而不执行,父母应变换方法,给予儿童帮助,并示范期待的行为。如果儿童有长期的对抗性,父母在实践中要减少对儿童的指令,并在开始用这个策略时,所下的指令是儿童很可能顺从的,然后给予赞赏、鼓励和成人的关注,这可促进以后儿童能顺从更难的指令。

(三) 控制后果

控制行为的后果可以产生行为改变的效果,即通过对行为后果的奖赏或惩罚使行为发生变化。与惩罚相比,奖赏是更有效的行为干预,儿童为此需要更多地迎合父母的要求,以获得奖赏。开始用此方法时,父母对儿童的要求放得低一点(是一种前因的调整),使儿童能较容易地完成,然后再逐渐增加难度,这样父母就能获得较多的成功。

采用的强化后果有正性和负性的作用,而这是父母愿意采纳的方法。大多数儿童对成人的关注有正性的强化作用。对儿童来说,应根据儿童的兴趣,奖赏有多样性,但应避免用特殊的奖赏过分满足儿童。对父母来说,适当的奖赏是指父母在每次儿童表现出好的行为时给予他所在乎的小奖品;而当儿童没有表现良好行为时则对奖赏的控制或不兑现。例如,当儿童没有表现出父母所期望的行为时,父母就不能给予奖赏,例如为了奖赏儿童所期望的行为,已经买了电影票准备一起看电影,如果儿童出现不当行为,此时就不让儿童去看电影,这就是行为的负性强化结果。

在给予行为后果时,要注意的是在行为发生后的当下即给予奖赏或惩罚的结果,这样才是最有效的。同时要让儿童知道什么样的行为会受到奖赏或惩罚。例如,父母对儿童表扬,说"做得好"但没有指出特定的行为,则这样的表扬不会奏效;如果父母对儿童字写得好而进行赞赏"你真的努力在写字,字都在格子内,写得真棒!",这样的赞赏往往会使儿童以后写好字的行为增加。大多数年长儿童可有延迟的奖赏和惩罚,但行为和结果之间必须有明显的联系。对年幼儿童或发育迟缓儿童来说,延迟的奖赏和惩罚可能是没有效果的。有时,父母会无意地强化儿童一种不良的行为。例如,儿童叫"妈妈,妈妈"时没有取得母亲的注意,接着踢母亲,母亲应答"你要干什么?"这时,奖赏的是孩子踢母亲的行为,而不是叫母亲的行为。一旦儿童对奖惩有了持续的应答,则奖惩可适当减少,即延迟奖惩该行为的时间长度。

对儿童的行为要求常常不是单一的,例如让儿童静坐在车里、系上保险带等。为了强化这些行为,父母应当在要求新期望行为的时候不时地给予强化,如给予特殊的奖品或粘贴红星等方法,以保持良好的行为。

如果儿童表现出不良行为时,父母可用不予理会或惩罚的方法。不理会的方法对父母来说可能比较困难。但是,正是因为父母对不良行为的关注,常常会强化儿童不良的行为。如果儿童为了引起父母的注意,则任何形式的关注都有强化作用。当父母不关注儿童不良行为时,则该行为的频度会逐渐减少,而这个过程称为消退(extinction)。医师要告诉父母,在应用消退方法改变不良行为时,在行为改善之前可能出现行为更恶化的现象。例如,儿童已经懂得发脾气是得到父母关注或妥协的有效方法,父母在矫正发脾气这一行为最初时,坚持不给予关注。而儿童发脾气在消退之前会更加严重,往往表现为发脾气的时间更长或大声叫嚷,父母要坚持不予理会。只有在数次的经历后,儿童才知道发脾气无结果,于是发脾气的次数就会减少。

惩罚是针对不良行为的一种处理方式。与奖赏相同的是,惩罚必须用在某一特定的行为发生之后,而且惩罚的方式是父母能接受的。肉体惩罚是不可取的。大多数父母也不认可肉体惩罚的方式,而且这种方式影响亲子关系,也可能被儿童效仿,以此对待同伴或他人。其他惩罚的方式可见表4-1。其中最常用于儿童的是暂时隔离法。该方法常指令儿童坐在椅子上或站在墙角1~5分钟。虽然父母知道方法,但难以正确地执行。在用暂时隔离法时,要掌握数个要点:一是让儿童知道这种惩罚是针对哪个不良行为。二是父母对暂时隔离的儿童不能关注和允许其活动。三是隔离的地点是单调的地方。四是掌握好隔离的时间,如果一个从来坐不住的儿童,则隔离时间30秒为宜;对一个知道时间长短的儿童,最多隔离 2 分钟。当儿童懂得 1 分钟和 5 分钟的差别时,则隔离的时间可较长。如果儿童在未结束隔离时间就擅自离开,父母应让儿童回到原处,同时不要特意关注儿童。如果暂时隔离法即使正确应用也不奏效,则应选择其他方法(表 4-1)。

表 4-1　惩罚类型

惩罚	方法
暂时隔离法	短时间的不予以关注儿童,不让儿童活动
语言训斥	简短的批评不良行为
反应代价	用奖赏的方法使儿童在良好行为表现时获得奖品,在不良行为表现时失去奖品,如果儿童失去奖品多于获得奖品,则无效
冷落	在特定时间让儿童待在家里,不能和朋友交往
任务冷落	当儿童不能完成任务时,采用冷落的方法。当儿童完成任务时,则取消冷落
撤销特权	短时间内不允许儿童从事有趣的活动
自然后果	让儿童因为错误选择尝到后果,如大冷天不肯穿外衣外出,感到冷

(金星明)

参考文献

[1] Weitzman C,Wegner L. American Academy of Pediatrics Section on Developmental and Behavioral Pediatrics et. al. promoting optional development:screening for behavioral and emotional problems. Pediatrics, 2015,135(2):384-395.

[2] 金星明,静进. 发育与行为儿科学. 北京:人民卫生出版社,2014.

第二节 喂养和进食问题

喂养和进食是一种行为事件,喂养和进食问题是儿科临床婴幼儿最常见的问题,大多与行为问题相关,但喂养问题和喂养障碍部分病因可能有重叠。因此有喂养问题或喂养困难的儿童需排除器质性原因。分析喂养问题的原因需涉及食物因素、儿童本身特点及儿童与抚养者互动情况 3 方面。婴幼儿和儿童常见的喂养和进食问题,包括挑食、异食癖、喂养困难等。

【概述】

儿童喂养与饮食是一种功能发育,遵循一定的发育里程碑。美国儿科学会推荐全母乳喂养 6 个月,如出现以下功能行为,则可开始辅食添加:①婴儿能坐在扶靠座椅中竖起头;②婴儿能观察成人的饮食行为;③婴儿能从其他人盘子中抓取食物;④食物靠近婴儿时能张开嘴巴;⑤能将食物从匙中移入口中到咽喉;⑥体重较出生时翻倍。

吃下固体食物需要较好的口腔运动控制力以及嘴和唇碰触敏感性降低。9 个月后才开始添加辅食的婴儿更可能发生喂养困难及挑食。婴幼儿一般在 6 个月时可开始添加泥糊状食物,每 2~3 天引进一种新的食物,抚养人观察儿童反应,在数月之内,婴幼儿可以吃多种多样的食物。

手指喂食需要婴儿独坐和指尖抓握的能力,小块软质食物可被拿起和吞咽,包括面条、香蕉、炒蛋、豆腐、红薯等。婴幼儿早期预见性指导可有效地促进健康饮食行为,喂养方面的预见性指导包括:①常规计划限定时间的喂养,可防止放牧式喂养,保持计划性;②提供低卡路里零食,可更多产生饥饿与饱腹感,发展健康饮食;③中性的、无干扰的喂养环境,可减少冲突,专注于饮食;④允许儿童玩弄食物,忍受狼藉,可按照典型的技能学习发展途径,保持正性强化环境;⑤给所有家庭成员提供同样的食物,可延伸到多样性的食物质地、气味,以及达到父母健康食物选择示范;⑥提供小份、易于咬或抓的食物,

114

可促进儿童积极性;⑦鼓励自主喂食,可促进儿童自主性。

一、挑剔进食

挑剔进食(picky eating)简称"挑食",是指儿童对食物种类的偏好,对自己喜爱的食物毫无节制,而对自己不喜欢的食物一概拒绝,是一种不良进食习惯,而不是一种疾病。严重挑食或偏食时间过久会导致因食品单调引发营养不良或肥胖、胃肠功能紊乱。目前我国并无准确的流行病学调查资料,仅有部分地区的局部调查资料,在全国 22 个城市对 1~3 岁儿童饮食行为问题的流行病学调查结果显示:34.7% 的儿童有至少一种饮食行为问题,其中 19.0% 强烈偏爱某种食物。相关病史包括:

1. **家长喂养行为影响** 挑食的影响因素是多方面的,可能因为家长食品种类选择或制作方式单一、食物质地不符合儿童需要、辅食添加时间错过味觉发育敏感期及咀嚼发育关键期等。据研究资料显示,挑食有一定的家族性,许多挑食儿童的亲属挑食的比例高于其他人群,挑食可能是儿童模仿父母、兄弟姐妹或养育者的结果。有些儿童已经出现了对某些食物的偏爱倾向,但父母出于对儿童的溺爱和迁就,明知这种偏爱不对,但担心儿童饥饿,仍经常给其提供这些食品,这样子女的偏爱就容易被逐渐强化而固定下来,成为不良习惯。另外,18~24 月龄婴儿进食技能发育过程中可能出现不愿尝试新食物的现象,即"厌新",这是自我保护行为。一般多次暴露后儿童可逐渐接受新食物,而家长错误理解为儿童"挑食"。

2. **微量元素铁和锌缺乏** 铁缺乏影响胃肠道消化酶功能,可以出现食欲缺乏;锌缺乏可以导致味觉减退,对清淡的蔬菜更感无味,而偏爱口味浓的食物。

【诊断】

好发年龄为 2~6 岁,主要表现为吃得少、吃得慢、对食物不感兴趣、拒绝吃某些食物超过 1 个月、不愿尝试新的食物、强烈偏爱某些质地或某些类型的食物,造成膳食品种的单一。严重时可导致消化功能紊乱,常会出现膳食不平衡、便秘、食欲缺乏和消化功能紊乱。

【治疗】

1. **营养评价及指导** 对儿童的体格生长进行全面评价,尤其是生长曲线图监测身高和体重增长情况,采用膳食频度法或24小时饮食回顾法进行膳食评价,选择必要的实验室检测如血红蛋白、微量营养素、食物过敏筛查等,根据结果给予相应处理。

2. **家庭进食环境改善** 家长进食习惯和家庭环境对孩子有很大影响。要改善孩子的挑食必须先改变家庭环境,发挥父母及其他家人的榜样作用,创造良好的进食环境,促进孩子改变不良进食行为。

3. **进食行为指导** 进食时避免分心(电视、故事、玩具等),规定进食时间(<25分钟),逐步引入新食物(8~15次/种),鼓励自己进食(>1岁),不强迫喂养,增加活动量,体验饥饿,获得饱感,限制两餐之间的零食,餐前不喝饮料,两餐之间隔一定时间(3小时左右),提供适合其年龄的食物,允许与年龄相符的进食狼藉,营造快乐进食。

4. **行为疗法**

(1) 认知疗法:对有挑食习惯的儿童、父母和老师应对其讲述挑食对人体生长发育和身体健康的危害,让儿童充分认识挑食的原因、危害及预防方法,从而达到自觉或愿意配合克服和纠正挑食的不良习惯。

(2) 强化疗法:分为正强化和负强化两种。挑食很大一部分是不良强化的结果,要对其爱吃的食物进行负性强化或不强化,对不爱吃的食物进行正强化,多给予表扬、鼓励、物质奖励等,以增进食品的多样化。

(3) 系统脱敏疗法:有计划地让儿童尝试某种不喜欢吃的食物味道,从不吃到吃一点,再到吃更多,直到正常进食。

(4) 饥饿疗法:这种方法主要针对年龄偏小的儿童使用。根据饥不择食的法则,饥饿时,儿童不是考虑吃什么,而是先吃饱为止。通过体力活动,使其感到饥饿后,先给其不爱吃的食物,再给其喜欢吃的食物,逐渐使爱吃和不爱吃的食物各1/2,并得到巩固,基本纠正挑食习惯。

【预防】

强调早期预防,从小培养良好的饮食习惯,从婴儿期添加辅食做起。添加辅食时应多样化,初次给予的辅食要专门制作,不适合婴幼儿咀嚼能力的加工方式或成人膳食,会引起婴幼儿反感和拒食。一种食物连续添加的时间不宜过长,以免儿童吃腻或产生依赖。在幼儿期,对儿童喜欢吃的食物,应限量并间隔其他食物。在食物的采购制作上应多样化,使儿童保持新鲜感。饭前不吃零食和饮料。有偏食倾向要及时纠正。膳食中注意含锌、铁等微量元素食物的补充,有利于挑食的预防。同时要注意创造良好的饮食环境,照顾者的饮食习惯对儿童有潜移默化的影响,父母及家人要做好表率作用,注意不要强迫儿童进食,更不能责骂。

➤ 附:挑剔进食的诊治流程图

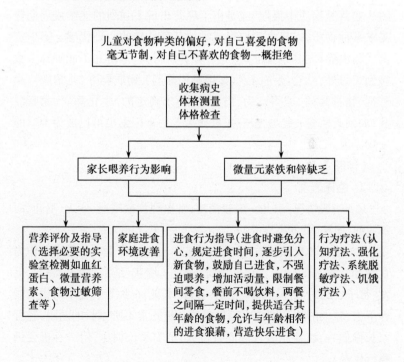

二、异食癖

【概述】

异食癖（pica）（DSM-5 中列入喂养和进食障碍）是指儿童长期（至少 1 个月）嗜食无营养的、非食物的物质，而并非由其他精神障碍所致。可见于儿童各个年龄阶段，多发生于 2~6 岁的儿童，尤其是发育迟缓儿童。男童较女童多见，青春期逐渐消除。一般农村儿童多于城市儿童。似乎在智力障碍和孤独症谱系障碍患者中更为常见，在强迫症和精神分裂症患者中较少见。本病预后较好，症状随年龄增长而逐渐消失。

本病病因尚不明确，可能的原因从心理社会原因到生理原因。有人认为患儿体内缺乏某种特殊的营养物质（如铁、锌和钙），以致企图从非营养物质中摄取，或是由于患儿出现了强烈的连续或周期性渴求某种物质，以异食癖取得或维持某种特殊的心理快感。不少贫血或肠虫症（尤其蛔虫症）患儿有异食癖行为，但是并不能解释多数病例。另外，社会经济因素（如接触铅涂料）、物质剥夺、儿童虐待和忽视、精神障碍、习得行为、潜在的（尚未确定的）生化障碍、家庭混乱（如缺乏监管）、父母分离、家庭破裂等心理因素也可以成为本病的发病原因。

【诊断】

1. **临床表现**

（1）一般情况：患儿一般较消瘦，常出现食欲减退、疲乏、呕吐、面黄肌瘦、便秘、营养不良等。

（2）嗜食非食品物质：患儿自觉或不自觉地嗜食一些通常不作为食物和营养品的物质。常见物质有泥土、墙灰、纸屑、沙子、油漆、毛发、带子、纽扣、衣布、指甲、肥皂、石膏、木炭、石头等。较小的物品能吞下去，较大的物品则放在嘴里咀嚼。患儿常不听家长的劝阻，躲着家长偷偷吞食，症状表现顽固且持久，虽受家长训斥，但一有机会仍我行我素。

（3）并发症：患病日久则产生不同的并发症，吞食灰泥、油漆可产生铅中毒;吞食大量污物、粪便者造成肠寄生虫病;吞食黏土可造成贫血与缺锌;吞食头发、石头等可造成肠梗阻。

(4) 情绪和行为障碍:多数患儿性格怪异,伴有其他情绪和行为障碍。

2. 诊断标准 第5版《精神障碍诊断与统计手册》(DSM-5)诊断标准如下:

(1) 持续进食非营养性、非食用性的物质至少1个月。

(2) 进食非营养性、非食用性的物质与个体的发育水平不相符。

(3) 这种饮食行为并非文化支持的或正常社会实践的一部分。

(4) 如果进食行为出现在其他精神障碍(例如,智力障碍、孤独症谱系障碍、精神分裂症)或医学情况(包括怀孕)的背景下,则脐要严重到需要额外的临床关注,才作出异食癖的诊断。

缓解:在先前符合异食癖的全部诊断标准后,持续一段时间不符合诊断标准。

【鉴别诊断】

异食癖作为一种精神症状,在多种精神疾病中均可出现,如孤独症谱系障碍、严重智力障碍、精神分裂症等,应仔细鉴别。

【治疗】

1. 治疗原发病和并发症 如果患儿肠寄生虫病,应积极进行驱虫治疗。常用驱虫药有阿苯达唑、左旋咪唑。如有贫血应积极治疗,补充铁剂和维生素C。尽量避免接触含铅高的物质。出现肠梗阻者必要时手术治疗。

2. 心理行为治疗

(1) 改变生活和学习环境,对父母进行指导。

(2) 用心理治疗表,每天记录患儿异食的内容、次数、诱因及行为矫治方法的效果。

(3) 把异食癖行为作为靶症状,加以评分和奖惩措施,强化其正性行为。厌恶疗法可采用中度刺激、催吐药物等,效果较好。

【预防】 日常生活中关心儿童的心理变化,加强与儿童的交流和沟通;注意平衡膳食和锌剂的补充。

> 附:异食癖的诊治流程图

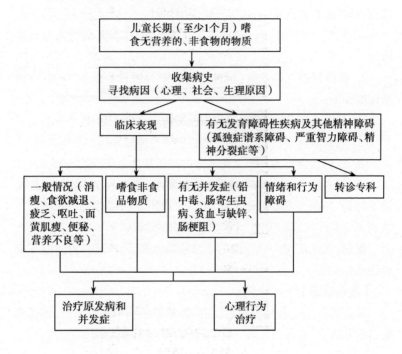

三、喂养困难

【概述】

目前对喂养困难(feeding difficulties)无明确定义,常是描述临床提示喂养问题的总称,多为带养人认为有"问题"的情况。DSM-5未描述喂养困难的概念,可能临床常用的"喂养困难"一词常用于描述程度较轻尚不足以被诊断为喂养障碍的问题,包括喂养者与儿童间互动不良。ICD-10中的喂养困难是指儿童持续进食不当,或持续反刍或反胃,造成体重不增或下降。有遗传学研究显示,喂养困难单卵双生子的同病率明显高于异卵双生子,提示该病与遗传因素有关。另外,锌、铁等微量元素缺乏也可以成为本病的发病原因。

喂养本身是一个复杂的生理过程,正常的婴幼儿喂养行为通过一系列喂养者和婴幼儿之间正性、积极的生理和心理互动,完成婴幼儿的营养和心理需求,与婴幼儿喂养困难发生相关的影响因素主要涉及食物、婴幼儿、儿童与抚养者的喂养互动行为三个方面。这些因素相互联系,交互影响。喂养与消化系统的结构与功能密切相关,需要口腔发育正常、完整的感知觉反馈、正常的肌肉张力等,其中任何一个环节出现问题都会导致喂养困难。同时,喂养过程受环境和心理影响很大,其中最常见的环境因素是母婴关系不正常,患儿以进食行为表达对父母过度保护、过度控制的反抗,在潜意识中,以此作为解决心理冲突的一个方法。

【诊断】

1. 临床表现

(1) 患儿对各种食物均不感兴趣,没有食欲或偏食。多数儿童只吃一两种食物,但也进食不多。

(2) 患儿饮食量过少,甚至抗拒进食,有时将进入口中的食物吐出。婴儿表现不吃奶或吃奶很少、反刍或反胃,儿童表现不思饮食,常一餐饭超过 1 小时。

(3) 家长出于对儿童进食过少的恐惧,往往强迫儿童进食。

(4) 形体消瘦、面色苍白、体重增长缓慢或下降,往往合并营养不良。

(5) 体检除消瘦外,无其他器质性疾病情况存在。

2. 诊断标准 婴幼儿和童年喂养困难的 ICD-10 诊断标准如下:

(1) 持续进食不当,或持续反刍或反胃。

(2) 在 6 岁前起病,至少在 1 个月内体重无变化或下降,或有其他明显的健康问题。

(3) 排除影响进食的其他器质性疾病和精神障碍。

【鉴别诊断】

喂养困难可见于多种疾病状态,如先天性心脏病、消化道畸形、各种急慢性感染性疾病、甲状腺功能减退、儿童抑郁症等,应仔细鉴别。当喂养困难引起生长迟滞时,应转诊相应亚专科,排除器质性疾病。

【治疗】

1. 积极治疗器质性疾病 当器质性疾病痊愈后,仍有喂养困难,则采用下述措施。

2. **育儿指导**　在对小儿与主要喂养者的相互关系和家庭环境了解的基础上,给予父母有针对性的育儿指导,消除喂养者过度保护或过度控制的观念和行为。

3. **激发食欲**　如果婴儿对食物表现出抗拒,不应采取强迫进食的手段,而应寻找足够的机会,在愉快的情况下去尝试食物,会从拒绝到接受,多数儿童会自然进食。反射性吸吮和饥饿提供最初的喂养动力。喂养成功的关键在于激发儿童的食欲,在有食欲的情况下进食,并在进食的过程中感觉愉快的口腔和消化道刺激,使进食行为得到强化。

4. **补充锌剂及健胃食物**　锌的缺乏使患儿食欲下降,偏好口味重的食物,应给予补充锌剂,也可适当应用健胃食物激发小儿食欲。

【预防】

对于不同气质的儿童采用不同的方法,以解决儿童对过度控制的反抗;在日常膳食中,注意锌、铁等微量元素的补充,对确有器质性疾病的儿童应及早就医诊治。

➢ 附:喂养困难的诊治流程图

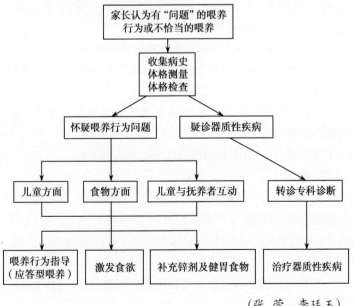

（张　萱　李廷玉）

122

参考文献

［1］杨玉凤,金星明,静进.发育行为儿科手册.南京:江苏科学技术出版社,2009.

［2］王硕,黄小娜,王惠珊,等.全国1~3岁儿童饮食行为问题流行病学调查分析.中国儿童保健杂志,2012,20(2):109-111.

［3］毛萌,江帆.儿童保健学.4版.北京:人民卫生出版社,2020.

［4］毛萌.儿童保健分册.北京:人民卫生出版社,2017.

［5］Robert M,Bonita MD,Joseph St. Nelson Textbook of Pediatrics. 20th ed. Elsevier,2016.

［6］黎海芪.实用儿童保健学.北京:人民卫生出版社,2016.

第三节　婴儿过度哭吵

【概述】

哭是新生儿与外界沟通的有效方式,婴幼儿往往通过啼哭表达自己的情绪。饥饿、不适、疼痛或者需要获得关注常会引起婴儿啼哭,但是,一旦哭吵持续时间过度或者没有可解释的原因时,易引起家长的焦虑。过度哭吵指婴儿每天哭吵超过3小时,每周至少发作3天,持续1周以上且无明显发育落后。常见于婴儿出生后3个月内,多为良性自限,但是过度哭吵会引起母亲焦虑。另外,新近研究发现,超过3个月以上的小婴儿过度哭吵是日后出现儿童行为问题、发育障碍、睡眠饮食问题、情绪障碍、注意缺陷-多动障碍及偏头痛的高风险因素。

临床上根据婴儿哭吵的特征主要分为正常哭吵、过度哭吵、疾病引起的哭吵及不明原因导致的哭吵。婴儿过度哭吵又名colic综合征。这个词来源于希腊语的colon,也就是肠道的意思,意味着这一疾病主要是由胃肠功能紊乱引起的,所以最初的中文翻译为肠痉挛,目前大部分观点认为肠痉挛这个词描述这个综合征并不妥当。事实上,关于其病因机制可以从胃肠功能紊乱、神经系统损伤、发育与气质、抚养问题等方面考虑,因此发育行为儿科将此定义为过度哭吵。

一、胃肠功能紊乱

最早解释肠痉挛发生的理论就是胃肠功能紊乱,包括牛奶蛋白过敏、肠道吸收不良及胃食管反流等。早在 1901 年就有报道,母乳中含有的一些蛋白质可能会使婴儿肠道剧烈蠕动而致其持续哭吵,但是这一理论始终没有非常好的后续研究支持。也有一些研究报道,人工喂养的婴儿在使用了低敏奶粉后哭吵减少,但是有专家指出这类研究通常都不是双盲设计,且研究中没有足够的对照组。肠道吸收不良是另一种可能导致过度哭吵的原因,因为它会引起肠道过度积气、腹部不适等。但是研究也表明,这一原因只能解释一小部分肠痉挛婴儿的发作。临床医师及父母最多解释肠痉挛发作的原因是胃食管反流。尽管有研究报道部分婴儿的过度哭吵与胃食管反流有关,但是综合所有的研究认为目前尚没有足够的证据支持两者间存在必然的联系,同时在实验研究中也发现哭吵的发生与 pH 值测得的反流发作也没有直接联系。近年来研究发现肠道菌群失衡与婴儿哭吵有较大的关系。纯母乳喂养儿肠道内埃希菌属多,非母乳喂养儿双歧杆菌、乳酸杆菌少,肠道菌群种类少,肠道低菌群分布更易产生炎症,引起婴儿哭吵。有统计数据表明,非母乳喂养婴儿出现过度哭吵的概率是母乳喂养婴儿的 1.86 倍。

二、神经系统问题

有研究表明,婴儿出生时中枢神经系统损伤或者发育不完善发生过度哭吵的可能性更大。过度哭吵的婴儿每天哭闹行为集中在傍晚,6 周到达高峰,3 个月结束,比一般婴儿更加难以安抚,似乎验证了他们的神经发育与正常婴儿不同。并且他们出生时的中枢神经系统对感觉刺激的敏感性可能比同龄人更高,这种早期敏感性解释了多达 48% 的随后哭吵行为。此外,生物钟调节功能紊乱也会导致婴儿的哭吵行为,生物钟在婴儿出生后的前 3 个月成熟,通过调控中枢神经系统调节生命活动的内在节律性。生物钟调控人体多种激素的分泌,如皮质醇、褪黑素等。皮质醇的分泌具有昼夜节律性,在早上 8 点水平最高,晚上 12 点分泌最低,体内皮质醇分泌失衡是婴儿发生哭吵行为的危险因素。夜间母乳中含有更高水平的褪黑素,可以延长婴儿的睡眠时间,减少哭吵行为的发生。处于产后抑郁症时期的母亲由于受到不良情绪的影响,体内的褪黑素分泌减少,婴儿也更容易哭闹。

三、发育与气质问题

有大量研究也报道了婴儿哭吵与发育以及气质类型有密切关系。婴儿的气质或情绪反应特征有相当大的变异。那些气质上较敏感、易激惹和紧张、适应性较差的婴儿因为感觉阈值低而容易哭吵,他们对环境中不适当的感觉输入更脆弱,易受到伤害。婴儿通常用过度啼哭表示自己未受到监护人足够的爱护。另一种调节不良的婴儿被认为可能存在多个方面的中枢功能异常,包括情感、喂养及运动等,很多时候这些原因之间很难完全区分,会有较多的重叠。这些婴幼儿成年后可能会发生某些脑区结构的变化,从而诱发神经或心理方面的问题。

四、抚养问题

在过度哭吵的婴儿中,有些存在持续亲子关系不良的情况,这种情况通常在 2 个月时哭吵达到高峰,且并不会短期内随年龄增加明显下降,同时这些婴儿还存在喂养、睡眠,以及家庭关系不和等因素。另外,父母育儿方面,有些父母不懂得用适当的回应满足婴儿的需求,这样就增加了婴儿突然哭吵的时间。缺乏经验和焦虑使父母对婴儿的回应更缺乏敏感性。而过分的不适当的回应婴儿,例如当婴儿在大哭大叫时抱起他,这一行为既是婴儿以后哭吵的原因,又是婴儿以后持续哭吵的一个反应。这说明父母还没有学会与婴儿之间和谐的相互作用。

五、其他

常见的社会心理因素,如母亲受教育程度、分娩时体验、生育年龄、获得的社会支持等因素都和婴儿的哭吵行为有关,母亲妊娠期间是否主动吸烟或被动环境行性吸烟也会增加婴儿发生过度哭吵行为的风险。许多慢性疾病已被认为是导致婴儿绞痛的原因,包括乳糖不耐受症、便秘等。

【诊断】

过度哭吵目前更多被看成是一类症状组合在一起的综合征,而不是特定的一种疾病。通常情况下,婴儿每天哭吵持续 3 小时以上,1 周至少有 3 次,并且这一情况持续在 3 周以上。发作的高峰是在出生后 6 周,在 3 个月以后明显减少。大多数婴儿哭吵行为发生在傍晚的 17 点至 20 点,又被称为"黄昏哭吵综合征"。这些哭吵的特征是,用常规的安抚方法如喂养、怀抱等无法控制,有些婴儿哭吵时会有双下肢蜷缩并伴有尖叫,父母通常会认为婴儿有疼痛存在。但是这些婴儿在随访的过程中,生长基本正常,在哭吵发作的间期也完全正常。

体检时,即使过度啼哭病史已符合肠绞痛,作为啼哭评估和管理策略的一部分,仍应进行全面检查,以排除其他相关的器质性疾病。

这一疾病的诊断依据 Rome Ⅳ 标准(表 4-2),结合病史及体格检查。

表 4-2　婴儿过度哭吵的 Rome Ⅳ 标准

以临床为目的,必须包括以下所有内容:

症状开始和停止发生于小于 5 个月的婴儿

由照养者报告的反复发生和长时间的婴儿哭吵、呻吟或易激惹。症状的发生没有明显的原因且不能被看护者阻止或解决

没有证据表明婴儿生长迟缓、发热或其他疾病

以临床研究为目的,必须包括以下所有内容:

符合以上所有的标准

在与研究人员或临床医生的电话或面对面访谈中,照养人报告婴儿哭吵或呻吟发生的频率为 7 天内至少 3 天且每天至少 3 小时

至少一次前瞻性的 24 小时行为记录,证实婴儿 24 小时哭吵和呻吟的总时间至少 3 小时

【鉴别诊断】

(一) 正常的啼哭

正常新生儿2周时每天总计哭吵2小时,至6周时到达高峰,几乎每天总计3小时,然后逐渐减少,至3个月时,大约每天总计1小时。婴儿啼哭主要发生在傍晚的时间,这些结果同样在加拿大和英国的研究中得到肯定。另外,喂养不当也会引起婴儿哭吵,如喂养不足或过度喂养、不适当的吸吮等均可致小婴儿过度哭吵。这常常在病史采集和体格检查中能排除。

(二) 疾病所致的哭吵

正如定义所说,过度哭吵是指除了哭吵之外,其他方面均健康的婴儿。因此,在对婴儿作出"过度哭吵"的诊断之前,应当排除生理上的疾病。通常有下述一些情况需排除:其一是急性疾病,如尿路感染、中耳炎、腹泻时的肠道痉挛、嵌顿性疝和慢性胃食管反流,这些疾病较易在病史和体检中被排除掉;其二是食物过敏,如牛乳过敏、乳糖不耐受,这一原因较前不太明显;其三是注意排除神经系统疾病、代谢性疾病和遗传综合征,有研究发现1岁以下过度哭吵婴儿中5.1%存在潜在器质性疾病。哭闹最常见病因依次为小儿肠痉挛、肠套叠、过敏性紫癜、嵌顿性疝、巨结肠。其实,根据婴儿哭吵的时间、性质、伴随症状可以区分不同的病因。

【治疗】

一旦诊断明确,就应该给予家长一些建议和指导。医师应该帮助家长明确婴儿的过度哭吵并非一定是一种疾病,并且这种非疾病所致的哭吵行为是可以被干预的。目前主要的干预方法有行为治疗、药物治疗和饮食治疗。但是,到目前为止,对现有的随机双盲临床试验进行综合分析后,未发现任何一种方法的有效性有确切的循证依据。因此,在治疗干预的过程中,给予父母积极的心理支持,帮助他们正确认识这一情况更为重要。

(一) 行为治疗

已证实咨询能帮助父母成功地应对婴儿过度哭吵。咨询应当是一对一地进行,包括以下三方面的内容:

1. **婴儿生理性哭吵**　医师应使父母确信体格检查并没有发现婴儿有任何健康方面的问题。哭吵可能是婴儿情绪上的不适,但不是疼痛,这可使父母减轻先前的担忧和焦虑。对于婴儿过度哭吵的咨询及处理应避免用单纯生物学的观点解释,尚未发现婴儿的疾病如胃肠道或神经系统的问题、过敏反应等。同样,医师应帮助父母消除不适当的解释,如因为照顾婴儿的能力问题致过度哭吵,并使父母相信自己的能力。另外,还应与父母共同讨论是否有照养不当因素造成婴儿的过度哭吵。

2. **传递有关婴儿哭吵的知识**　应给予父母有关婴儿哭吵的信息:所有小婴儿都比较容易激惹,有某种程度的啼哭,一天哭吵累计时间2~3小时。正常婴儿在哭吵的时间、强度、对刺激的敏感性、是否容易安抚等有差异。许多父母不知道婴儿疲乏是哭吵常见的一个原因。而婴儿哭吵会影响父母的情绪和行为。父母对婴儿哭吵的反应是不相同的,包括羞愧、发怒、害怕、试图安抚婴儿、经常过多地喂奶等,这样一些不良的回应方式容易造成婴儿的过度哭吵。尤其应避免将婴儿放在摇篮里随意摇晃婴儿头部,以免造成婴儿摇晃综合征。

3. **过度哭吵是能够减少的**　对过度哭吵婴儿的照料,父母可能需要改变方式。有的父母可能对婴儿照顾过度,有的父母可能在不适当的时候给予婴儿不适当的应答。因此,父母应当改善策略,例如他们不应当在婴儿过度哭吵时把他抱起来或喂奶,而应代之以用重复的声音、奶瓶喂热水等刺激较小的方法安抚婴儿。使用安抚奶嘴也能让婴儿快速安静,但是长期使用容易造成依赖,不利于婴儿成长。此外,父母可以通过增加与婴儿之间的情感交流提升婴儿的安全感来改善哭吵行为,如经常性的眼神交流、语言交流,用热水袋温暖婴儿腹部并按摩。

　　这种个体化的咨询帮助父母更有效地满足婴儿的需求,并学会应对的策略。医师最好在诊室中观察父母和婴儿的相互作用,指导父母在婴儿有某些表现时如何回应。虽然经过咨询,父母对小婴儿的过度哭吵仍然不完全理解,医师应肯定地告诉父母:如果能遵照医师的步骤做,婴儿的过度哭吵在2~3天后会减少。接着便是咨询后的随访,医师可每 2~3 天电话随访父母,询问情况,直至婴儿过度哭吵有明显的改善为止。

(二) 药物治疗

治疗婴儿过度哭吵的药物有很多经过临床有效性的评估,但是结果并不是特别肯定。

1. **西甲硅油乳剂**　是一种在国外临床比较常用的药物,是一种消泡剂,被认为可以治疗胃肠道的大量积气引起的肠胀气。婴儿服用时常将药物混合在奶或者食物中服用。2 篇系统综述中的分析,均没有证实其在治疗婴儿肠痉挛的效果。但是目前也没有发现其明显的副作用,它的使用更多的还是基于临床医师的经验共识。

2. **蔗糖**　蔗糖由于其能促进内源性阿片类物质的释放,因此在婴儿中使用可以有止痛作用。有一项在 19 个肠痉挛的婴儿中进行的双盲交叉实验,使用 12% 的蔗糖水进行治疗后发现,有 12 位婴儿对此有效,但是效果仅持续 30~60 分钟。另一项随机研究使用 48% 的蔗糖水,发现其效果持续时间仅为 3 分钟。

3. **乳糖酶**　有研究认为乳糖不耐受可能也是导致婴儿哭吵的原因。但是针对添加了乳糖酶的婴儿乳制品研究发现,其并没有显著降低婴儿哭吵的效果。一篇综述分析 4 个随机对照试验认为,目前尚没有足够的证据支持这一结论。

(三) 饮食治疗

母乳中含有多种营养物质和免疫因子,可以给婴儿提供营养,促进生长发育。对 6 个月以内的婴儿来说,母乳喂养是主要的保护措施。过敏体质的婴儿推荐用酪蛋白或乳清水解产物减少过敏性疾病的发生。降低牛奶中蛋白质水平曾被认为可以作为干预婴儿哭吵和肠痉挛的方法之一。但是一项对豆奶替代牛奶治疗婴儿肠痉挛的系统综述认为,这一方法的治疗效果非常微弱,而且再进一步对研究设计比较严谨的结果进行分析后,并没有发现其有效性。也有研究探讨母乳喂养的乳母采用低敏饮食后对降低婴儿哭吵的作用。一项随机将母乳喂养的乳母饮食分入低敏组(不食用含牛奶、鸡蛋、麦类、坚果类食物)和对照组(不食用含有人工色素、防腐剂及添加剂的食物)的研究表明,低敏组的婴儿哭吵比对照组下降25%。另一项类似的结果也支持这一结论。近年来研究发现肠道菌群失调在婴儿哭吵中的重要作用,多项研究发现罗伊氏乳酸杆菌 DSM17938 治疗婴儿过度哭吵有效。

> 附:婴儿过度哭吵的诊治流程图

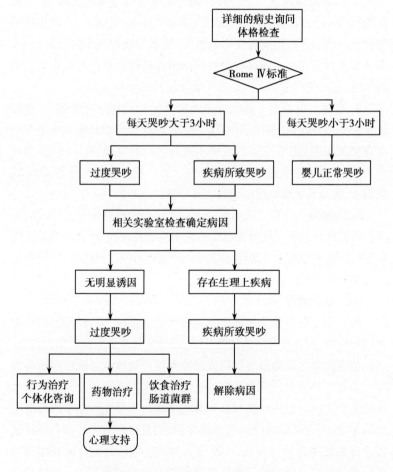

（马 骏）

参考文献

［1］金星明,静进.发育与行为儿科学.北京:人民卫生出版社,2014.

［2］Zeevenhooven J,Browne PD,L'Hoir MP,et al. Infant colic:mechanisms and management. Nat Rev Gastroenterol Hepatol,2018,15(8):479-496.

［3］李斐.婴儿过度哭吵.中国儿童保健杂志,2016,24(06):564-566.

［4］方秀才.罗马Ⅳ:功能性胃肠病.第2卷.4版.北京:科学出版社,2016.

［5］Voigt RG,Macias MM,Myers SM,et al. American Academy of Pediatrics Developmental and Behavioral Pediatrics. 2nd ed. The United States of America. America Academy of Pediatrics,2018.

［6］Scott-Jupp R. Why do babies cry? Arch Dis Child,2018,103(11):1077-1079.

［7］Sarasu JM,Narang M,Shah D. Infantile Colic:An Update. Indian Pediatr,2018,55(11):979-987.

［8］Mai T,Fatheree NY,Gleason W,et al. Infantile Colic:New Insights into an Old Problem. Gastroenterol Clin North Am,2018,47(4):829-844.

［9］Indrio F,Dargenio VN,Giordano P,et al. Preventing and Treating Colic. Adv Exp Med Biol,2019,1125:49-56.

［10］Chau K,Lau E,Greenberg S,et al. Probiotics for infantile colic:a randomized, double-blind,placebo-controlled trial investigating Lactobacillus reuteri DSM 17938. J Pediatr,2015,166(1):74-78.

第四节　睡 眠 问 题

一、概述

睡眠(sleep)是一种复杂的生理及行为过程,是人对外部环境和局部刺激敏感性减弱的可逆状态。正常的睡眠时间及节律是反映儿童身心健康水平的重要指标,对儿童生长发育非常重要。睡眠问题不仅会影响儿童的日间功能发挥,还会影响其家人的生活。许多基层儿科医生在管理睡眠困难的患儿方面需要被进一步规范。

儿童的睡眠需求随年龄而变化,如图4-2所示。基层儿科医生对儿童照养人进行关于儿童睡眠的早期指导,并规律筛查和管理儿童睡眠将有利于儿童及其家庭。

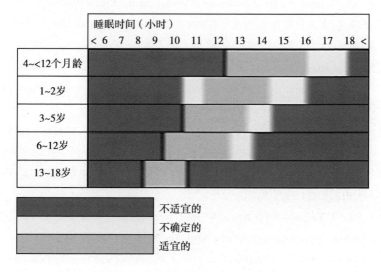

图 4-2　不同年龄阶段儿童睡眠需求

二、识别与诊断

关于睡眠的早期指导和睡眠问题的识别是照养儿童的重要组成部分。儿童保健中筛查出睡眠问题的患病率因数据收集方法不同而有较大差异。据估计,约20%的6月龄至4岁儿童会出现睡眠问题。我国各年龄段儿童睡眠问题的患病率随年龄增长而增加,综合患病率为37.6%,其中西部地区患病率为47.4%,明显高于其他地区,城市地区患病率略低于农村地区患病率。但基层儿科医生可能会低估青少年的睡眠问题。Allen 等人建议使用"SLEEPING 记忆法"(表4-3)作为基层儿科医生识别睡眠问题的简单工具。

表 4-3　SLEEPING 记忆法

字母	英文全称	意义
S	schedules of bedtime routines	睡眠日程和程序
L	location	睡眠地点
E	exercise and diet	运动和饮食
E	no electronics in the bedroom or before bed	卧室内和睡前不使用电子设备
P	positivity	积极的态度,良好的睡眠表现
I	independence when falling asleep	自主入睡
N	needs of child met during the day	满足日间儿童需求
G	equal great sleep	规律良好睡眠

婴幼儿期常见睡眠问题主要包括夜醒和入睡困难。

1. **夜醒**(night walking)　指从睡眠中醒来需要父母帮助后重新入睡。在睡眠中,若出现温度不适、呼吸不畅、饥饿等危险因素时,夜醒将能满足婴幼儿的生理需求和对婴幼儿起到保护作用。夜醒是儿童保健或发育行为门诊中婴幼儿家长提及最多的睡眠问题。我国儿童发生率为 6.7%。

婴儿的睡眠周期通常为 60 分钟左右,年长的儿童和青少年的睡眠周期逐渐增加到 90 分钟。在睡眠周期中,儿童从轻度非快速眼动睡眠(第一阶段和第二阶段睡眠)进入深度非快速眼动睡眠(第三阶段和第四阶段睡眠)或进入快速眼动睡眠。大多数深度非快速眼动睡眠发生在晚上的前三分之一时间,大多数快速眼动睡眠发生在晚上的后半部分时间。人们在睡眠周期之间短暂醒来,但往往没有意识到这一点,因为他们很快进入下一个睡眠周期。在婴儿出生后的第一年,平均每日总睡眠时间从新生儿每天约 16 小时减少到 13 小时。在学龄期,每天总睡眠时间将进一步减少到 9~10 小时。平静而熟悉的环境,以及每天规律的入睡时间,有助于儿童睡眠。

2. **入睡困难**(bedtime resistance)　夜醒的睡眠干预主要是用消退法。

（1）消退法：要求家长在儿童出现睡意后将其放床上，然后忽略其间任何哭闹，直到第二天早晨起床时间。这种消退法曾被报道很好地治疗了一些频繁夜醒的儿童。但是，在现实生活中，绝大部分家长都无法忍受任由儿童哭闹而不去理睬的方法。

（2）逐步消退法：这一方法要求父母在婴幼儿思睡但没有完全睡着的时候将其独自放到床上，按照事先设定的时间在儿童的卧室门口等待，然后渐渐延长每次去安慰他的时间间隔，直到最后儿童独立睡着。例如，第一天，刚开始在门外第一次等待5分钟后，进去看望他，首先确定儿童没有身体的不适，然后在他的床边尽量用言语而不是身体接触去安抚他，时间不超过2分钟。安抚结束后出来，然后第2次等待间隔10分钟去看望儿童，用同样的方法安慰他，当到达等待的最大极限时，必须坚持直至儿童在这一过程中睡去。每次夜醒时，重复使用这个方法。第二晚，看望儿童的时间间隔可以进一步延长。午睡也采用该办法，如果儿童坚持不睡则放弃午睡。治疗过程中要给予父母充分的支持，做好睡眠记录，增强其信心。一般治疗1周即会有明显的进展。当然，儿童不良的睡眠习惯形成的时间越长，治疗所需的时间也越长。在治疗过程中最好与大人分床，最好是分房睡。在治疗过程中可适当延迟儿童上床睡觉时间30分钟。治疗期间一定要保证儿童作息时间规律。

（3）改良逐步消退法：根据每个家庭的特点，可以在上述经典的逐步消退法中进行改良后使用。例如，在入睡过程采用逐步消退法，而有的家庭在儿童半夜醒来时无法采用同样的方法，这时可以允许在夜醒期间仍然维持原来的做法，例如还是抱起或者摇晃，但是入睡过程坚持用逐步消退法。通常情况下，随着儿童入睡能力的提高，治疗第二周其夜醒的次数也会明显下降。对于无法忍受儿童持续哭闹5分钟的家庭，第一次等待的时间可以是1分钟，延长的间隔时间也可以短些。当然，一般改良法最终需要的治疗时间要明显长于经典的逐步消退法。

如果儿童出现入睡困难，基层儿科医生或儿童保健医生应评估儿童是否保持良好的睡眠卫生习惯（表4-4）。规律的早晨起床时间、稳定的午睡时间和平静规律的就寝时间尤其重要。家长可以尝试记录1~2周睡眠日记,重点关注睡眠时间是否符合儿童的生理需求。若父母试图让孩子在不累的时候睡觉或者在生物钟导致儿童觉醒的时候睡觉,都不太可能成功。

表 4-4 良好的睡眠卫生习惯

环境
黑暗(不超过一盏夜灯)
安静
温度适宜
时间安排
正常的晨起时间
稳定的午睡时间和长度
正常的就寝时间
睡前活动
孩子有睡意地躺在床上,但仍然醒着
睡前不要看恐怖的电视或讲恐怖的故事
睡前1小时不要进行剧烈的体育锻炼
持续舒缓的就寝活动
睡前避免进食或饥饿

三、干预及治疗

儿童需要学会自己入睡。许多家长将不同的活动或物体与入睡联系起来。年幼的儿童可能会有最喜欢的毯子或毛绒玩具,也可能会在摇晃或护理时睡着。年长儿童睡觉时可能会有一个他们最喜欢的枕头或其他需要的东西。当这些入睡伴随的条件不可获得时,入睡可能出现困难。大多数有入睡困难的儿童是因为这个原因所导致的,因此无害的入睡条件不妨可以促进幼儿入眠。此外,婴儿床中不应放置软物品,也不应与成人同床睡觉,否则可能增加婴儿意外死亡的风险。其他常见的入睡问题包括让婴儿在摇晃或哺乳时入睡。

对于入睡晚的儿童,应缓慢将就寝时间和晨起时间提前(以10~15分钟为单位)。一些儿童会拒绝在规定的就寝时间睡觉,因为他们难以接受父母的限制,或者因为他们被要求在没有建立良好睡眠习惯的情况下学习入睡。这种情况下,父母通常会让儿童哭到睡着。数晚后,大多数婴幼儿将学会自己入睡,但最初几个晚上的哭吵可能会很强烈且持续较长时间。对大多数父母来说,忽视儿童的哭吵和发脾气很困难,但父母应简短而冷静地向儿童说"该睡觉了",注意离开时不要碰孩子,也不要因为儿童的哭吵而与其躺在一起睡觉。

此外,基层儿科医生和儿童保健医生在为儿童和照养人提供睡眠咨询时,可参考表 4-5 中的方法。

表 4-5　睡眠建议及推荐措施

建议	需询问的相关病史	几种推荐的措施
与年龄相符的入睡时间和起床时间	时间和规律性	◇ 确保儿童在适当的时间打盹、睡觉和醒来,以获得与年龄相适应的睡眠时间 ◇ 入睡时间不晚于 21:00 ◇ 保持规律的睡眠 ◇ 睡眠时间表的变化不应超过 30~60 分钟
睡眠日程和程序	日常生活安排、入睡时间	◇ 培养良好入睡习惯 ◇ 建立起床规范和日常活动保持一致性
睡眠地点	安静、舒适度及环境光线	◇ 安静的卧室,儿童房光线要暗 ◇ 儿童入睡时避免发出声音;专门给儿童提供独立的卧室 ◇ 为儿童在熟悉的卧室里提供一张舒适的床
运动和饮食	活动时间,活动量,咖啡因,睡前饮食,糖	◇ 限制咖啡因的摄入;养成均衡健康的饮食习惯;儿童不饿着肚子睡觉或者睡前不吃大餐 ◇ 参加日常体育活动 ◇ 睡前不要吃太多 ◇ 睡前 1~4 小时内避免运动

续表

建议	需询问的相关病史	几种推荐的措施
卧室内和睡前不使用电子设备	电视、媒体、电脑使用情况	◇ 将电子设备从儿童卧室移除,限制睡前和睡后使用电子设备
良好的睡眠表现	家庭冲突、情绪环境、放松、亲子冲突	◇ 在儿童的生活环境中营造积极的氛围 ◇ 父母对睡眠保持积极态度;儿童在睡前保持放松和平静;儿童在睡前避免有趣、刺激或令人沮丧的活动
入睡的自主性及独立性	父母在场、睡眠联系	◇ 入睡或夜醒时儿童应学会在没有父母的帮助下在自己的床上安睡
日间需求得到满足的程度	依恋、情感需求	◇ 确保儿童的情感需求在日间得到满足 ◇ 确保儿童的生理需求在日间得到满足

（陈 立）

参考文献

［1］Chen X,Ke ZL,Chen Y,et al. Lin X. The prevalence of sleep problems among children in mainland China:a meta-analysis and systemic-analysis. Sleep Med,2021,83:248-255.

［2］Mindell JA,Allen SL,Howlett MD,et al. ABCs of SLEEPING:a review of the evidence behind pediatric sleep practice recommendations. Sleep Med Rev, 2016,29:1-14.

［3］Owens. A Clinical Guide to Pediatric Sleep Diagnosis and Management of Sleep Problems. 3rd ed. Wolters Kliwer,2015.

第五章　发育行为障碍

第一节　视觉和听觉障碍

一、听觉障碍

【概述】

听觉障碍（hearing impairment）是指听觉系统中的声音传导、声音感知，以及对声音综合分析的中枢神经发生器质性或功能性异常，导致听力不同程度的减退。据调查，发达国家中，儿童中度或中度以上的感觉神经性听觉障碍（听阈 >50dB）的发生率为 1‰~2‰，而发展中国家的发生率更要高出 1 倍。儿童期出现听觉障碍会严重损害语言、社交和情绪的发育，继而影响其学业成就。听觉障碍儿童的病因和功能状况差异很大，但早期干预的儿童具有很强的可塑性，早期识别和及时干预听觉障碍可最大程度发挥其听力的潜力，促进听觉和语言的发育，使听觉障碍对儿童发育的危害降至最低程度。

研究显示，听觉障碍的病因中，有 30%~50% 由遗传因素所致，孕期损害占 10%，围产期因素占 5%~15%，剩下 20%~30% 由儿童期感染、头部外伤或耳毒性药物所致。

（一）产前因素

在遗传性听觉障碍中，有 70%~80% 为常染色体隐性遗传，没有家族史，也没有临床症状。遗传研究已证实有 60 多个基因位点和无症状的听觉障碍有关。此外，还证实有 500 多种有症状的听觉障碍，以及许多与有症状和无症状的听觉障碍有关的线粒体基因。

产前获得性听觉障碍的病因包括先天性感染，如弓形体病、风疹、巨细胞病毒和单纯疱疹感染,这些产前感染会导致进展性的无症状听力损伤或合并多种脏器的受损。此外,还有产前毒物暴露(如乙醇、三甲双酮、汞、铅),以及长时期暴露于噪声等。

(二) 围产期因素

围产期的缺氧、酸中毒、低血糖、高胆红素血症,以及环境噪声、耳毒性药物的使用等因素都有可能导致听力损伤。这也导致极早早产儿的听力受损风险更高。

(三) 出生后因素

高达 9% 的感觉神经性听觉障碍是和细菌性脑膜炎有关,且脑膜炎后所致的听力丧失是渐进性的,因此儿童一旦患有脑膜炎后,需密切随访其听力水平。儿童长时间暴露于噪声环境中,会损害耳窝内的毛细胞,导致以高频为主的听力损伤,尤其在现代社会中频繁使用耳机,将会大大增加听力受损的风险。此外,中耳炎、脑外伤、肿瘤等也会导致传导性听觉障碍。

听觉障碍可根据其听力损失的程度、类型、病因和起病年龄进行分类。听力是一个测量听到不同频率声响的指标。根据听力丧失程度,听觉障碍的分级见表 5-1。

表 5-1　听觉障碍的分级*

听力丧失程度	听力水平(dB)	所产生的影响
正常	0~15	能听到所有的说话声音
轻微	16~25	可能听不清 10% 的说话声;会有不恰当的反应;会影响同伴社交互动
轻度	26~40	可能听不到 50% 的说话声;会被认为"有行为问题"和"不听话"
中度	41~55	可能听不到 50%~100% 的说话声;言语质量不佳;词汇有限;交流能力受损;可能会有自卑感
中重度	56~70	丧失 100% 的正常音量说话声;言语发育落后和智力欠佳;可能会有社交孤立

听力丧失程度	听力水平(dB)	所产生的影响
重度	71~90	只能听到30cm远处的大声说话;如果是语言前的听力丧失,则言语和语言发育均落后;如果是语言后的听力丧失,则言语能力和无音调的发声能力逐渐下降
极重度	>90	能感受到声音的振动,但听不到声音;依靠视知觉进行交流;喜欢和同样有听觉障碍的同伴相处

　　根据听力受损的解剖结构可分为传导性听觉障碍(conductive hearing impairment)、感觉神经性听觉障碍(sensorineural hearing impairement)及中枢性耳聋(cortical deafness)。传导性听觉障碍是因外耳、鼓膜、听骨链的病变所致;感觉神经性听觉障碍是指内耳(耳蜗)或神经通路的病变所致。中枢性耳聋较少见,往往发生于广泛的脑损伤,导致中枢水平对声音的感知和鉴别发生困难。

　　根据起病年龄可分为先天性听觉障碍和后天性听觉障碍。先天性听觉障碍包括外耳道先天性闭锁、中耳或内耳畸形、妊娠期及围产期所致的各种耳聋;后天性听觉障碍指出生后由于各种疾病因素导致的听觉障碍,如外耳道后天性闭锁、化脓性中耳炎、外耳及中耳肿瘤、各种外伤及耳硬化症等导致的外耳和中耳传导性听觉障碍;以及各种中枢性感染性疾病、药物中毒、迷路炎、听神经瘤、听神经病、老年性退行性病等所致的感觉神经性及中枢性听觉障碍。

【诊断】

(一)临床表现

　　1. **一般表现**　听觉障碍的常见表现包括婴儿无法被巨大的声音惊吓或无法转向定位声音;蹒跚学步的孩子可能对周围环境声音没有反应,或者可能看起来无视要求或说明,或者要求提高电子声源的音量。

　　2. **对语言的影响**　听觉障碍对发育的影响最主要表现在语言和言语的发展和交流。重度听觉障碍儿因听不到声音,使其口语发展能力严重受阻。儿童在获得性语言能力之前罹患听觉障碍,意味着同时也失去了听觉记忆、听觉想象和听觉联想,这些患儿不仅不能用语言交流自己的思想、需求和信息,还影响其内部语言的发展,包括将生活体验、想法和记忆转化成语言的能力也受阻,在信息加工和"智力"发展中不能形成标准语言的角色。研究显示,与听觉障碍发生在语言前期相比,已有语言能力的儿童遭受听力损伤后,更有可能保留口语表达交流的能力;与较大年龄才确诊的听力丧失儿童相比,早期发现(尤其是6月龄以前)听力丧失的儿童更有可能发展较好的语言能力。

3. **对认知的影响** 大多数专家认为听觉障碍本身并不影响智力。但是听觉障碍儿童在某些能力方面还是显示质的差异,尤其在语言能力和认知灵活性方面。普遍而言,听觉障碍儿童的学习成绩测试结果也较低,这也是由于他们在早期学校生活中,需要花更多时间和精力用于交流技能的学习,而在其他方面学习上的时间就少一些有关。有报道,在特殊教育学校中,18岁耳聋学生,其阅读理解能力只能达到四年级水平,数学达到七年级的水平。此外,在一些耳聋学生中还可能存在与前庭功能失调有关的协调、平衡和其他运动技能的困难。值得注意的是,听觉障碍儿童也可能发展某些代偿性的技能。有研究显示他们的视觉信息处理技能较好;通过脑电活动描记技术比较听觉障碍儿和正常儿童的脑电活动,结果发现两者在皮质组织上有差异,前者在右脑半球和视觉信息处理区域有代偿性的改变。

4. **对社会和情绪的影响** 语言和交流是所有社交的核心组成成分。听觉障碍儿童由于语言和交流技能受损而影响社会能力的发展,如果再加上家人对他们过度保护,致使其社会成熟度更落后于同龄正常儿童,多表现为自我中心、固执。对继发于风疹的听觉障碍儿童研究发现这些患儿的内部控制能力较差,有冲动、攻击行为,这可能是由于听觉障碍儿童难以用语言进行自我控制和情绪表达所致。也有报道,即使在无对抗性的相互交往中,听觉障碍儿童也多喜欢与他人身体上的接触,如碰触他人以引起对方的注意。

5. **其他问题** 学龄期听觉障碍儿童的学习困难发生率显著高于正常儿童,且相当部分听觉障碍儿童还伴随其他病症,如视力问题、发育迟缓、孤独症、注意力缺陷多动症、情绪障碍等。

（二）体征

体格检查包括常规体检和耳鼻咽喉专科检查。常规体检又包括一般情况、生长发育和伴随畸形，要关注皮肤、毛发、颅面、眼、颈、心脏和肾脏等，以排除各种伴有听力损失的综合征；专科体检要注意外耳、耳道、鼓膜和软硬腭等情况。

（三）辅助检查

1. **听力筛查**　儿童保健专业人员应对婴幼儿听力损伤有高度的警觉性，建议出生后 3 个月内进行听力筛查，并对可能有迟发或渐进性听觉障碍的高危婴儿定期每 6 个月进行一次听力筛查直至 3 周岁。临床上工作中须详细考虑听觉障碍的高危因素，通过仔细观察婴儿的行为和聆听父母的主诉，对婴幼儿听觉障碍及早作出诊断。随着新生儿听力筛查的推广普及，已将确诊的平均年龄从 2.5 岁下降到 2~3 月龄。新生儿和婴幼儿听力筛查和监测的高危指标如下：

（1）新生儿（出生~28 天）：①有儿童期遗传性感觉神经性听觉障碍的家族史；②与听觉障碍有关的宫内感染；③颅面畸形；④出生体重低于 1 500g；⑤有耳毒性药物治疗史；⑥有细菌性脑膜炎史；⑦有新生儿核黄疸史；⑧出生后 1 分钟 Apgar 评分为 0~4 分，或 5 分钟 Apgar 评分为 0~6 分；⑨机械通气时间持续 5 天以上；⑩伴听觉障碍的综合征。

（2）婴儿（29 天~2 岁）：①父母或照养人怀疑儿童有听力、言语和语言或发育迟缓；②细菌性脑膜炎或与听觉障碍有关的感染；③头部外伤伴有意识丧失或颅骨骨折；④与感觉神经性或传导性听觉障碍有关的综合征；⑤有耳毒性药物治疗史；⑥反复或持续的分泌性中耳炎，至少 3 个月。

（3）需要定期监测听力的婴幼儿（29 天~3 岁）：①有儿童期遗传性感觉神经性听觉障碍的家族史；②宫内感染，如巨细胞病毒、风疹、梅毒、疱疹或弓形体；③神经纤维瘤Ⅱ型；④复发或持续性中耳炎伴渗液；⑤影响耳咽管功能的解剖畸形或其他异常；⑥神经退行性疾病（如 Hurler 综合征和 Hunter 综合征可有进行性传导性及感觉神经性听觉障碍)。

2. 听力评估　听力评估包括行为测听、声导抗测试、诱发性的耳声发射、脑干听觉诱发电位测试等。当临床在听力筛查中发现可疑或异常的儿童,应及时转至听力科进行诊断性测试。

(1) 行为测听:通过耳机或说话者测试儿童对声音的反应。2 岁以下婴幼儿可用视觉强化物诱导小儿把头转向声源,建立行为性条件反射;2 岁以上幼儿可用游戏听力测试;年长儿童可直接使用话语测试。

(2) 声导抗测试:是一种测定中耳传音系统和脑干听觉通路功能的技术。测试包括声能量流入中耳系统、中耳压力的判断、耳道容积、声反射的存在和阈值、生理状况如中耳积水等。虽然声反射与听力无关,但被认为是正常听力的一个指标。

(3) 诱发性耳声发射(evoked otoacoustic emissions,EOAE):是一种快速、非侵入性、经济的评估耳蜗功能的方法,由耳蜗的外毛细胞对声音作出的主动运动在外耳道被记录的结果。目前作为婴儿期听力筛查的首选方法。

(4) 脑干听觉诱发电位(auditory brainstem response,ABR):是一种客观听力测定方法。通过观察声刺激诱发的听觉神经传导通路上出现的生物电变化,分析脑干的功能和听力受损的程度。ABR 测听对听觉障碍和听觉通道神经受损都高度敏感。

3. 发育评估　对于听觉障碍儿童,除了听力评估外,还需要进行全面的发育评估,包括认知、语言和言语、社会能力等,全面了解儿童的发育情况,为干预提供有效信息。认知测验包括 Gesell 婴幼儿发育量表、Bayley 婴儿发育量表、Griffiths 儿童发育量表、Hiskey-Nebraska 学习能力测验(专为听觉障碍儿童设计)、韦氏智力测验操作量表、Kaufman 儿童智力量表等。视觉运动发育用本德尔-格式塔测验和视觉-运动测验;社会能力可用社会发育量表;行为问题采用艾森伯格儿童行为筛查量表;情绪状态可用 Meadow/Kendall 听觉障碍儿童社会情绪评估量表进行评估等。

(四)诊断标准

"听力正常范围"标准如下:

1. 声导抗测试(含 1 000Hz 探测音)鼓室图正常。

2. 短声听性脑干反应(ABR)测试 V 波反应阈≤35dB nHL。

3. 耳声发射(OAE)测试,畸变产物耳声发射(DPOAE)各分析频率点幅值在正常范围内且信噪比≥6dB,瞬态诱发耳声发射(TEOAE)各频率段相关系数 >50%,总相关系数 >70%。

4. 行为测听听阈在相应月(年)龄的正常范围内。

注:成人行为测听有正常阈值范围,而婴幼儿目前仅有关于行为测试方案选择的共识,尚无"听力正常范围",其听力诊断需要和其他听力学检测结果相互验证。

【鉴别诊断】

需要与听觉障碍鉴别的主要疾病有:

(一)耳部感染性疾病

外耳、中耳、内耳的各种感染或炎症都能引起儿童听力下降,不及时治疗也会造成听觉障碍。

1. **外耳** 耵聍栓塞、外耳道疖肿、弥漫性外耳道炎、外耳道湿疹等均可因炎症肿胀堵塞外耳道,导致听力下降,一旦原因解除,听力即可恢复。

2. **中耳** 儿童期中耳炎包括分泌性中耳炎、急性中耳炎和慢性中耳炎三种主要类型,以分泌性中耳炎和急性中耳炎为主,发病率较高。国外报道,在小于 5 岁儿童中有 90% 以上曾有急性中耳炎病史,发病率在临床上仅次于上呼吸道感染,且儿童中耳炎发病率逐年上升。

(1) 急性化脓性中耳炎:中耳黏膜的急性化脓性炎症致病菌进入中耳一般通过咽鼓管、外耳道鼓膜、血行感染这三种途径,咽鼓管途径最常见。急性化脓性中耳炎在儿童的发病率约为成人的 10 倍。急性化脓性中耳炎症状重,常有耳痛(婴儿可有撕扯耳朵的行为)、发热等症状,1 岁以内婴儿也可能出现易激惹的情况,鼓膜穿孔后可有耳部流脓,发现较及时,一般经抗感染治疗后均可痊愈,痊愈后对听力的影响亦较小。但急性化脓性中耳炎如迁延或反复发作可导致慢性化脓性中耳炎，此为儿童致聋的常见原因之一，多会影响听力。

（2）分泌性中耳炎（secretory otitis media，SOM）：是以中耳积液和听力下降为主要特征的中耳非化脓性炎性疾病。SOM可发生于各个年龄段，但儿童期发病率明显高于成人，是儿童听力下降的常见原因之一，多发生于婴幼儿。据统计，在1岁时，50%以上的婴幼儿患过本病，在2岁之前超过60%的孩子都曾经历过。随年龄增长儿童SOM发生率逐渐下降。分泌性中耳炎的发生与各种原因引起的咽鼓管功能不良、感染及变态反应有关。在儿童期，常见病因有腺样体肥大、慢性鼻炎、鼻窦炎、上呼吸道感染、腭裂、中耳气压伤。因儿童的咽鼓管较成人的短、平、直，婴儿期咽鼓管咽口位置更低，儿童咽鼓管软骨较软，且儿童鼻咽部及咽后壁淋巴组织发达，易增生肥大，故儿童较成人更易患分泌性中耳炎。分泌性中耳炎通常为传导性听力下降，对双耳听觉传导、声源定位、噪声中的言语识别造成影响。40%~50%的分泌性中耳炎患儿中，不管是患儿自己还是父母，都不会有明显的主诉。也有一些儿童有主诉，如反复发作的轻微耳痛、耳背气感或耳部鸣声。听力下降较严重时，表现为呼之不应、注意力不集中、学习成绩下降、看电视时音量开得过大，而这些常被家长忽视，更有家长认为是孩子故意顽皮而斥责孩子。对于一些正处于语言发育期的儿童，亦可出现语言言语发育迟缓的表现。在临床上，声导抗测鼓室压图联合鼓气耳镜可诊断分泌性中耳炎。分泌性中耳炎大多数具有自限性，可随诊观察。在3个月的观察期内，应对分泌性中耳炎患儿进行定期随访，定期检查鼓气耳镜和鼓室压力图。如有鼻部、咽部等症状明显，可积极治疗原发疾病。

（二）发育性语言障碍

是一种儿童期常见的发育障碍，是指非继发于智力落后、孤独症谱系障碍、听觉障碍和一些类似病症而出现的语言发育落后，其典型表现为语言各个方面能力获得困难，而其他方面的能力不受影响。该疾病病因尚无定论，可能与脑组织的某些感知觉功能，特别是听觉分辨能力损伤有关。在作此诊断前，需排除听觉障碍儿童（如中耳炎患儿、迟发性听觉障碍儿童等),因个体语言的发展依赖于良好的听力,3岁前听力损害可致失去语音听觉和辨别能力。常患中耳炎,特别在儿童,早年被认为是引起语言障碍的一个原因,一些证据表明反复中耳炎与早期构音困难有关,但也有研究显示这不是语言延迟的原因,特别是持续至4岁后还有的中耳炎。

(三)孤独症谱系障碍

孤独症谱系障碍儿童在社会交往和沟通能力方面有比较明显的缺陷,有些表现与听觉障碍有重合。在婴儿期,患儿回避目光接触,对人的声音缺乏兴趣和反应。在幼儿期,患儿仍回避目光接触,呼之常无反应,对父母不产生依恋,缺乏与同龄儿童交往或玩耍的兴趣。学龄期后,随着年龄增长及病情改善,患儿仍明显缺乏主动与人交往的兴趣和行为。孤独症患儿无法使用主观的听力测试,如需排除听觉障碍,建议进行客观听力检测。

【治疗】

一旦确诊听觉障碍后,就应有一个包括儿童保健医师、耳鼻喉科医师、听力学家、言语-语言病理学家和听障特教老师组成的多学科团队制订全面的干预治疗计划,包括医疗、教育和社会支持。

1. **医疗干预** 包括积极寻找原发病因,进行全面耳科检查、中耳疾病的治疗、助听器选配和耳蜗植入等。

儿童一旦被确诊永久性听觉障碍,就应该立即选配助听器。为前言语期的儿童选择和使用助听器与成人有很大的不同。听觉障碍程度不是为儿童选择助听器唯一要考虑的因素,儿童目前的言语语言能力、智力、所处的听觉环境和学业成绩等都是选配合适助听器的重要因素。且为儿童选配助听器是一个渐进的过程,随着对儿童听觉障碍程度了解的越清楚,其助听器配置也需要做出相应变化,到达越精准的状态。

近年来,对极重度听觉障碍使用耳蜗植入的方法越来越受关注,在世界范围内,这已成为治疗重度感觉神经性听觉障碍的主要手段。一般选择2岁及2岁以上、双耳为重度听觉障碍、使用助听器无效的儿童,并评估其认知和行为能力。耳蜗植入术后提供良好的听觉言语康复尤为重要。

2. **语言训练及发育干预**（developmental interventions） 听觉障碍儿童在常规健康检查的基础上，特别要注意定期发育测试和预见性指导（anticipatory guidance），强调早期干预。发育干预的重点在于增进早期语言经验，关键是早期促进听觉障碍儿童与其父母间的语言交流，使其获得语言、认知和社会技能的发展，确立自我意识，感受自己成为世界的一个部分；另外，促进听觉障碍儿童经验的多样丰富性，可强化其感觉、学习和记忆过程，探索环境能促进其解决问题的技巧和灵活性；促进听觉障碍儿童与他人的社会互动，不仅发展其社会认知功能，也有利于其获得情感支持，建立自尊、发展道德观念。早期促进听觉障碍儿童沟通技能的发展也包括了手语学习部分。

语言训练对于听觉障碍儿童是不可或缺的治疗，绝大多数听觉障碍的儿童存在语言发育迟缓，在选配助听器或人工耳蜗植入后，当听力矫正到一定水平需尽早进行语言训练，通常进行语音和语言治疗。

听觉障碍儿童往往存在语音问题，并且常未意识到自己存在的问题，治疗开始时，需夸大其错误发音，并与正确音作比较，一旦儿童能完全辨别，意识到自己发音的错误，则进入音素水平的治疗，选择发育进程中最早出现的音，作为目标音，帮助儿童认识发目标音的口型及其他特征，再进行听觉训练，区分目标音和另外一个声音，比较自己发目标音和正常目标音之间的区别，建立正确的感知，再以后语音定位，让儿童看着发目标音时治疗师的唇、舌、下颌的运动和口型，让儿童对着镜子模仿发音。当儿童学会目标音后，为了进一步巩固，要进入音节水平的治疗，即把目标音与其他的元音或辅音组成无意义的音节，反复训练，当儿童能完全正确地发出音节后，再进入单词水平的治疗。治疗师可把目标音应用到有意义的单词中，这个新的发音可以在单词的开始，中间或末尾，该单词应当是符合儿童认知发育水平的单词，也可与相应的图片结合起来增加趣味性。再进一步，则在句子水平进行语音治疗。治疗师选择一些符合儿童的句子,采用放慢说话速度、重复说、模仿说、与儿童一起说的方式。在重复说时,儿童必须跟随治疗师说话的音调、强度和节奏。治疗师可在说话时有意发出以往儿童不正确的发音,训练儿童发现错误并自行纠正。

听觉障碍儿童绝大多数存在语言发育迟缓的问题,需实施语言治疗,主要包括四个方面:制定目标、方法、策略及儿童家庭的积极配合。制定目标时,遵循维果斯基"最接近发育水平"的理论原则,即所定的目标应略高于儿童个体的发育水平,但又能使儿童在帮助下能够达到。语言治疗应在有意义的情景中进行,并伴随各种玩具和游戏活动。治疗方法目前主要分为以治疗人员为中心的方法和以儿童为中心的方法两大类。对于尚未开口,只有理解的儿童,治疗则采用前语言阶段的干预,内容包括对声音、物品的注意,共同玩游戏,在此过程中把声音与具体物体相联系,促进儿童开口发声。干预策略包括:①反复语言刺激:用单词或叠词进行语言刺激,反复应用于环境中,亦称为"听力轰炸";②单词与儿童感兴趣的物品和玩具相匹配;③鼓励儿童发声或姿势表达,不必理会其发音不准;④用最简单的语言与儿童交流;⑤纠正哭闹、发怒、扔物等不良交流;⑥创造环境,促使儿童与人交流,并迅速给予应答强化。

3. 教育干预 影响听觉障碍儿童日后的能力发展有三个关键因素:早期语言经验、各种经验的学习、社会交往,这也成为听觉障碍教育干预的三大重点。目前,对听觉障碍儿童根据其具体情况进行不同的教育安置包括聋校、普通学校或幼儿园附设特殊班级、随班就读三种形式。

4. 社会支持 听觉障碍给儿童养育造成很大影响,父母在学会如何与听障孩子进行交流的过程中,会感到挫折和不适;且患儿及其家庭的自我感觉和自尊常受家庭和社区成员对听障认识的深刻影响。因此,社会需要通过多种形式,包括行为管理、支持表达性家庭治疗和促进家庭交流等方式,为听觉障碍儿童的家庭提供足够的社会支持。

➢ 附:听觉障碍的诊治流程图

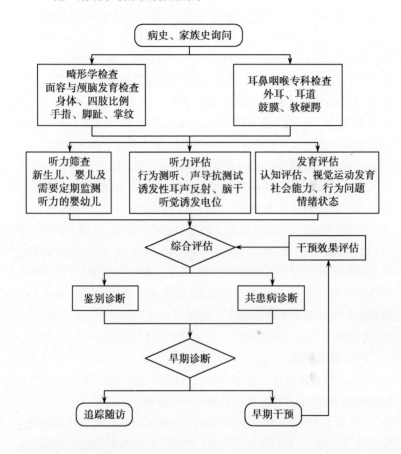

二、视觉障碍

【概述】

迄今为止,视觉障碍(vision impairment)在国际上尚无统一的定义。世界卫生组织采用的是下述定义,指两眼中较好的一眼:①视力损害:标准视力在 6/18m 以下(矫正后)或视野小于 20°;②社会盲:标准视力在 6/60m 以下(矫正后)或视野小于 20°;③实质盲:标准视力在 1/60m 以下(矫正后)或视野小于 10°;④全盲:无光感。

在眼科临床中采用低视力和盲这两个专业术语,其定义分别为:双眼中较好的一只眼的最佳矫正视力 0.05~<0.3 为低视力,<0.05~无光感为盲。在儿科中多应用弱视这个专业术语。中华医学会眼科学分会斜视与小儿眼科学组,对弱视的定义为:视觉发育期内由于单眼斜视、屈光参差、高度屈光不正以及形觉剥夺等异常视觉经验引起的单眼或双眼最佳矫正视力低于相应年龄正常儿童,且眼部检查无器质性病变,称为弱视。不同年龄参考值下限:年龄为 3~5 岁儿童视力的正常值下限为 0.5,6 岁及以上儿童视力的正常值下限为 0.7。

儿童期视觉障碍的病因有多种多样。在发达国家,大约有 1/2 的先天和后天视觉障碍是由基因遗传所致,包括各种类型的白内障、白化病和各种视网膜营养障碍。其他先天性病因的还包括宫内感染(风疹、巨细胞病毒、弓形体病)、眼部畸形(缺损、小眼症、无眼)、视神经异常(视神经发育不全、视神经萎缩)和大脑畸形。此外,其他导致视力受损的原因包括早产儿视网膜病变(ROP)、脑外伤、缺氧、严重的眼部感染和肿瘤。而在一些发展中国家,维生素 A 缺乏、沙眼、麻疹和结核感染仍是导致视觉障碍的常见原因。

【诊断】

(一)临床表现

1. **婴幼儿期表现**　在不同的成长阶段,尤其是不能自述视物模糊的婴幼儿,需要关注其异常的视觉行为表现。

(1)婴儿期:依据视觉行为发育的进程可以发现儿童异常的视觉发育信号,如新生儿对光有反应,强光刺激下会闭眼;出生后的第 2 个月就能协调地注视物体,并在一定的范围内眼球随着物体运动;3 个月时可追寻活动的玩具或人的所在,头眼反射建立,即眼球随注视目标转动时,头部也跟着活动;4~6 个月开始能认识母亲,看到奶瓶等物时表现出喜悦,出现手眼协调动作;7~9 个月能稳定固视,能同时玩两个以上物体;1 岁左右,能用手指端准确取起细小的物体,如黄豆、花生米。患有视觉障碍的婴儿往往与他人缺乏眼神交流,并较少探索自己身体部分(如注视双手)。他们也会较少注视其他人的面孔和玩具,很少追随眼前移动的物体,或遇到强光时可能不会眨眼。

(2) 幼儿期:由于视力欠佳,幼儿往往会把物件放在近距离观察,他们经常垂下头来,与人缺乏眼神接触,亦较少面部表情和身体语言。他们走动时容易碰撞物件,并需用双手摸索来分辨方向。他们对于强光有不同反应,可能特别注视,也可能因感到不适而逃避。

2. 对运动发育的影响 即使智力正常,先天或早期全盲儿童的运动发育都明显落后。视知觉有助于肌张力的保持,而全盲儿童视知觉的丧失,导致肌张力低下,直接影响到患儿大运动技能发育,包括坐、爬、站立和行走技能的获得年龄明显落后于正常儿童,全盲儿童可能到8月龄后才能坐,到2~2.5岁才会走。全盲儿童缺乏手眼协调的能力,因此,其精细动作的发育也明显滞后,如全盲儿童到9月龄才会伸手够物,听到声响只能伸手摸索,也不会将脸转向声源等。

3. 对言语和语言发育的影响 学习语言除了听声音外,还要模仿嘴巴的运动,全盲儿童只能依靠听觉线索来学习说话,因此易发生语言问题如发音不准、口吃、对词汇理解困难,总体上全盲儿童的语言发育水平落后于同龄正常儿童。

4. 对认知发育的影响 由于大脑的补偿和适应机制,全盲儿童的听觉、触觉能力往往高于一般儿童。全盲儿童的听觉注意力更加集中,对声音的分析更细致,听觉记忆更发达;同时也更积极有效地运用触觉探索能力来区分不同事物的外形和特点,更准确地记住通常触觉感知到的物体。通过听觉表象和触觉表象的不断积累,加上言语信息,逐渐形成概念,认识社会。因此,涉及抽象推理方面,全盲儿童与正常儿童的水平是相当的,在儿童思维的发展规律上和正常儿童也没有本质的差别。但由于感性认识的局限,全盲儿童对事物的分析与综合判定易出现混乱和错误,对概念的概括容易出现泛化,而造成错误的判断和推理。

5. 对社会性发育的影响 与正常儿童相比,全盲儿童的社会交往技能也往往落后。由于缺乏视知觉,全盲儿童不能与人进行面对面的交流,看不到他人的肢体语言和表情,无法进行非言语的交流,从而影响其社会技能的发展,也由此可能进一步导致学龄期全盲儿童的社会隔离和自我形象不佳。

(二) 体征

每次检查时均应进行眼外观检查(包括外眼检查、瞳孔检查及红光反射),2月龄时进行瞬目反射检查,6月龄进行红球试验,9月龄起进行眼球运动检查,3岁及以上儿童增加视力检查及眼位检查(遮盖试验)。眼健康检查主要内容包括:

1. **外眼检查** 观察眼睑有无下垂、缺损、炎症、肿物、眼睫毛内翻,两眼大小是否对称,眼裂大小是否正常;结膜有无充血,结膜囊有无分泌物、持续溢泪;角膜是否透明呈圆形,直径是否正常,有无浑浊;两眼对称、黑白眼球外观,虹膜有无缺损。

2. **瞳孔检查** 瞳孔形状是否圆形,是否居中、等大,对光反射是否存在。

3. **红光反射** 在暗室中进行。检查者在婴儿前50~100cm处,利用检影镜将光线聚焦于角膜,以便在瞳孔区产生红光。正常情况下,瞳孔区红光反射的颜色和明亮度应该相等。红光反射中出现黑斑,单眼无红光反射,或者出现黄白色反射,都应转诊上级眼科。

4. **瞬目反射** 受检者取顺光方向,检查者以手或大物体在受检者眼前快速移动,不接触到受检者。婴儿立刻出现反射性防御性的眨眼动作为正常。

5. **注视和追随运动(红球试验)** 用直径5cm左右色彩鲜艳的红球在婴儿眼前20~33cm距离缓慢移动,可以重复检查2~3次。婴儿出现短暂寻找或追随注视红球的表现为正常。

6. **眼球运动** 自儿童正前方,分别向上、下、左、右慢速移动聚光手电灯。正常儿童两眼注视光源时,两眼能够同时同方向平稳移动,反光点保持在两眼瞳孔中央。

7. **视力检查** 采用国际标准视力表检查儿童视力,检测距离5m,视力表照度为500Lux,视力表1.0行高度为受检者眼睛高度。检查时,一眼遮挡,但勿压迫眼球,按照先右后左顺序,单眼进行检查。自上而下辨认视标,直到不能辨认的一行时止,其前一行即可记录为被检者的视力。不能理解E字视力表的3岁儿童,可选用国际标准图形视力表进行评估。对3~5岁<0.5、6岁及以上<0.7的视力低

常儿童,或两眼视力相差两行及以上的儿童,都应当在 2 周至 1 个月复查一次。

8. 遮盖试验 将手电灯放至儿童眼正前方 33cm 处,吸引儿童注视光源;用遮眼板分别遮盖儿童的左、右眼,观察眼球有无水平或上下的移动。正常儿童两眼注视光源时,瞳孔中心各有一反光点,分别遮盖左右眼时没有明显的眼球移动。

9. 屈光度筛查、眼轴长度测量及眼底照相 二级及以上综合性医院可配备相关仪器,作为以上检查手段的补充。

(三) 辅助检查与评估

视觉损害很少会导致全盲,大多数视觉障碍儿童仍有一定的视力。因此,尽早评估儿童的视力有助于最大限度利用其残余视力,采用最佳干预措施,促进其身心发展。

1. 视力评估 视力评估方法可分成以下几类:①视力表和行为观察法:评估视觉功能根据不同年龄可使用标准视力表、图形视力表来检查儿童的视力,对婴幼儿和残疾儿童可直接观察其视觉行为来判断其视功能情况。②视动震颤(optokinetic nystagmus,OKN):是指在儿童眼前转动黑白条纹的圆柱体,当儿童慢慢跟踪一条条纹的运动,然后迅速回来看另一条条纹,其眼睛出现微微来回动(震颤)现象。通过逐渐变细条纹并确定仍引起 OKN 反应最细的条纹,可评估视力。③优先注视技术(preferential looking technique,PL):给婴儿呈现一系列卡片,一边是黑白条纹图案或栅栏图案,另一边是同样亮度的灰色空白靶,观察儿童注视卡片的情况。儿童可靠地注视有图案侧的最细条纹称作栅栏视力。④电生理检查:包括视网膜电流图(electroretinogram,ERG)和视觉诱发电位(visual evoked potential,VEP)。视网膜电流图用来检查视网膜功能,在诊断视网膜疾病如色素视网膜炎及其相关综合征特别有用;而视觉诱发电位是用来分析眼和视皮质之间的通路。

上海市推行的眼健康及视力筛查方案,近年来取得了很大的成效,实现了上海市儿童视觉障碍的早发现、早诊断和早干预。管理对象覆盖全市各区的社区内 0~6 岁儿童。在三级儿童保健网络基础上建立视力筛查网络,完善管理制度及流程;针对0~6岁儿童不同年龄阶段特点,确定不同的筛查目标及内容,确立儿童眼病诊治中心,明确转诊标准及制度。视力筛查时间为:健康儿童应当在生后2月龄、6月龄、9月龄,以及1岁、2岁、3岁、4岁、5岁、6岁健康检查的同时进行阶段性眼病筛查和视力检查。具有高危因素的新生儿在出生后2~7天内进行眼部初筛,地点在产科病房或者NICU病房,从2月龄起进入健康儿童眼保健管理流程,建立0~6岁儿童眼保健电子档案。具有眼病高危因素的新生儿,应当在出生后尽早由眼科医师进行检查。新生儿眼病的高危因素包括:①新生儿重症监护病房住院超过7天并有连续吸氧(高浓度)史。②临床上存在遗传性眼病家族史或怀疑有与眼病有关的综合征,例如先天性白内障、先天性青光眼、视网膜母细胞瘤、先天性小眼球、眼球震颤等。③巨细胞病毒、风疹病毒、疱疹病毒、梅毒或毒浆体原虫(弓形体)等引起的宫内感染。④颅面形态畸形、大面积颜面血管瘤,或者哭闹时眼球外凸。⑤出生难产、器械助产。⑥眼部持续流泪、有大量分泌物。⑦缺血缺氧性脑病患儿。另外,出生体重<2 000g,或出生孕周<32周的早产儿和低出生体重儿,应当在生后4~6周或矫正胎龄32周,由眼科医师进行首次眼底病变筛查。

　　新生儿期便可注意观察眼外观,如有异常即转诊。除专业机构检查以外,家长应主动关注儿童眼外观及视物相关行为表现,并分别在6月龄,以及1岁、2岁、3岁时通过家长问卷进行儿童视物行为自评。出现以下情况之一者,应当予以及时转诊至上级医疗保健机构专科门诊进一步诊治:①具有眼病高危因素的新生儿和出生体重<2 000g,或出生孕周<32周的早产儿和低出生体重儿;②眼睑、结膜、角膜和瞳孔等检查发现可疑结构异常;③检查配合的婴儿经反复检测均不能引出瞬目反射;④注视和跟随试验检查异常;⑤红光反射异常;⑥具有任何一种视物行为异常的表现;⑦眼球运动检查发现眼位偏斜或运动不协调;⑧复查后视力3~5岁<0.5、6岁及以上<0.7,或两眼视力相差两行及以上。

　　2. **发育评估**　对视觉障碍儿童进行发育评估有助于制订合适的

教育和干预计划。但一般智力测量的常模多不包含视觉障碍儿童,且常需要视觉,因此多不适用于评估视觉障碍儿童的发育水平。需选用非视觉发育量表来替代,像 Reynell Zinkin 量表、RAVI 和 Oregoon 测验;学龄期儿童可用 Wechsler 智力量表语言分测验来评估儿童的智力状况。由于视觉障碍儿童的发育问题可能长期存在,因此需专业机构定期长期随访,评估内容除智力评估外,还可包括定向能力和运动能力、布莱叶盲文阅读能力、触觉技能等。

3. **实验室检查**　为了明确诊断或追究病因,血压、血常规及尿常规、红细胞沉降率、血糖、结核菌素试验、甲状腺功能、病理检查等均有重要参考价值。

4. **影像检查**　包括胸部眼眶 X 线检查、超声(A/B 超)、CT 扫描、磁共振成像(MRI)等,可以显示眼部结构和病理变化。

(四)诊断标准

世界卫生组织(WHO)于 1973 年提出了盲和视力损伤的分类标准,并于 2009 年对这一标准进行了修改(表 5-2),用"日常生活远视力"代替"最好矫正视力",并去掉了"低视力"的提法。

表 5-2　WHO 盲及视力损害分类标准(2009 年)*

分级	视力损伤	日常生活远视力[a]	
		低于	等于或优于
0 级	无或轻度视力损害	无	0.3(6/18)
1 级	中度视力损害	0.3(6/18)	0.1(6/60)
2 级	重度视力损害	0.1(6/60)	0.05(3/60)
3 级	盲	0.05(3/60)	0.02(1/60)
4 级	盲	0.02(1/60)	光感
5 级	盲	无光感	–

注:WHO 此版分类将任何原因造成的日常生活远视力不能确定直接判定为 9 级,中间无连续分类标准。"–"表示无意义;a 括号里分数为国际视力值表示方法

【鉴别诊断】

1. **伪盲** 视力减退,但经过各种检查,却不能发现任何病变足以解释视力减退的原因,而且患者常常拒绝检查,不愿合作,两侧瞳孔反应良好,反复测试视野结果不尽相同,要注意有无伪盲,并进一步通过检查伪盲的方法予以确诊。检查伪盲的方法很多,常用的方法如缩短或移远检查视力的距离,如果患者于 5m 处能识别视力表上 0.2 视标,当令其站在 2.5m 远处时,真正视觉障碍儿童此时可识别 0.4 视标,而伪盲仍只能识别 0.2 视标。还有种方法是视网膜诱发电位(VEP)检查,闪光 VEP 可判断有无视力存在,图形 VEP 通过不同大小的方格或条栅刺激可分析出中央视力,目前被认为是最精确、客观和可靠的伪盲检查法。

2. **白瞳症** 儿童白瞳症是多种眼病引起的一种常见临床体征,表现为瞳孔区呈白色、黄色或粉白色反光,单眼或双眼均可发生,是儿童视觉障碍的常见表现。患者不能注视目标或不能追随物体运动,严重影响其视力发育。常见的引起白瞳症的眼病如下:

(1) 早产儿视网膜病变:本病发生于体重低的早产儿,吸入高浓度的氧气可能是其致病原因,常见双眼发病。

(2) 永存原始玻璃体增生症:患儿为足月顺产,多为单眼患病,患眼眼球小,前房浅,晶状体比较小,晶状体后有血管纤维膜,其上血管丰富,后极部晶状体混浊。

(3) 先天性白内障:多为双眼,有时也可单眼发病。全白内障的患儿瞳孔区晶状体明显混浊。

(4) 视网膜母细胞瘤:是儿童期最常见的眼内恶性肿瘤,虽然多发生在 2~3 岁以前,但也可发病很早,在出生后数天内即可见白瞳孔。由于肿瘤是乳白色或黄白色,当其生长到一定大时,进入眼内的光线即反射成黄白色。

(5) 外层渗出性视网膜炎:视网膜有白黄色病变,轻度隆起,表面有新生血管和微血管瘤,毛细血管扩张,严重者因视网膜广泛脱离而呈现白瞳孔反射。晚期虹膜新生血管,继发性青光眼和虹膜睫状体炎。

(6) 视网膜发育不良:患儿为足月顺产,眼球小,前房很浅,晶状体后有白色的组织团块面呈白瞳孔。常合并大脑发育不良先天性心脏病和多指畸形。

(7) 弓形虫病:患病儿童的眼底有肉芽肿形成,临床分为两种类型:一是无活动炎症的后极部局限性脉络膜视网膜肉芽肿;二是有明显炎症的玻璃体混浊。两者均可致白瞳孔反射。患儿有动物(猫狗)接触史。

其他少见的白瞳症还有 Nonie 病、眼底后极部缺损、玻璃体积血机化、严重的视网膜胶质增生等。

【治疗】

视觉障碍儿童的干预治疗需要一个强大的团队组合和社会支持系统,包括眼科医生、儿童保健医生、发育行为儿科医生、神经科医生、遗传病医生、盲校教师、治疗师团队,以及教育、社会、娱乐、职业等一系列专业设施,以满足其独特的发育需求。美国儿科学会认为,初级儿童保健医生应当常规筛查及监测儿童可能出现的眼睛和中枢神经系统问题,尽可能早期发现儿童视觉障碍,及时转诊专业眼科医生或相关专业(神经、遗传等)得到确诊和相应的手术等处理措施。然而,这仅仅是解决问题的开始,视觉障碍带来的后续一系列发育行为问题需要由初级儿童保健医生与发育行为儿科医生主导,并与盲校教师形成团队合作,帮助视觉障碍儿童家庭发展应对能力,特别是在定期发育行为监测的基础上,安排视觉障碍儿童得到适当的教育和行为干预,研究证明这种团队模式对视觉障碍儿童的发展起到了极大的作用。对视觉障碍儿童早期识别,适当的医学干预,家庭及社会支持,早期提供教育辅助设施,使视觉障碍儿童能够在学习和生活中发挥最大的潜能。

视觉障碍对儿童大脑发育及学习产生不良的影响,南京医科大学童梅玲教授有针对性地开展各种视功能训练方法,从不同角度不同层次对视觉障碍伴有发育行为问题的儿童进行了干预和训练,取得了较大的成效。针对视觉信息处理缺陷可以通过发展运动计划以协调运动,发展身体左右两侧动作之间的运动记忆,发展身体两侧的内在意识(包括身体部分的鉴别),发展定向概念以组织视觉空间的能力,发展对一个对象特征的理解如大小、形状、颜色和方向,发展从活动中选择和注意一个刺激的能力,以及该刺激相对于其他背景刺激的空间关系,发展从不完备信息识别视觉刺激的能力,发展短时的视觉记忆能力,开发能够根据先前呈现的刺激创建视觉形象对其进行操作的能力,发展视觉处理技巧和动作整合以重现复杂视觉刺激的能力,发展将视觉处理技巧和语言有效整合的能力等干预和训练的策略来完成。例如,可以通过游戏的形式提高儿童的视觉认知能力,利用七巧板拼图、彩纸拼图、搭积木、木珠拼图、猜谜、分类、各种智力拼图、摹写图、几何形状的匹配、纸牌游戏、数字、简单字或词的游戏、迷宫训练、手影游戏等练习眼睛对各种图形、线条和空间的认识,不断地给予练习或视觉刺激,就能由简到难地提升视知觉能力,从而改善视觉障碍儿童的识字、写字和阅读的基础和能力。这些训练工作需要发育儿科医师或儿童保健医师和训练教师或康复治疗师的合作。训练教师或康复治疗师应根据临床视知觉的评估结果,以视知觉问题的干预和训练策略为指导,设计训练内容。应强调专业性、趣味性和针对性,以游戏或活动形式为主,为每个需要训练的儿童制订个性化的康复训练计划。

➤ 附:视觉障碍的诊治流程图

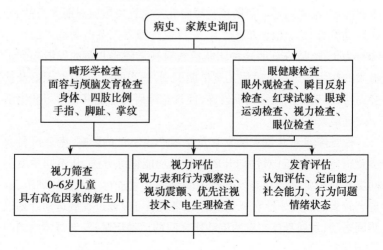

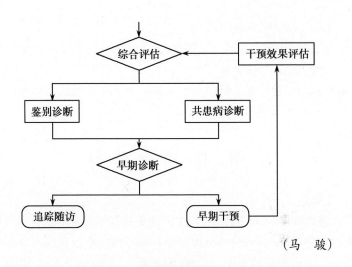

（马　骏）

参考文献

[1] 金星明,静进.发育与行为儿科学.北京:人民卫生出版社,2014.

[2] Bachmann KR,Arvedson JC. Early Identification and intervention for children who are hearing impaired. Pediatr Rec,1998,19:155-165.

[3] Carey WB,Crocker AC,Coleman WL,et al. Developmental-Behavioral Pediatrics. 4th edition. The United States of America. Elsevier,2009.

[4] Voigt RG,Macias MM,Myers SM,et al. American Academy of Pediatrics Developmental and Behavioral Pediatrics. 2nd ed. The United States of America. America Academy of Pediatrics,2018.

[5] Wolraich ML,Drotar DD,Dworkin PH,et al. Developmental-Behavioral Pediatrics:Evidence and practice. Canada:Elsevier,2008.

[6] 吴皓,黄治物.婴幼儿听力损失诊断与干预指南.中华耳鼻咽喉头颈外科杂志,2018,53(03):181-188.

[7] 金星明.儿科专科医师规范化培训教材.发育行为学分册.北京:人民卫生出版社,2017.

[8] 中华医学会眼科学分会斜视与小儿眼科学组,中国医师协会眼科医师分会斜视与小儿眼科学组.中国儿童弱视防治专家共识(2021年).中华眼

159

科杂志,2021,57(05):336-340.

[9] 崔丽红,姚聪.儿童视力障碍的诊断与检查判定.中国实用儿科杂志,
　　2018,33(04):265-267.

[10] 童梅玲.关注学习障碍儿童的视知觉.教育生物学杂志,2015,(3):113-
　　117.

第二节　进食障碍

【概述】

进食障碍(eating disorders,ED)主要指以不正常的摄食行为和异常的心理活动为特征,伴有体格生长和生理功能紊乱的一组临床综合征。进食障碍发生于3%~5%的儿童,与一般挑食不同,喂养与饮食障碍对健康的不良影响更严重。喂养障碍绝大多数(80%)发生于发育障碍儿童中,如脑瘫、孤独谱系障碍、智力障碍,以及其他慢性疾病。进食障碍也常与胃肠道疾病(胃食管反流与便秘)、颅面部异常相关。

进食障碍常严重影响儿童生长发育,同时造成心理和社会功能损害。在DSM-5中,进食障碍主要包括:异食癖、反刍障碍、回避性/限制性摄食障碍、神经性厌食、神经性贪食、暴食障碍。

【病因】

进食障碍的病因常为遗传、神经激素、社会心理等多种因素共同作用的结果,常见病因包括:

1. **遗传因素**　进食障碍患儿有一定的遗传倾向。在厌食症患儿的一级亲属中,神经性厌食症的发病率为7%,而在普通人群中仅为1%~2%。同卵双生子患进食障碍的可能性远大于异卵双生子,前者为55%,后者为7%。神经性厌食症1号染色体与神经性贪食症10号染色体上的染色体组区域都可能有易感基因。

2. **神经激素因素**　瘦素可调节体内能量平衡,影响下丘脑垂体轴和传递饱腹感信号,其在神经性厌食患儿体内水平异常。瘦素水平随着体重的下降而降低,随着体重的恢复就会升高至超标。但瘦素的

异常高水平可能会释放信号使人体减少能量的摄入,导致患儿难以恢复体重。低水平的瘦素会刺激下丘脑抑制生殖激素的产生。神经性厌食症及贪食症患儿的血清素、多巴胺功能,以及胃饥饿素、脂联素、缩胆囊素等水平都会发生变化,但这些变化是进食障碍的原因还是结果尚不清楚。

3. 心理因素 青少年对自我认知是青春期的重要发育标志,而母女关系不良引起青少年对自我认知的缺乏可能是发生进食障碍的原因之一。由于感觉缺乏自我发展的控制力,青少年会将自己的控制欲转移到食物上。另一个理论有关父女关系的疏远。随着女儿进入青春期及性意识的萌芽,父亲可能会难以处理好与女儿的关系,可能在情感上或者躯体上疏远女儿。处于青春期的女儿会意识到这一疏远,然后下意识地减少食物的摄取以逃避青春期。第三个理论是关于青春期本身。一些青少年面对自己身体的变化无所适从甚至讨厌害怕,于是他们减少食物摄取、减肥、停经,从而终止了青春期的发育。

4. 社会因素 社会一直给人们传递着这样的信息:身材苗条或者肌肉发达,是吸引异性及成功的必要条件,而这些东西恰恰导致了进食障碍的发生。遗传易感性、心理因素及环境压力的共同作用导致进食障碍在当代年轻人中产生一定的影响。

【诊断】

(一)临床表现

1. 异食癖

(1) 一般情况:患儿一般较消瘦,常出现食欲减退、疲乏、呕吐、面黄肌瘦、便秘、营养不良等。

(2) 嗜食非食品物质:患儿自觉或不自觉地吃一些通常不作为食物和营养品的物质。常见物质有泥土、墙灰、纸屑、沙子、油漆、毛发、袋子、纽扣、衣布、指甲等。较小的物品能吞咽下去,较大的物品则放在嘴里咀嚼,患儿常不听家长的劝阻,躲着家长偷偷吞食,症状表现顽固且持久,虽受家长训斥,但一有机会仍然我行我素。

(3) 并发症:患病日久则产生不同的并发症,吞食灰泥、油漆可以产生铅中毒;吞噬大量污物、粪便者造成肠寄生虫病,吞噬黏土可造成贫血与缺锌;吞食头发、石头等可以造成肠梗阻。

(4) 情绪和行为障碍:多数患儿性格怪异,伴有其他情绪和行为障碍。

2. 反刍障碍　反刍障碍作为"婴儿、儿童早期喂养障碍"之一,但其与异食癖一样,在各年龄段都可能发生。特征是反复出现食物反流及再咀嚼部分已消化的食物导致体重减轻或体重不增,而不伴恶心、干呕或相关的胃肠道疾病(如胃食管反流),也不伴有全身性疾病(如裂孔疝)。反刍障碍在年长患儿中的表现有所不同,青少年及成人不太可能倒嚼回流的食物,年长患儿描述对于是否吞咽或呕吐回流到口咽的食物,取决于当时的情况,还会抱怨伴随反刍行为的恶心感及胃烧灼感。反刍障碍常在孤独症谱系障碍及精神发育迟滞中出现,有时也由于自我刺激而发生。有报道称,反刍障碍患儿有 1/3 出现过一系列的心理障碍及症状,例如抑郁、焦虑、强迫症。

3. 回避性/限制性摄食障碍　在儿童和青少年时期均可发生,从婴幼儿期出现喂养困难及挑食,可伴有广泛性焦虑症、胃肠道症状、与呕吐、窒息或食物过敏相关的害怕进食。

4. 神经性厌食症　神经性厌食是一种多见于青少年女性的进食行为障碍。特征为由于对肥胖病态的恐惧和对体型体重的过度关注,故意限制饮食,并采取过度运动、呕吐、导泻等方法减轻体重,使体重降至明显低于正常的标准。常伴有一系列生理行为和心理的改变。本症的体重减轻并非躯体疾病所致,患儿节食也不是其他精神障碍的继发症状。

5. 神经性贪食症　神经性贪食症特征为反复发作和不可抗拒的摄食欲望及暴食行为,患儿有担心发胖的恐惧心理,常采取引吐、导泻、禁食等方法,以消除暴食引起发胖的极端措施,可反复发作,多见于女性,可与神经性厌食症交替出现。

6. 暴食障碍　进食比正常情况快得多,直到感到不舒服的饱腹感,进食后厌恶自己,感到抑郁或内疚,无不适当的代偿行为。

(二) 诊断评估

诊断评估包括详尽地询问病史,如围产期史、发育史、家族史和社会史、饮食情况调查、体格检查(特别是生长曲线),应关注疾病因素(如吞咽困难和异物吸入)、环境因素、社会文化因素。具体评估进食时的行为与喂养后的互动。可予以录像。伴有器质性疾病的进食障碍预警征包括吞咽困难、异物吸入、喂养时表现疼痛样貌、呕吐、腹泻、发育障碍、慢性心肺症状、生长迟缓;功能性进食障碍预警征包括进食时间长、进食时紧张和干扰性环境、依赖性喂养、夜间进食、不能接受更多的食物质地、强迫喂养、不良事件引发的突然中断进食、喂养时捂嘴抗拒。

辅助检查常规包括全血常规、全血生化、甲状腺功能、尿液分析及培养、腹部及子宫 B 超。如怀疑口腔功能发育迟缓或吞咽困难应请作业治疗师予以相应治疗。营养师评估热能及营养素摄入状况。进食障碍的原因一般由发育行为儿科医生与消化科医生共同评估,少数疑难且严重病例需住院诊治。

(三) 诊断标准

1. 异食癖的 DSM-5 诊断标准

(1) 持续吃非食物或非营养物质至少 1 个月。

(2) 这种进食行为与个体的发育水平不相称。

(3) 该行为不是儿童所属文化认可的习俗,也非社会标准的实践。

(4) 如果这种进食行为仅发生在其他精神障碍过程中(如智力障碍、孤独症谱系障碍、精神分裂症),其严重程度足以引起临床特别的关注。

缓解:在先前符合异食癖的全部诊断标准后,持续一段时间不符合诊断标准。

2. 反刍障碍的 DSM-5 诊断标准

(1) 反复出现食物反流及再咀嚼至少 1 个月。反流食物可再咀嚼、再吞咽或吐出。

(2) 反复反流不是由于肠胃疾病或其他医学情况(例如胃食管反流、幽门狭窄)所致。

(3) 这种进食行为不发生于神经性厌食、神经性贪食、暴食障碍或回避性/限制性摄食障碍的病程中。

（4）如果这些症状发生于其他精神障碍（如智力障碍或其他神经发育障碍）中，其严重程度足以引起临床的关注。

缓解：在先前符合反刍障碍的全部诊断标准后，持续一段时间不符合诊断标准。

3. 回避性/限制性摄食障碍的 DSM-5 诊断标准

（1）进食或喂食障碍（例如，明显缺乏对饮食或食物的兴趣，基于食物的感官特征来回避食物，担心进食的不良后果）表现为持续地未能满足适当的营养和/或能量需求，与下列 1 项（或更多）有关：①体重明显减轻（或未能达到预期的体重增加或儿童期增长缓慢）；②显著的营养缺乏；③依赖胃肠道喂养或口服营养补充剂；④显著地干扰了心理社会功能。

（2）该障碍不能用缺乏可获得的食物或有关的文化认可的实践来更好地解释。

（3）这种进食障碍不能仅仅出现在神经性厌食、神经性贪食的病程中，也没有证据表明个体存在对自己体重或体型的体验障碍。

（4）这种进食障碍不能归因于并发的躯体疾病或用其他精神障碍来更好地解释。当此进食障碍出现在其他疾病或障碍的背景下，则进食障碍的严重程度超过了有关疾病或障碍的常规进食表现和需要额外的临床关注。

缓解：在先前符合回避性/限制性摄食障碍的全部诊断标准后，持续一段时间不符合诊断标准。

4. 神经性厌食的 DSM-5 诊断标准

（1）相对于需求而言，在年龄、性别、发育轨迹和身体健康的背景下，因限制能量的摄取而导致显著的低体重。显著的低体重被定义为低于正常体重的最低值或低于儿童和青少年的最低预期值。

（2）即使处于显著的低体重，仍然强烈害怕体重增加或变胖或有持续的影响体重增加的行为。

（3）对自己的体重或体型的体验障碍，及不当的自我评价或持续地缺乏对目前低体重的严重性的认识。

分型:①限制型:在过去的 3 个月内,个体没有反复的暴食或清除行为(即自我引吐或滥用泻药、利尿剂或灌肠)。此亚型所描述的体重减轻的临床表现主要是通过节食、禁食和/或过度锻炼来实现。②暴食/清除型:在过去的 3 个月内,个体有反复的暴食或清除行为(即自我引吐或滥用泻药、利尿剂或灌肠)。

部分缓解:在先前符合神经性厌食的全部诊断标准之后,持续一段时间不符合诊断标准(1)(低体重),但诊断标准(2)(强烈害怕体重增加或变胖或有影响体重增加的行为)或诊断标准(3)(对体重或体型的自我感知障碍)则仍然符合。完全缓解:在先前符合神经性厌食的全部诊断之后,持续一段时间不符合任何诊断标准。

严重程度:对于成人而言,严重性的最低水平基于目前的体重指数(BMI),对于儿童和青少年而言,则基于 BMI 百分比。以下是来自世界卫生组织的成人消瘦程度的范围;儿童和青少年应使用对应的 BMI 百分比。严重程度的水平可以增加到反映临床症状,功能障碍的程度和指导的需要。轻度:BMI≥17kg/m²;中度:BMI 16~16.99kg/m²;重度:BMI 15~15.99kg/m²;极重度:BMI<15kg/m²。

5. 神经性贪食的 DSM-5 诊断标准

(1) 反复发作的暴食。暴食发作以下列 2 项为特征:①在一段固定的时间内进食(例如,在任何 2 小时内),食物量大于大多数人在相似时间段内和相似场合下的进食量;②发作时感到无法控制进食(例如,感觉不能停止进食或控制进食品种或进食数量)。

(2) 反复出现不适当的代偿行为以预防体重增加,如自我引吐、滥用泻药、利尿剂或其他药物、禁食或过度锻炼。

(3) 暴食和不适当的代偿行为同时出现,在 3 个月内平均每周至少 1 次。

(4) 自我评价过度地受体型和体重影响。

(5) 该障碍并非仅出现在神经性厌食的发作期。

部分缓解:在先前符合神经性贪食的全部诊断标准之后,持续一段时间符合部分的诊断标准。完全缓解:在先前符合神经性贪食的全部标准之后,持续一段时间不符合任何诊断标准。

严重程度:严重程度最低水平是基于不适当的代偿行为的频率。轻度:每周平均有 1~3 次不适当的代偿行为的发作。中度:每周平均有 4~7 次不适当的代偿行为的发作。重度:每周平均有 8~13 次不适当的代偿行为的发作。极重度:每周平均有 14 次或更多不适当的代偿行为的发作。

6. 暴食障碍的 DSM-5 诊断标准

(1) 反复发作的暴食。暴食发作以下列 2 项为特征:①在一段固定的时间内进食(例如,在任何 2 小时以内)食物量大于大多数人在相似时间段内和相似场合下的进食量;②发作时感到无法控制进食(例如,感觉不能停止进食或控制进食品种或进食数量)。

(2) 暴食发作与下列 3 项(或更多)有关:①进食比正常情况快得多;②进食直到感到不舒服的饱腹感;③在没有感到身体饥饿时进食大量食物;④因进食过多感到尴尬而单独进食;⑤进食之后感到厌恶自己、抑郁或非常内疚。

(3) 对暴食感到显著的痛苦。

(4) 在 3 个月内平均每周至少出现 1 次暴食。

(5) 暴食与神经性贪食中反复出现的不适当的代偿行为无关,也并非仅仅出现在神经性贪食或神经性厌食的病程中。

部分缓解:在先前符合暴食障碍的全部诊断标准之后,在持续的一段时间内,暴食出现的平均频率少于每周 1 次。完全缓解:在先前符合暴食障碍的全部诊断标准之后,持续一段时间不符合任何诊断标准。

严重程度:严重程度最低水平是基于暴食障碍的发作频率。轻度:每周有 1~3 次暴食发作。中度:每周有 4~7 次暴食发作。重度:每周有 8~13 次暴食发作。极重度:每周有 14 次或更多暴食发作。

7. 其他特定的喂食或进食障碍 此类型适用于那些临床表现具备喂食及进食障碍的典型症状,且引起有临床意义的痛苦,或导致社交、职业或其他重要功能方面的损害,但未能符合喂食及进食障碍类别中任意一种疾病的诊断标准。可在下列情况使用其他特定的喂食或进食障碍这一诊断:临床工作者选择用它来交流未能符合任意一种特定的喂食及进食障碍的诊断标准的特定原因。通过记录"其他特定的喂食或进食障碍",接着记录其他特定原因(例如,"低频率神经性贪食")来表示。能够归类为"其他特定的喂食或进食障碍"的示例如下:

(1) 非典型神经性厌食:符合神经性厌食的全部诊断标准,除了尽管有显著的体重减轻,个体的体重仍处在或高于正常范围。

(2) 神经性贪食(低频率和/或有限的病程):符合神经性贪食的全部诊断标准,除了暴食和不适当的代偿行为少于平均每周1次和/或少于3个月。

(3) 暴食障碍(低频率和/或有限的病程)符合暴食障碍的全部诊断标准,除了暴食的出现少于每周1次和/或少于3个月。

(4) 清除障碍:无暴食的情况下,有反复的清除行为以影响体重或体型(例如,自我引吐,滥用泻药、利尿剂或其他药物)。

(5) 夜间进食综合征:反复发作的夜间进食,表现为从睡眠中觉醒后进食或晚餐后过度的进食。能够知道和回忆起进食行为。夜间进食不能用外源性影响来更好地解释,如个体睡眠-觉醒周期的改变或当地的社会规范。夜间进食引起了显著的痛苦和/或功能性损害。此混乱的进食模式不能用暴食障碍或其他精神障碍来更好地解释,包括物质使用,也不能归因于其他躯体障碍或药物的影响。

8. 未特定的喂食或进食障碍 此类适用于那些临床表现具备喂食及进食障碍的典型症状,且引起有临床意义的痛苦,或导致社交、职业或其他重要功能方面的损害,但未能符合喂食及进食障碍类别中任一种疾病的诊断标准。此种未特定的喂食或进食障碍可在这种情况下使用:临床工作者对未能符合特定的喂食及进食障碍的诊断标准的个体选择不给出特定的原因,包括因信息不足而无法作出更特定诊断的情况(如,在急诊室的情况下)。

【鉴别诊断】

进食障碍在多种精神疾病中均可出现,如孤独症谱系障碍、严重智力障碍、精神分裂症、儿童抑郁症等,应仔细鉴别。进食障碍可见于多种器质性疾病,如先天性心脏病、消化道畸形、各种急慢性感染性疾病、甲状腺功能减退症、食物过敏等,应仔细鉴别。

【治疗】

目前对进食障碍的随机对照临床试验较少,有限的研究证据表明行为干预是主要的治疗方法,恰当实施常具有良好的临床效果。主要治疗方法为心理咨询、认知行为疗法、家庭治疗、药物治疗等。研究表明,家庭治疗是当前对患有进食障碍的青少年最有效的治疗手段。从婴幼儿期开始就要有饮食行为的预见性指导,培养儿童良好的饮食行为。好的饮食行为治疗包括放松训练以减轻儿童过度警觉、去敏感化、正性强化,通过耐心和鼓励达到儿童对饥饿感、饱腹感产生符合其发育水平的反映。一般治疗过程不需住院,但需抚养人积极地参与。行为治疗同时可口服促进食欲的药物和高卡路里的食物,如患儿营养不良,严重者需要跨专业的团队合作,行为治疗效果不佳,可考虑暂时性的鼻饲喂养,仅严重进食障碍的病例需要住院治疗。随访时可记录生长曲线、跟踪进食行为及生长指标的变化。

➢ 附:进食障碍的诊治流程图

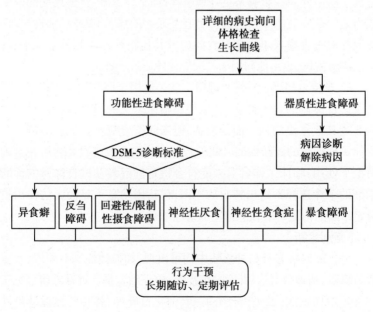

（马　骏）

参考文献

[1] 金星明,静进.发育与行为儿科学.北京:人民卫生出版社,2014.

[2] Katzman DK,Norris ML,Zucker N. Avoidant Restrictive Food Intake Disorder. Psychiatr Clin North Am,2019,42(1):45-57.

[3] Voigt RG,Macias MM,Myers SM,et al. American Academy of Pediatrics Developmental and Behavioral Pediatrics. 2nd ed. The United States of America. America Academy of Pediatrics,2018.

[4] Romano C,Hartman C,Privitera C,et al. Current topics in the diagnosis and management of the pediatric non organic feeding disorders(NOFEDs). Clin Nutr,2015,34(2):195-200.

[5] American Psychiatric Association. Diagnostic and Statistical Manual of Mental Disorders. 5th ed. Washington,DC:American Psychiatric Pub,2013.

[6] Treasure J,Duarte TA,Schmidt U. Eating disorders. Lancet,2020,395(10227):899-911.

[7] Mairs R,Nicholls D. Assessment and treatment of eating disorders in children and adolescents. Arch Dis Child,2016,101(12):1168-1175.

[8] DerMarderosian D,Chapman HA,Tortolani C,et al. Medical Considerations in Children and Adolescents with Eating Disorders. Child Adolesc Psychiatr Clin N Am,2018,27(1):1-14.

[9] Jewell T,Blessitt E,Stewart C,et al. Family Therapy for Child and Adolescent Eating Disorders:A Critical Review. Fam Process,2016,55(3):577-594.

[10] Wong L,Goh LG,Ramachandran R. Family-based therapy for anorexia nervosa:results from a 7-year longitudinal Singapore study. Eat Weight Disord,2019,24(6):1215-1219.

第三节 智力障碍

【概述】

智力障碍(intellectual disability,ID)以前称为精神发育迟滞(mental retardation,MR),是指儿童在发育时期内智力明显低于同龄儿童正常水平,同时伴有社会适应行为缺陷为主要特征的发育障碍性疾病。出生前、出生时和出生后各种影响脑发育的因素,均可导致智力障碍。

　　智力障碍病因复杂,为多种因素综合作用的结果,由遗传、环境及两者共同作用所致。随着分子生物学和遗传学技术的发展,为探索智力障碍病因研究提示了新的方向,但仍有 1/3~1/2 的患儿病因不明。就病因发生的时间而言,可分为产前、产时和产后 3 个时期,具体因素如下:

　　(一) 产前因素

　　1. **染色体异常**　包括染色体数目和结构的改变。数目的改变包括多倍体、非整倍体;结构的改变包括染色体断裂、缺失、重复、错位和易位,如 21-三体综合征(Down syndrome)、18-三体综合征(Edward syndrome)、13-三体综合征(Patau syndrome)、5p-综合征(猫叫综合征)、Prader-Willi 综合征和 Angelman 综合征、先天性睾丸发育不全综合征(Klinefelter syndrome)、先天性卵巢发育不全综合征(Turner syndrome)、脆性 X 染色体综合征、47,XXX 综合征等。

　　2. **单基因遗传疾病**　苯丙酮尿症、半乳糖血症、结节性硬化症、口面指综合征等。

　　3. **多基因遗传疾病**　多基因遗传疾病为多个基因共同作用的结果。常见的多基因遗传病如家族性智力低下、先天性脑积水、神经管畸形、胼胝体发育不全等。

　　4. **线粒体基因突变**　线粒体基因突变会引起线粒体遗传病,这些疾病中有些有智力低下的症状,如线粒体肌病脑病伴乳酸中毒及脑卒中样发作综合征、慢性进行性眼外肌麻痹等病都有程度不同的智力低下,且随着年龄的增大进行性加重。

　　(二) 孕期因素

　　孕期接触有毒、有害理化因素,如接受 X 线照射、酗酒、吸烟、吸毒、接触苯和铅等化学物质;药物毒素及致畸药物,如类固醇药物、水杨酸类、碘化物、麻醉药品等;孕期感染,以 TORCH 感染为主;宫内营养不良;母孕期患严重躯体疾病,如高血压、心脏病、糖尿病、严重贫血、缺碘等均可能影响胎儿发育;母孕期情绪因素,如长期焦虑、抑郁或遭受急性精神创伤,均有可能对胎儿中枢神经系统发育产生不良影响。

(三) 围产期因素

包括:异常分娩,如早产、羊水早破、母亲败血症、胎位不正、第二产程延长、脐带绕颈、产伤;窒息、缺氧缺血性脑病、新生儿低血糖、高胆红素血症;新生儿营养不良,如蛋白质的严重缺乏;新生儿颅脑损伤、脑血管意外、中毒性脑病等;新生儿感染性疾病,如败血症、脑膜炎、脑炎等。

(四) 产后因素

中枢神经系统严重感染,如各种致病菌引起的脑炎、脑膜炎;严重颅脑外伤,如脑震荡、脑挫伤或裂伤,颅内出血;各种原因引起的脑缺氧;代谢性疾病,如甲状腺功能减退;中毒性脑病或重金属、化学药品中毒,如铅中毒、汞中毒等;严重营养不良;心理社会因素,在婴幼儿发育阶段与社会严重隔离,环境单调,缺乏适当的刺激,儿童长期被忽视,丧失各种学习机会。

【特殊病因】

智力障碍的特殊病因包含如下:

(一) Down 综合征

Down 综合征 /21-三体综合征是染色体病中最常见的一种类型,是生殖细胞在减数分裂过程中,由于某些因素的影响发生 21 号染色体不分离所致。在活婴中发生率为 1 : (600~800),并随着母亲妊娠年龄的增长而增高。

1. **发育行为表型**　出生时已有明显的特殊面容:眼距宽,眼裂小,外眼角上斜,有内眦赘皮,鼻梁低平,外耳小,舌常伸出口外,流涎较多。患儿体格发育迟缓,出生体重较正常儿低,骨龄滞后。乳牙萌出晚,囟门闭合迟。手指粗短,小指向内弯曲。

随着年龄增长,其智力低下表现逐渐明显。智商通常是中度低下,主要表现为口语记忆能力和口语处理能力的缺陷。语言能力比一般认知能力差,词汇理解在成年早期还能继续提高。如果存活到成人期,常在 30 岁后出现老年性痴呆,患儿大多性情温和。

约 50% 患儿伴有先天性心脏病,主要是室间隔缺损、房间隔缺损和动脉导管未闭。因免疫功能低下,易患各种感染,白血病的发生率也增高 10~30 倍。有的患儿可伴癫痫症状或甲状腺功能减退。男性无生育能力,女性有极少数可生育的报道。

2. **发育行为儿科的关注重点** 应定期进行体格检查,因为该综合征伴发的疾病并非同时出现,所以定期监测其生长发育很重要。可出现的疾病包括先天性心脏病、眼科疾病、听觉损失和甲状腺功能减退等。随着先天性心脏病的诊断和手术技术的进步,患儿的预期寿命和生活质量明显提高。重要的是促进沟通能力的发育,以促进其他方面的能力发展。

(二)脆性 X 综合征

脆性 X 综合征(fragile X syndrome,FXS)是最常见的 X 连锁智力低下遗传病,也是与孤独症谱系障碍最相关的单基因突变性疾病。国外报道 0.4‰~0.8‰ 的男性和 0.2‰~0.6‰ 的女性患有 FXS。其发病机制是 FMR1 蛋白基因 5′末端非转录区的三联体重复扩增所致。"前突变携带者"三联体重复程度为中度扩增,其后代重复扩增风险很高,其结果是基因超甲基化,导致不能产生 FMR1 蛋白。

目前的诊断需要做 DNA 检测。通常 *FMR1* 基因 CGG 在 5~44 之间重复。FMRP 是由这个基因产生的蛋白质,是传递突触成熟和可塑性的许多重要信息的一种转录调节因子。前突变(55~200CGG 重复)在普通人群中常见(在 130~250 位女性中有 1 位和 800 位男性中有 1 位),并且是不稳定的,以至于女性的携带者可将全突变(大于 200 的重复)传给她的后代,男性的携带者仅传给他的女儿,因为精子只能在 X 染色体携带这种前突变。全突变通常由于甲基化所致,这个基因很少或不产生 mRNA,因此很少或无 FMRP 产生。FMRP 的缺失或不足将出现 FXS。FMRP 水平的不足与 IQ 相关,FMRP 越少,IQ 越低。

1. **发育行为表型** FXS 的身体特征包括大或突出的外耳、过长的脸、过度伸展的指关节。几乎所有男性在青春期开始前出现大睾丸。但是 30% 的 FXS 患儿没有很明显的身体特征,所以 DNA 检测不一定必须要依靠这些身体特征,任何一个孩子出现不明原因的发育迟缓都应进行 DNA 检测。

大多 FXS 的男性患儿有智力障碍,大部分为中度智力低下。近 15% 的男性没有智力障碍,但有 ADHD 和学习障碍。在学龄期,FXS 男性有 3/4 表现出明显的行为问题,包括刻板行为、ADHD、攻击行为和纪律问题。FXS 女性在认知和行为方面的异常通常比男性症状轻,通常不会有智力障碍,但会表现为学习障碍、注意力问题或 ADHD 并伴有害羞和社会焦虑。重复性语言在 FXS 的患儿中很常见。近 30% 的 FXS 的男孩有孤独症表现;另外 20% 患儿符合广泛性发育障碍未分类的诊断标准。

2. 发育行为儿科的关注重点　应尽早明确诊断且评估其智力水平和发育年龄,才能更好地给予 FXS 患儿相应的干预。根据认知损害程度和类型采取不同干预措施进行训练和教育,包括语音和语言训练、特殊教育支持。很多 FXS 患儿共病 ADHD 可给予药物治疗;选择性 5-羟色胺再吸收抑制剂用以对抗焦虑;非典型的抗精神病药物用来治疗情绪不稳或过度兴奋等症状。大部分研究未能证实叶酸对行为和认知有确定的疗效。FXS 为单基因缺陷,将来存在基因治疗的可能。

(三) 47,XXY 综合征

47,XXY 综合征(Klinefelter 综合征)在男婴中的发生率是 1/700。典型的临床表现随年龄而异,现已成为最主要的性腺发育不全和不育的原因。染色体分析发现 47,XXY 即可确诊,其原因可能是父方第一次减数分裂出现错误,也可能是由于母亲第一次减数分裂或第二次减数分裂异常,还有一小部分原因是合子形成后有丝分裂异常。

1. 发育行为表型　XXY 男性并无显著的五官畸形,可在童年出现轻度肌张力低下、斜颈、膝外翻和平足,高身材是因为下肢长度增加并持续到青春期所致。青春期和成年男子可能出现窄肩、缺乏男子气概的体形、乳房发育(30%~50%)、肌肉储备减少。睾丸曲细精管逐步纤维化导致微小睾丸,青春期和成年期睾丸激素产生不足,通常不育。受影响的成年男性还有乳腺癌、骨质疏松症、糖尿病、甲状腺功能减退症和自身免疫性疾病的风险。

早期发育延迟可表现为语言、大运动的发育延迟。语言表达往往比语言理解更差,前瞻性研究显示,高达 75% 的 XXY 患儿有以语言障碍为基础的学习障碍和阅读障碍。智商范围在均值上下,总智商介于85~90。

XXY的行为和情绪症状并不普遍,可有焦虑症状、注意缺陷(35%有注意缺陷/多动障碍)、社会退缩、相对同伴和社会的不成熟。

2. 发育行为儿科的关注重点 研究发现,在儿童期对XXY综合征的确诊有助于11~12岁时对其进行前瞻性睾酮替代治疗,有助于患儿男性体征的形成。而确诊发育迟缓的,应对言语、运动发育实施早期干预。XXY的适龄儿童应进行语言、心理教育评估、学习障碍和阅读障碍评估。普遍存在的运动协调缺陷和书写问题,可接受课堂辅助。有行为问题时应接受行为评估和必要的干预。

(四) 47,XYY 综合征

男婴中的发生率为1/1 000,但患儿直至成年都很少被察觉。其诊断一般是由于偶然性的产前诊断或有发育延迟或行为困难时行基因检测时确诊。多余的Y染色体是父源性的,因此与高龄产妇无相关性。

1. 发育行为表型 大多数47,XYY男性表型正常。最明显的临床特征是身材高大,多数在第75百分位或以上。肌肉骨骼表现包括平足、运动痉挛性抽搐和原发性震颤。青春期发育与睾酮产生正常,生育一般不受影响。

对新生儿筛查确诊为XYY的患儿进行前瞻性研究表明,患儿认知水平在正常范围,但伴有语言学习障碍的轻度风险。更为常见的是动作协调障碍、书写运动问题。对产前与产后诊断的病例对比研究表明,出生后确诊的病例有更多的神经发育问题,包括发育迟缓、学习障碍、多动症和孤独症谱系障碍。XYY可以有注意缺陷多动障碍的行为表现,包括多动冲动和焦虑。47,XYY男性的跟踪调查显示患儿在儿童期和青春期并没有严重行为问题。10%诊断为XYY的儿童有孤独症谱系障碍。

2. 发育行为儿科的关注重点 患儿有发育迟缓的风险,故产前确诊病例应密切监测,从6~12个月开始进行发育评估,并早期干预。对于出生后诊断的患儿,应进行全面的语言和运动的评估、干预。伴有行为问题的患儿建议在指导下进行评估和行为干预,必要时予以药物治疗 ADHD 和其他情绪及行为症状。有社会交往缺陷的 XYY 儿童应进行孤独症谱系障碍的评估和训练。

(五) Turner 综合征

Turner 综合征(45,X 综合征)又称先天性卵巢发育不良,是一种性染色体全部或部分缺失引起的先天性疾病。多数 45,X 孕体在妊娠早期即死亡,活产女婴中发病率约为 1/2 500。与精子/卵子在减数分裂或受精卵在有丝分裂时,性染色体不分离有关;某些患儿有一部分细胞的染色体缺失,而另一部分细胞染色体完全正常,称为嵌合体,如 45,X/46,XX;此外,X 染色体结构发生改变,如长臂或短臂缺失、等臂染色体、环状染色体,也可引起本病。

1. **发育行为表型** 出生时即身材矮小,出生后身高增长缓慢,成年最终身高为 135~140cm。典型的体征包括后发际低、颈短、乳距宽、肘外翻、膝外翻、脊柱可有后凸或侧弯畸形。约 35% 伴有先天性心脏病。患儿平均智商约为 90,但可能有空间知觉异常,导致出现学习困难。卵巢未发育或发育不全,青少年出现原发性或继发性闭经或缺乏第二性征,大部分患儿不能生育。此综合征患儿易合并自身免疫性疾病,桥本甲状腺炎多见,并常导致原发性甲状腺功能减退。患儿常有自卑、害羞焦虑等表现,这是因为患儿对此病认识不多,不知如何面对所致。

2. **发育行为儿科的关注重点** 由于儿童期性腺发育不全不明显,因此任何不明原因的矮小女孩,若有可疑临床表型,均应进行染色体检查。建议在儿科内分泌医师的监测下使用生长激素、雌激素治疗,可使许多患儿达到正常成人的高度和第二性征的发育。10%~30% 的患儿会发展为甲状腺功能减退,建议每 1~2 年进行甲状腺功能的筛查。注意加强健康教育,鼓励和支持患儿参与社会活动。

(六) Prader-Willi 综合征

Prader-Willi 综合征(Prader-Willi syndrome)发病率为 1/25 000。Prader-Willi 综合征致病基因位于 15q11-13。50% 存在父源染色体 15q11-13 缺失。临床特点为婴儿期生长障碍,随之饮食无节制导致明显肥胖。常伴身材矮小、手足异常(手足小)、特殊外貌及性腺发育落后。婴儿早期呈严重的肌张力减退。常伴不同程度的智力低下、行为问题、易怒、倔强和强迫症。

(七) Angelman 综合征

Angelman 综合征(Angelman syndrome)发病率为 1/(12 000~20 000)。引起本病的遗传因素涉及染色体 15q11-13 区。绝大多数为散发。临床特点为共济失调和急速的上臂运动类似于"木偶样"动作,头颅短小,杏仁样眼,下颌前突,频繁的阵发性的大笑。神经系统问题包括震颤、癫痫和共济失调。有严重的智力低下,语言表达比理解差,伴有明显的运动技能发育延迟及 EEG 异常。

(八) Williams 综合征

Williams 综合征(Williams syndrome)发病率为 1/20 000。大多为散发,也有由父母遗传给子女的报道。遗传性和散发病例均由 7q11.23 区域微缺失所致。临床特点包括:特殊面容,如塌鼻梁、眼眶周围皮下组织肿胀、星状虹膜、嘴唇突出等;新生儿高钙血症和高钙尿症,心脏杂音(典型的主动脉瓣狭窄),发育迟缓,身材矮小,肌无力,关节松弛,疝气,胃-食管反射等;童年后期出现性早熟和高血压;青春期血压可能升高,并出现高频感音神经性听力损失;成年时期可能伴有明显肾衰竭;常伴智力低下,个性友善。

【诊断】

(一) 临床表现

按照严重程度,临床上一般将其分为四级:

1. **轻度** 占 75%~80%,智商在 50~55 至 <70 之间,适应性行为轻度缺陷。语言发育较好,但抽象性词汇掌握少,分析能力差,上学后可学会一定的阅读、书写及计算技能,学习成绩差。通过强化训练,可达到小学 6 年级水平。在儿童少年期,可学会一般的个人生活技能,生活可自理,并能学会一般家务劳动。成年后可学会简单的手工操作,大多数可独立生活。

2. **中度** 约占 12%,智商一般在 35~40 至 50~55 之间,适应性行为中度缺陷,在婴幼儿期言语和运动发育即明显落后于同龄正常儿童。虽然能够掌握简单生活用语,但词汇贫乏。记忆力、理解力、抽象概括能力均很差。经过长期教育训练学习能力仅达到小学 1~2 年级水平。成年后不能完全独立生活,但可学会自理简单生活,在监护下可从事简单的体力劳动。

3. **重度** 约占 8%,智商一般在 20~25 至 35~40 之间,适应性行为重度缺陷,在婴幼儿期言语及运动发育较中度患儿更落后。言语极少,记忆力、理解力、抽象概括能力均极差,动作十分笨拙;经长期反复训练可学会部分简单自理技能,如自己进食和简单卫生习惯。

4. **极重度** 占 1%~5%,智商 <20~25,适应性行为极度缺陷,走路很晚,部分患儿终身不能行走;无语言或偶说简单单词。记忆力、理解力等较重度更差,不能分辨亲疏,不知躲避危险,情感反应原始。社会适应能力极差,完全缺乏生活自理能力。

(二)体征

体格检查重点关注特殊面容、行为特征、反应、视力、听力、皮肤毛发、肌力及神经反射等。

(三)辅助检查与评估

1. **发育和智力评估** 韦氏智力量表是目前使用最为广泛的智力测验工具,儿童中常用的是韦氏儿童智力量表和韦氏学前及初学儿童智力量表,目前,《韦氏儿童智力量表第 4 版中文版》已在国内修订并发行。通过测试获得语言和操作分测验智商和总智商,智商的均数定为 100,标准差为 15,ID 是指总智商低于均数减 2 个标准差,即 70 以下。常用的婴幼儿发育量表有 Gesell 发育量表、Bayley 婴儿发育量表。Gesell 发育量表在国际上应用普遍,包括动作能、应物能、言语能、应人能四个能区,适用于 4 周至 42 月龄的儿童,Gesell 发育量表中发育商(DQ)≤75 分,应怀疑有智力发育迟缓,严重发育迟缓的儿童随年龄增长应疑及智力障碍。

2. **社会适应能力评定** 在我国一般采用中国标准化的"婴儿-初中生社会生活能力检查量表"或湖南医科大学编制的儿童适应行为评定量表。婴儿-初中生社会生活能力检查表于 1980 年由日本修订,1987 年北京医科大学等单位完成了国内标准化工作。适用于 6 个月至 15 岁儿童,全量表共有 132 个项目,包括 6 个行为领域,分属于独立生活、运动、作业操作、交往、参加集体活动和自我管理 6 个方面,每通过 1 项得 1 分,测出总的粗分,根据年龄可换算为标准分,根据标准分评定的多少评定儿童适应行为,简单易行。

3. 病因学检测 相应的实验室及影像学检查,包括遗传类检查,如染色体、基因拷贝数变异(CNV)、基因检测;放射性核素检测内分泌系统疾病;血、尿、生化、代谢物测定遗传代谢性疾病;头颅脑 CT、MRI,以及脑电图和脑诱发电位检测等。

(四) 诊断标准

有 WHO 的 ICD-11、美国的 DSM-5 和我国的 CCMD-3 诊断标准,尽管三者的用词不同但本质是相同的,诊断标准均基于三个共同特征,即智力水平、适应性技能的程度和发展的生理年龄。

智力障碍是一种始于发育时期的障碍,包括智力和适应功能的缺陷,如概念、社会、实践三方面。智力障碍必须符合下述三个标准:

1. 智力功能缺陷 诸如推理、问题解决、计划、抽象思维、判断、学校学习、从经验中的学习等,通过临床评估及个体化的标准智力测试得以确认。

2. 适应功能缺陷 导致不符合发育和社会文化标准,影响个人的独立性和社会责任性。没有持续的支持,适应缺陷限制日常生活中 1 个或多个活动的功能,如在多个环境,包括家庭、学校、工作单位和社区等的交流、社会参与、独立生活方面的影响。适应功能应当与智商结合起来界定智力障碍的严重程度。

3. 智力和适应缺陷的发生是在发育时期 在 DSM-5 中对 5 岁以下儿童全面发育迟缓的诊断标准[315.8(F88)]如下:在儿童早期,即 5 岁以下的儿童,其临床严重水平不能可靠地作出评估时即诊断为全面发育迟缓。这类儿童在几个智力功能方面不能达到所期望的发育进程,且无法接受系统性智力功能评估,包括因年龄太小不能参与标准化测试。这一类的儿童需要在一段时间后进行再评估。

【鉴别诊断】

1. 儿童孤独症 孤独症除了不同程度的智力低下以外,还有与智力发育水平不相当的社会交往困难,伴有重复、刻板动作,兴趣狭窄,与他人无眼神交往,与父母无情感表示。孤独症儿童智力发展不平衡,智力障碍则是智力测验各分测验都是普遍性低下。

2. **脑性瘫痪**　是指出生前到生后 1 个月内由各种原因所致的非进行性脑损伤,症状在婴儿期出现,主要表现为中枢性运动障碍及姿势异常。由于脑性瘫痪表现有运动发育落后,通常易误诊为智能发育迟缓,但脑性瘫痪同时还伴有肌张力异常、反射异常和姿势异常,且智力发育可以正常。25%~80% 的脑性瘫痪患儿合并有智能发育迟缓。

3. **儿童精神分裂症**　多在 10 岁后起病,主要表现为被害妄想幻觉、情感淡漠等精神活动的分裂,对智力的影响不明显。精神症状会影响患者正常的学习、生活、人际交往等社会功能,但精神分裂症患者病前智力正常,有起病、症状持续及演变等疾病过程,有确切精神病性症状,根据这些特点可与智能发育迟缓相鉴别。

4. **语言障碍**　儿童明显地表现为语言功能低下,如开口迟、词汇贫乏、词不达意,在生活环境中因不能与他人进行有效的沟通而不合群,甚至出现行为问题如易发脾气、有进攻性行为等。在智力测验中,语言智商明显低于操作智商,通常在一个标准差以上,而操作智商在正常范围中。智能迟缓儿童是全面能力的落后,不仅仅表现在语言功能上,这是两者之间明显的差别。

【治疗】

该病的治疗原则是早期发现、早期诊断、查明原因、尽早干预。应根据儿童的发展年龄运用教育训练、药物治疗等综合措施改善患儿症状,促进患儿智力和社会适应能力的发展。

1. **对因治疗**　只有少数病因所致的智能发育迟缓可进行对因治疗,包括遗传代谢性疾病,如苯丙酮尿症确诊后给予低苯丙氨酸饮食;半乳糖血症停用乳类食品,给以米麦粉或代乳粉;枫糖尿病给予维生素 B_1 治疗;先天性甲状腺功能减退给予甲状腺激素替代治疗;先天性颅脑畸形如颅缝早闭、先天性脑积水可考虑相应外科治疗。上述疾病只在对患儿智力尚未造成明显损害之前积极治疗,才有可能取得较好疗效。

2. **对症治疗**　针对合并存在的其他精神症状或躯体疾病,应予以相应的治疗。对于伴有精神运动性兴奋、攻击或冲动行为、自伤或自残行为者可用抗精神病药物,如奋乃静、氟哌啶醇、可乐定、利培酮等。过于激动者可给予地西泮等。对活动过度、注意缺陷和行为异常可用中枢神经兴奋剂或其他精神药物。对合并癫痫者要用抗癫痫治疗。对屈光不正、斜视、听力障碍者应予以相应的矫正。

3. 康复训练

(1) 物理治疗:针对大肌肉大关节运动的训练,提高患儿站、走、跑、跳等大运动能力,避免不良姿势的形成和畸形,改善生活技能。

(2) 作业治疗:进行针对性精细运动,特别是手的功能训练,改善患儿的生活技能,如自喂、穿衣、画图、写字。

(3) 言语和语言治疗:针对儿童说话含混不清、不开口说话、说话不流利、能说不交流等进行治疗,提高儿童的语言交流能力。

(4) 中医治疗:采用针灸、推拿、按摩等对患儿肌肉神经的刺激及功能的改善能起到一定的作用。

4. 教育训练 教育训练是智能发育迟缓治疗的重要环节。教育训练越早开始,效果越好。应根据患儿智能发育迟缓程度的不同,确定适合于患儿的个体化教育训练目标。内容涉及劳动技能和社会适应能力两大方面。结合我国国情,除了有融合教育和特殊教育之外,还要强调家庭和社区的力量,培训父母和基层保健和幼教人员,将训练的理论知识和基本方法教给他们,基层保健人员应定期访视。对于该病重度、极重度患儿,因其生活不能自理,故照顾和监护非常重要,同时,仍需要进行长期的训练以使患儿学会简单卫生习惯和基本生活能力。对于中度患儿,应该加强教育训练,通过学校、家庭、社会的帮助使患儿学会生活自理或部分自理,并能在他人指导照顾下进行简单劳动。对于轻度患儿,更应加强教育训练,加强职业培训,使其学会简单的非技术性或半技术性劳动,以利其独立生活。

5. 心理治疗 心理治疗包括支持治疗、认知疗法、精神分析治疗、小组治疗、家庭治疗等。心理治疗的原则与同等发育水平的智力正常儿童相同。但应给予家庭更多的支持。

6. 预防 1981年联合国儿童基金会提出了智力障碍三级预防的概念,即将预防、治疗和服务紧密结合起来。一级预防:做好婚前检查,开展医学遗传学咨询,普及优生优育,加强孕前管理,预防遗传性疾病的发生。二级预防:症状前诊断和预防功能残疾,对可疑患儿消除不利因素,定期随访,早期干预。三级预防:对于智力已经低下的患儿,积极干预,尽可能减少其残疾,恢复其功能。

➢ 附:智力障碍的诊治流程图

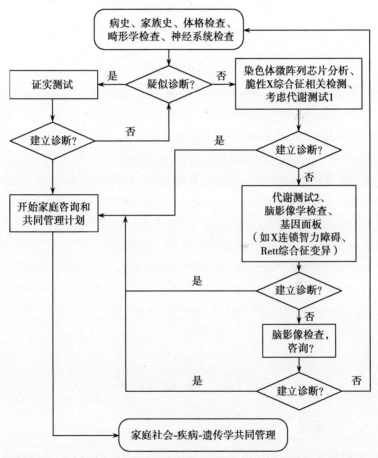

代谢测试1:血同型半胱氨酸、酰肉碱概况、氨基酸,尿有机酸、糖胺聚糖、低聚糖、嘌呤、嘧啶、GAA(胍乙酸)/肌酸代谢物;代谢测试2:基于临床症状和体征选择

（金星明，马　骏）

参考文献

[1] 金星明,静进.发育与行为儿科学.北京:人民卫生出版社,2014.

[2] Voigt RG,Macias MM,Myers SM,et al. American Academy of Pediatrics Developmental and Behavioral Pediatrics. 2nd ed. The United States of America. America Academy of Pediatrics,2018.

[3] 金星明.儿科专科医师规范化培训教材.发育行为学分册.北京:人民卫生出版社,2017.

[4] Bull MJ. Down Syndrome. N Engl J Med,2020,382(24):2344-2352.

[5] Hagerman RJ,Berry-Kravis E,Hazlett HC,et al. Fragile X syndrome. Nat Rev Dis Primers,2017,3:17065.

[6] Gravholt CH,Viuff MH,Brun S,et al. Turner syndrome:mechanisms and management. Nat Rev Endocrinol,2019,15(10):601-614.

[7] American Psychiatric Association. Diagnostic and Statistical Manual of Mental Disorders,Fifth Edition. Washington,DC:American Psychiatric Pub,2013.

[8] 彭镜,尹飞,姜玉武,秦炯.儿童智力障碍或全面发育迟缓病因诊断策略专家共识.中华儿科杂志,2018,56(11):806-810.

[9] Purugganan O. Intellectual Disabilities. Pediatr Rev,2018,39(6):299-309.

[10] Moeschler JB,Shevell M.Committee on Genetics. Comprehensive evaluation of the child with intellectual disability or global developmental delays. Pediatrics,2014,134(3):903-918.

第四节 沟 通 障 碍

一、概述

根据第5版《精神障碍诊断与统计手册》(DSM-5),沟通障碍包括语言障碍[315.39(F80.2)]、语音障碍[315.39(F80.0)]、童年言语流利障碍[315.39(F80.81)]、社交语用障碍[315.39(F80.89)]和不明确的沟通障碍[315.39(F80.9)],沟通障碍是一种神经发育障碍,症状始于儿童发育早期。

沟通障碍包括语言、言语和沟通方面的缺损。

(1) 语言是交流思想、感情和愿望等的特定符号系统。语言障碍是儿童在发育理解和使用这个符号系统的过程中出现的障碍。

(2) 言语是口语的机械部分,即通过动力源(肺)、振动源(声带,即发音体)、共鸣腔(咽腔、口腔、鼻腔)共同产生复杂的声音信号。言语障碍包括嗓音障碍、共鸣障碍、神经性构音障碍、语音障碍和童年言语流利障碍。其中嗓音障碍、共鸣障碍和神经性构音障碍都不属于发育障碍。所以言语障碍中只有语音障碍和童年言语流利障碍属于沟通障碍。

(3) 沟通包括口语和非口语的行为,这些行为在社交沟通中影响另一个人行为、想法或态度。沟通障碍中的社交语用障碍是指儿童在社交沟通中理解和使用口语或非口语的行为时出现的障碍,比如不能用恰当的沟通行为回应社交中别人的沟通行为。

沟通障碍的病因不是其他的儿童发育障碍,比如孤独症谱系障碍,全面发育迟缓等;也不是其他结构缺损或感觉障碍,如唇腭裂、听力障碍等。沟通障碍都具有高度遗传性,病因通常都是基因易感性和环境因素相互作用的结果。

➤ 附:沟通障碍共有的诊断流程图

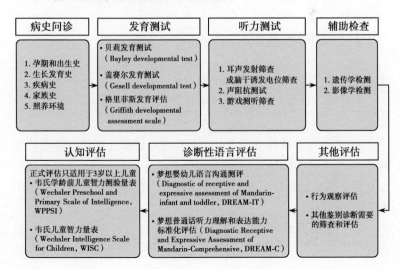

沟通障碍中各个障碍的诊断和鉴别诊断所需要的其他额外的评估将在各个障碍的部分讲述。

二、语言障碍

【临床表现】

语言障碍的临床表现包括较同龄人开口晚，而且即使开口讲话，语言发育往往也缓慢。患儿常表现为语言理解或执行指令的能力落后、词汇量少、句式简单，以及社交沟通能力落后。除了语言障碍外，往往还表现出情绪问题，如易发脾气、急躁，以及行为问题，如注意力不集中、冲动、攻击性和自我伤害行为等。

【诊断】

DSM-5 中语言障碍的诊断标准：

（1）因理解或表达缺陷而在说、写、肢体语言及其他形式上出现语言理解和使用的持续困难，包括：①词汇量少（词语理解和使用）；②句子结构受限（将词语组成句子的规则）；③叙述缺陷（使用词汇和句子解释或描述一系列事件或对话能力）。

（2）语言能力大幅度地、可量化地低于所期望的年龄水平，导致有沟通、社会参与、学业成就或职业工作出现上述单一或多个能力的功能限制。

（3）症状始于发育早期。

（4）非听力或其他感觉损伤、运动障碍、其他医学或神经疾病；也非智力障碍（智力发育障碍）或全面发育迟缓导致的上述缺陷。

儿科医生在临床上使用 DSM-5 语言障碍诊断标准时要考虑的要点：

第一，虽然诊断标准没有给出最小可以诊断儿童语言障碍的年龄，但根据大量临床研究，三岁半以后有超过一半的语言发育迟缓的儿童的语言技能赶超上来，进入正常值，因此，建议在四岁以前慎用语言障碍的诊断。

第二，从诊断标准来看，有一个关键词"持续困难"值得关注。语言障碍的诊断是一个动态的过程。比如，一个两岁的儿童语言评估的结果虽然是明显落后于同龄人,临床上要给出语言障碍这个诊断可能需要定期随访之后确认"持续困难"才可以做出语言障碍的诊断。这从另一个角度也说明四岁以下的儿童语言落后的诊断为儿童语言发育迟缓可能更为恰当。同时也说明语言障碍诊断中一个很重要的部分是病史和定期随访。

第三,在临床上也需要注意,语言障碍的诊断不可以只基于一个测试词汇的语言评估,比如图片词汇测试。在诊断标准中要求对语义、句法和语言在叙事中的使用的理解和表达部分都要测试。

第四,诊断标准中还有两个关键词:"大幅度"和"可量化"。参照常模的标准化语言评估给临床医生提供的测评结果是"可量化"的。经过信度和效度研究的标准分和百分位分数可以提供儿童的语言落后是否是"大幅度"的。所以参照常模的标准化语言评估在儿童语言障碍诊断中必不可少。

第五,诊断标准中的另一个关键词"功能限制"也很重要。虽然参照常模的标准化语言评估在语言障碍的诊断中不可缺少,儿科医生不可以单凭标准分或百分位分数来诊断语言障碍。非标准化语言评估(包括互动评估)和家长以及老师的问卷评估对于儿科医生判断语言能力落后于同龄人是否造成了"功能限制"有很重要的作用。

【语言障碍相关术语】

语言障碍相关术语:语言障碍在临床和学术上经常有不同的术语,这些术语含义有重叠,但又不完全相同,经常造成专业人士感到混淆不清,捋清这些术语对语言障碍诊断和鉴别诊断非常重要。

(1) 特定性语言障碍(specific language impairment,SLI):其传统定义指孩子的障碍仅限于语言。诊断过程和语言障碍一样需要确认排除听力损失、孤独症谱系障碍、神经性损伤(neurological damage);诊断标准包含儿童语言能力显著落后于同龄人,同时非语言智商正常。DSM-5语言障碍诊断标准中非语言智商可以在70分以上,可见SLI的诊断标准更加严格。

(2) 发育性语言障碍(developmental language disorder,DLD):是2016年英国牛津大学发起的全球专家共识上提倡使用的术语,也是国际疾病分类第十一版（International Classification of Diseases for Mortality and Morbidity Statistics, 11th Revision, ICD-11）中使用的术语。ICD-11中DLD的诊断标准和DSM-5语言障碍的诊断标准非常相似。但是ICD-11中DLD亚型中包括语用学语言损害亚型（6A01.22），而DSM-5把社交语用障碍［315.39（F80.89）］和语言障碍列为两个不同的障碍。

（3）语言发育迟缓（language developmental delay）：DSM-5中语言障碍诊断标准的解释中特别提到，儿童语言个体发育差异较大，语言障碍的诊断一般在4岁或4岁以上才稳定下来。对4岁以前语言发育大幅度落后于同龄人的儿童在诊疗规范中建议使用"语言发育迟缓"诊断。语言发育迟缓的儿童中约有一半在4岁以后赶超上来，语言能力进入正常值，这个现象被称为语言成熟晚，而另一半语言困难持续，被诊断为语言障碍。同时，大部分语言成熟晚的儿童到了小学高年级仍有叙事和阅读能力相关的学习困难。

（4）与其他障碍关联的语言障碍（language disorder associated with other disorders）：也被称为继发性语言障碍，也是2016年英国牛津大学发起的全球专家共识上提倡使用的术语。对智力障碍、孤独症谱系障碍等儿童发育障碍性疾病和儿童期听力障碍而言，语言功能缺损虽然不是诊断这些疾病的诊断标准之一，却是最影响功能的症状之一。这类语言功能缺损被称为其他障碍关联的语言障碍。

【治疗】

1. 0~3岁

（1）治疗内容：儿童主要在家庭环境中，早期干预治疗需要帮助父母建立和婴幼儿的情感联结，在互动游戏中推动基本沟通技能发育，也在互动沟通中创造既有量又有质的语言环境，推动语言发育。

（2）治疗模式：以专业集体家庭干预指导和专业个体化小组家庭干预指导为主。

（3）治疗方法："前语言情景教学法"（prelinguistic milieu teaching, PMT）和"语言情景教学法"（milieu teaching）两种策略对这个年龄段的儿童来讲是有效的治疗方法。前语言情景教学法和语言情景教学法的前提都是:语言治疗要在儿童生活的自然环境里。前语言情景教学法侧重于前语言技能的干预,如手势模仿、发声、共同关注等。从儿童沟通、语言、言语发育的临床思考框架来看,前语言情景教学法可推动儿童基本沟通技能的发育,而语言情景教学法侧重于功能性词汇和简单组句子等语言技能的干预,可推动以基本沟通技能为基础的语言技能,比如早期语义和句法能力的发育。国内外经过科研循证支持的家庭干预指导方法包括"It Takes Two to Talk"和"培声儿童早期语言家庭训练课程",均采用"前语言情景教学法"和"语言情景教学法"。

集体家庭干预不需要根据个体化的评估制订个体化干预计划。个体化小组家庭干预指导需要根据详细的语言评估制订针对性的具体语言和沟通技能的干预计划。

2. 3~6 岁

(1) 治疗内容:儿童开始过渡进入幼儿园,需要在老师的口头指导下参与集体互动的活动。所以儿童不仅要有基本沟通的技能和简单的语言理解和表达,还需要掌握更丰富的语义和句法知识来听懂指令和在社交活动中表达需要。在这个年龄段,语言治疗也要开始考虑儿童入学准备(school readiness)所需要的语言能力和相关技能。

(2) 治疗模式:从专业家长干预指导模式为主转变为以专业人士直接个体化干预家长指导为辅的模式。

(3) 治疗方法:临床研究显示,"回应治疗法"(responsive approaches)对语言能力达到"开始说简单短语"的儿童语言干预最为有效。"回应治疗法"源于班杜拉(A. Bandura)等提出的观察学习理论。从儿童沟通、语言、言语发育的临床思考框架来看,回应治疗法是在儿童已经有一定的基本沟通技能的基础上,推动儿童语言技能的治疗方法。回应治疗法强调在治疗活动中跟随儿童的主导,同时创造机会使用一系列的语言治疗技巧来推动儿童的语义和句法能力的发育。

"回应治疗法"中的语言治疗技巧非常丰富,下面列举了一些主要技巧:

(4) 平行谈话(parallel talk):妈妈和儿童一起玩时,儿童正在给小洋娃娃戴小帽子,妈妈配合孩子正在做的动作说:"芳芳在给娃娃戴帽子,耶,戴好了。"

(5) 扩展(expansion):把儿童不完整的句子在句法方面讲得更完整更复杂。儿童说:"要果果",妈妈说:"哦,你要果果。"

(6) 重建(recasting):在不改变意思的情况下,妈妈把儿童的句子用另一个句型讲出来。儿童说:"我要果果",妈妈说:"果果好吃,我要吃果果。"

还有一种常用的治疗方法,"加强的语言情景教学法"(enhanced milieu teaching),是语言情境教学法和回应治疗法结合的一种方法。这种方法适合于已经有一些前语言沟通技能,语言发展略低于组词阶段的儿童。如果儿童的基本沟通技能非常低,比如对于一些伴随孤独症谱系障碍的语言障碍儿童,即使孩子处在 3~6 岁年龄段,最佳的治疗方法仍是前语言情景教学法。

3. 学龄期

(1) 干预内容:学龄期儿童开始使用语言在学校学习知识和生活技能。这个阶段的儿童越来越多地使用已掌握的语言来处理更多内容复杂、数量较多的课程内容,同时使用分析、综合、关联、调整、判断和预测新信息等一系列复杂的和语言有关的认知功能。此外,在学龄期,治疗目标还需要包括口语、阅读和写作等多方面的语言技能。

(2) 治疗模式:专业人士直接个体化干预为主、家长指导为辅的模式。

(3) 治疗方法:除了"回应治疗法"以外,语义网络法、全方位接触的词义学习法(elaborated exposure)、视觉图片组织法(visual organization)等很多方法可帮助儿童提高和学校学习及社交相关的语言能力,包括叙事能力、阅读和写作能力。

三、语音障碍

【临床表现】

语音障碍表现为说话不清晰,有的儿童是某些发音的错误,比如患构音障碍的儿童;有的则是广泛性的发音错误,比如患音韵系统障碍的儿童;还有的患儿语音错误每次不一致,比如患儿童期失用症的儿童。发音的错误可见于词语的开头、中间或末尾,音节首辅音是最容易出现错误的部位,常见几种构音异常为:

(1) 替代:以舌根音如 g、k,代替某些语音如"d、t",例如把"兔子"说成"裤子"、"哥哥"说成"得得"。

(2) 歪曲:发音与目的音相似,但不正确。

(3) 省略:即省略语音的某些部分。例如:"轮子"省略辅音"l"后变成"嗯子";或把复韵母 ao、ie、iu、ang 等省略或简单化,如把"穿衣服"说成"产衣服"。

【诊断】

语音障碍在 DSM-5 的诊断标准如下:

1. 语音产生的持久困难,干扰了语言的清晰性,或阻碍了信息的口头语言沟通。

2. 该障碍导致有效沟通上的限制,影响了社会参与,学习成就,或职业工作上的单一或多方面的受限。

3. 症状始于发育早期。

4. 并非先天或获得性疾病,如脑瘫、腭裂、聋或听力损害、外伤性脑损伤,或其他医学或神经疾患所致。

儿科医生在临床上使用 DSM-5 语音障碍诊断标准时要考虑的要点:

第一,家长主诉儿童有些音发不清楚时,首先要做一个语音的评估,找出儿童具体哪些辅音和元音出现构音错误。然后,根据第二章第三节语言和言语评估中的儿童语音发音的发育表和音系历程发育表判断儿童构音错误是否符合儿童发育阶段。比如,前来就诊的一名两岁5个月的孩子把"哥哥"说成"得得"。根据儿童语音发音的发育表,75% 的儿童在两岁6个月之前掌握"g"这个音,而要到3岁6个月 90% 的儿童才掌握"g"这个音。同时,根据音系历程发育表中"发音部位前置"(t、d 替代 k、g)逐渐消失(小于 20% 该年龄段的儿童不再出现 t、d 替代 k、)的年龄是两岁6个月。所以针对两岁5个月的孩子，"哥哥"说成"得得"符合儿童发育阶段，属于儿童语言发育过程中出现的"正常错误"。随着儿童的发育，符合儿童发育阶段的构音错误可能会消失，从而可能不能达到 DSM-5 第一条中的"持续困难"的标准。所以，不是所有有构音错误的儿童都有语音障碍。

第二，除了沟通障碍的常规诊疗流程，一旦怀疑儿童可能患有语音障碍，需要检查发声器官是否有唇腭裂（包括隐性腭裂）、舌系带异常等。口腔运动功能的检查，包括下颌的位置是否居中、口唇运动及力量、舌的位置和运动、口的轮替运动、发声情况等。发声部位的体格检查在语音障碍的鉴别诊断中有重要作用。

语音障碍包括功能性语音障碍和儿童期言语失用症（childhood apraxia）。功能性语音障碍又包括构音障碍（articulation disorder）和音韵系统障碍（phonological disorder）。语音障碍不包括结构缺损导致的语音问题，比如唇腭裂关联的语音障碍；也不包括脑瘫以及先天性脑肿瘤导致的发育性神经构音障碍（developmental dysarthria）和外伤性脑损伤以及后天脑肿瘤导致的获得性神经构音障碍（acquired dysarthria）；也不包括听力损失导致的感知性的语音障碍。

【语音障碍与其相关的语音障碍的鉴别诊断】

语音障碍的鉴别诊断图（图 5-1）总结了语言障碍和其相关的其他语音障碍之间的鉴别诊断。

【治疗】

1. 早期婴幼儿语音障碍预防和治疗

（1）治疗内容：绝大多数因为"吐词不清楚"前来就诊的儿童患有功能性语音障碍。而处在婴幼儿期的儿童，沟通、语言和语音的发育密不可分。早期的语音干预应该融入儿童的基本沟通技能和早期语言技能的活动中。

（2）治疗模式：大部分早期婴幼儿语音障碍的预防和治疗以专业家长干预指导模式为主，严重的功能性语音障碍或儿童期言语失用症的儿童则以专业人士直接个体化干预为主、家长指导为辅的模式为主。

（3）治疗方法：早期治疗方法可以选用 Camarata 等提出的"自然

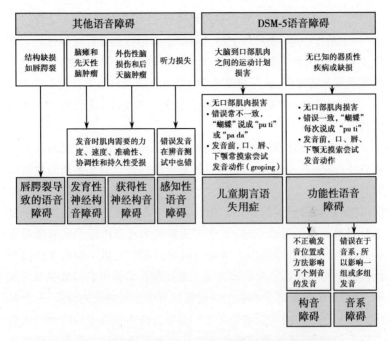

图 5-1 语言障碍和其相关的其他语音障碍的鉴别诊断

环境方法"(naturalistic approach)。"自然环境方法"的关注点是提高儿童的可懂度,而不是发音的准确度。传统的语音障碍干预都需要对儿童错误的发音做详细的评估,选定好目标辅音或元音之后,干预的重点是帮助儿童可以从单独的辅音或元音,到这些辅音和元音的组合,到有这些辅音和元音的词、短语和句子把这些辅音和元音发正确。"自然环境方法"的一个重要干预技巧是"重建"(recast)。在这里的"重建"和语言治疗中的"重建"虽然定义不同,但是精髓都是把孩子发音有错的词用正确的发音在不纠正孩子的情况下在互动中重说。"自然环境方法"适合临床专业人士培训和指导家长在家里的自然互动中进行。在婴幼儿期严重的功能性语音障碍和儿童期言语失用症儿童的表现可能非常相似,比如很少咿呀学语和玩声音。对这些儿童在运用"自然环境法"的同时需要加入多感官的提示和提高治疗频率。

2. 学龄前和学龄儿童语音障碍治疗

(1) 治疗内容: 3 岁以上的儿童的语音治疗需要针对具体的语音错误和语音历程来制订语音康复治疗计划,通过治疗提高错误发音的准确度和清晰度,从而帮助儿童在幼儿园或学校参与社交和学习。

(2) 治疗模式:专业人士直接个体化干预为主、家长指导为辅的模式。

(3) 治疗方法:传统构音动作方法(motor approach)和语言的音系方法(phonological approach)是针对学龄前及学龄儿童功能性语音障碍的两大类治疗方法。这两类治疗方法都需要进行详细的语音错误,特别是辅音错误的评估。构音动作方法的理论根据是通过重复地针对目标音的发音训练,发音时需要的构音动作得到足够练习之后,目标音的发音所需的构音动作就可以顺利完成。音系方法的理论根据是构音音系异常的原因是儿童还没有掌握特定的某些音系规则,是语言的组成部分的音韵系统在发育中出现的缺失,而不是单单因为某个目标音的构音动作需要。音系方法不仅需要治疗师列出单个发音的错误,还需要梳理儿童的构音音系历程与音系发育常模之间的差异。一些常见的音系方法包括:最小语音特征差异法(minimal oppositions approach)、最大语音特征差异法(maximal oppositions approach)、多个语音特征差异法(multiple oppositions approach)、循环取向治疗法(cycles approach)等。临床上常难以判断儿童的语音错误是因为构音动作能力不足、语言的音系发育问题,或者两者皆有。实际上儿童的某些错误可能与构音动作能力有关,另一些错误可能与音系发育有关,或者与两者皆有关。治疗师需要通过对语音评估结果的充分分析以及对儿童的互动观察来决定治疗计划偏向于哪个方向。患有儿童期言语失用症儿童同时需要加入多感官的提示和提高治疗频率,还有一些提高运动计划能力为基础的干预方法,比如快速音节转换法。

四、童年言语流利障碍

【临床表现】

表现为说话的流利度、语速和节奏受到重复(声音,音节,单词,短语)、声音拖长、卡顿和过高频率插入(嗯、那个等)的影响。同时,这些语言不流畅还可能伴随身体不同部位紧张,甚至逃避说话等情况。

【诊断】

儿童时期发生的流利障碍(口吃)在DSM-5的诊断标准如下:

1. 与个体年龄和语言技能不相符的语言流利性、语音时间范式上的障碍,症状持续一段时间,在频度和明显表现上有下述1个或多个特征:

(1)声音和音节重复。

(2)辅音和元音的拖长音。

(3)词语不连贯(如词语中间的停顿)。

(4)可听到或静息的阻塞(在语言表达中无感觉到或静息的阻塞)。

(5)迂回地说(用词语代替停顿,避免说不流利的词语)。

(6)词语表达伴有过度身体紧张。

(7)单音节的重复(如:"我-我-我看见他了")。

2. 该障碍引起说话焦虑,或引起有效沟通、社会参与或学习、职业工作上单一或多方面的限制。

3. 症状始于发育早期(注意:迟发症状则诊断为成人发生的流利障碍),见[307.0(F98.5)]。

4. 流利度受损非其他运动或感觉相关的言语障碍所致,也非神经损害所致(如脑卒中、肿痛、外伤),也非其他疾病所致,也不能用其他精神障碍更好地来解释。

临床上对有儿童时期发生流利障碍诊断的儿童需要干预。同时,对幼儿期的儿童,口吃是否会持续的高危因素(图5-2)也是决定儿童是否需要干预的重要根

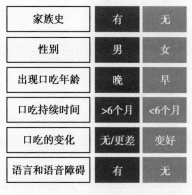

家族史	有	无
性别	男	女
出现口吃年龄	晚	早
口吃持续时间	>6个月	<6个月
口吃的变化	无/更差	变好
语言和语音障碍	有	无

图5-2 儿童口吃持续的高危因素

据。高危因素越多,儿童就越需要尽早开始干预。

【治疗】

1. **治疗方法**

(1) 能力-要求干预(demand-capacity model,DCM):即通过治疗,在运动、语言、社会情感和认知功能四个方面,通过降低"要求"即流利表达的目标,和提高"能力",即达到流利表达的能力,使儿童尽量达到流利表达。比如,治疗师帮助家庭做降低"要求"的调整:在社会情感方面,例如,接受儿童的口吃,改变家人与儿童的交流方式,包括家长不要刻意指出儿童的讲话不流利,要耐心倾听儿童讲话的内容,及时对他说的话作出反应,避免惩罚或歧视等,使得交流气氛变得更宽松;在语言方面,让儿童用自己的词汇慢慢将想要表达的话说出来,不要轻易打断或催促,在他表达困难时适当给予提示,家长做到语速缓慢、语言简单。治疗师也要帮助儿童提高"能力",比如同时具有语言障碍和口吃的儿童,治疗师会制订个体化治疗计划帮助儿童提高语言能力。

(2) 条件操作法(operant approach):即用适当比例的口头表扬来强化流利和要求重说来减少不流利。

(3) 流利塑造法:基本原理包括减慢语速、轻柔发音、适时换气、调整节律和韵律来提高流利度。

(4) 口吃矫正法:发现和了解自己口吃发生时发音的困难点和身体紧张的行为,治疗的重心是帮助减少这些口吃时发音困难和身体的紧张度。

(5) 其他辅助方法:比如听觉延迟反馈,主要是佩戴仪器进行语言表达和交流。

2. **治疗模式**

(1) 专业家长干预指导:这种模式是能力-要求干预的主要模式。

(2) 专业人士直接个体化干预:通常运用到流利塑造法或口吃矫正法里的方法。

(3) 专业家长干预指导和专业人士直接个体化干预结合:条件操作法需要经过严格培训的治疗师来一部分直接干预,一部分指导家长进行。能力-要求干预也可以是这种模式。

五、社交语用障碍

【临床表现】

儿童具有基本的语言理解和语言表达能力,但却很难和别人开启、维持和重新措辞来修复一个话题。在与人沟通时,常因为不能理解间插在语言沟通中的表情、肢体或手势而在沟通中做出不恰当的回应。在社会环境变化时,不知道切换更合适的说话方式,无意识地冒犯到别人或让人误解。在社交中当别人暗示、讽刺和表达幽默时,只能理解别人的字面意思。因为这些社交沟通中的语言使用问题让儿童很难参与到需要和其他人一起协作的学习和社交活动中,也很难交朋友。

【诊断】

社会(语用)沟通障碍(social pragmatic communication disorder, SPCD)在 DSM-5 的诊断标准如下:

语言和非语言在社会性应用高的沟通中出现持久的困难,特征如下:

1. 用于社会性目的,如问候、分享信息,社会情景下以适当的方式沟通有缺陷。

2. 为符合情境或听者的需求而改变沟通的能力缺陷,如在教室和操场中的不同表达、与儿童和成人的不同方式交谈、对儿童避免用过于正规的语言。

3. 难以在对话和讲故事中遵循规则,如对话中的轮流。当理解错误时重新描述。不懂如何用语言或非语言信号调节互动。

4. 难以理解不明确的陈述(如推理)、非文字意思或意思模糊的语言(如谚语、幽默、隐喻及根据情景解释的多种意思的语言)。

(1) 该缺陷导致有效沟通、社会参与、学习或职业工作单一或多方面的功能缺陷。

(2) 症状始于发育早期(但缺陷是在社会交流需求的受限超过其能力时才充分暴露出来)。

（3）症状非医学或神经疾患，或词语结构及语法能力低下所致，也非孤独症谱系障碍、智力障碍（智力发育障碍）、全面发育迟缓或其他精神障碍所致。

儿科医生在临床上使用DSM-5SPCD诊断标准时要考虑的要点：

（1）虽然因为还没有循证的诊断工具，SPCD这个诊断暂时在临床中还用得比较少，在诊断过程中SPCD和高功能的孤独症谱系障碍容易混淆。SPCD关注的是核心功能缺损在语言和非语言在社交沟通中的持久困难，而诊断标准中没有刻板行为和感知觉异常等症状。

（2）SPCD的诊断也需要排除语言障碍。值得注意的是，患有语言障碍和SPCD共病的儿童可能在早期家长的主诉中"不能和其他儿童玩到一块儿"和语言发育迟缓儿童的家庭主诉中因为儿童早期语言和沟通能力非常落后而"不能和其他儿童玩到一块儿"非常相似。单纯的SPCD儿童的基本语言能力可能和发育年龄相当也可能前期落后但是后来赶超上来，而患有语言障碍和SPCD共病的儿童，除了社交语用困难，其基本语言困难持续。

【治疗】

治疗内容：治疗内容包括社交规则、社交认知和语言使用（图5-3）。

社交规则指在社交互动中文化、性别、不同场景、基本沟通礼貌等规则的恰当使用；社交认知包括心智解读（theory of mind）、

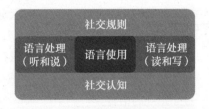

图5-3 社交语用障碍的治疗内容

推理（inference）、共同关注、情绪调控；语言使用是在基本语义和句法能力的基础上在社交中运用语言，比如对话能力、叙事能力等。

治疗模式和方法：治疗的模式包括专业人士直接个体化干预和专业人士带领的社交小组。在两种治疗模式中包括使用叙事干预、社交脚本干预、社交故事干预等干预方法。

六、鉴别诊断

不同种类的沟通障碍之间,以及沟通障碍和其他儿童发育性疾病的家长主诉可能都会和儿童"说话"相关,鉴别诊断非常重要。语言障碍的儿童家长主诉常以"不开口""开口晚,词汇少,表达简单"为主,而语音障碍儿童的家长主诉常以"说话说不清楚"为主,童年言语流利障碍的儿童家长主诉则以"口吃"为主,社交语用障碍儿童家长主诉常以"儿童不能和其他同龄儿童玩到一块儿"为主。然而,患有语言发育迟缓、音系障碍、儿童期言语失用症、自闭症谱系障碍的儿童在婴幼儿期的家长主诉都有可能是"孩子迟迟不开口""孩子的表达词汇非常有限""孩子不能和其他同龄人玩到一块儿去"。在鉴别诊断中需要对孩子的非语言技能进行评估。如果基本社交沟通能力、早期手势技能和早期认知玩耍能力非常落后,或者在评估中发现刻板行为或感知觉异常,那么需要进一步做一些自闭症谱系障碍的筛查和评估。如果排除了自闭症谱系障碍,而孩子的非语言技能也很落后,则可能患有全面发育迟缓。如果孩子的非语言技能相对孩子的语言能力来说比较好,孩子可能患有语言发育迟缓。当家长主诉说"孩子迟迟不开口""孩子的表达词汇非常有限"等,而同时又发现孩子的辅音库小于大部分同龄人的辅音库或孩子有很多元音的错误,孩子有可能同时患有语音障碍。

(刘雪曼)

参考文献

[1] American Psychiatric Association. Diagnostic and Statistical Manual of Mental Disorders.5th ed. Arlington,VA,2013.

[2] Rudolph JM,Leonard LB. Early language milestones and specific language impairment. Journal of Early Intervention,2016,38(1):41-58.

[3] Bishop DV,Snowling MJ,Thompson PA,et al. Phase 2 of CATALISE: A multinational and multidisciplinary Delphi consensus study of problems

with language development: Terminology. Journal of Child Psychology and Psychiatry, 2017, 58(10): 1068-1080.

[4] World Health Organization. International classification of diseases for mortality and morbidity statistics(11th Revision), 2018.

[5] Norbury CF, Gooch D, Wray C, et al. The impact of nonverbal ability on prevalence and clinical presentation of language disorder: Evidence from a population study. Journal of child psychology and psychiatry, 2016, 57(11): 1247-1257.

[6] Hawa VV, Spanoudis G. Toddlers with delayed expressive language: An overview of the characteristics, risk factors and language outcomes. Research in developmental disabilities, 2014, 35(2): 400-407.

[7] Pepper J, Weitzman E. It takes two to talk: A practical guide for parents of children with language delays. The Hanen Centre, 2004.

[8] 姚利群, 赵晶, 刘雪曼. 爸妈带我学说话——儿童语言发展家长指导手册. 北京: 人民卫生出版社, 2019.

[9] Warren SF, Yoder PJ. Emerging model of communication and language intervention. Mental Retardation and Developmental Disabilities Research Reviews, 1997, 3(4): 358-362.

[10] Yoder PJ, Kaiser AP, Goldstein H, et al. An exploratory comparison of milieu teaching and responsive interaction in classroom applications. Journal of early intervention, 1995, 19(3): 218-242.

[11] 单春雷. 语言康复学. 北京: 人民卫生出版社, 2021.

[12] Camarata S. The application of naturalistic conversation training to speech production in children with speech disabilities. Journal of Applied Behavior Analysis, 1993, 26(2): 173-182.

[13] Keetch KM, Schmidt RA, Lee TD, et al. Especial skills: their emergence with massive amounts of practice. Journal of experimental psychology: human perception and performance, 2005, 31(5): 970.

[14] Adams MR. The demands and capacities model I: Theoretical elaborations. Journal of Fluency Disorders, 1990, 15(3): 135-141.

［15］Onslow M，Andrews C，Lincoln M. A control/experimental trial of an operant treatment for early stuttering. Journal of Speech，Language，and Hearing Research，1994，37（6）：1244-1259.

第五节　注意缺陷多动障碍

一、概述

注意缺陷多动障碍（attention deficit hyperactivity disorder，ADHD）是遗传因素、神经生物因素、社会心理因素共同作用的结果，其治疗需要老师、家长和医生共同参与，采用心理支持、行为矫正、家庭和药物治疗的综合措施，才能收到良好的效果。本节着重讨论 ADHD 的病因、临床表现、评估与诊断、治疗和预后。

ADHD 是儿童最常见的神经行为障碍之一，临床上以持续存在且与年龄不相称的注意力不集中、多动、冲动为核心症状，可造成儿童的学业成就、职业表现、情感、认知功能、社交等多方面的损害。早在 100 多年前，医学文献就已经对儿童多动的症状进行了报道。1902年，George Still 观察到儿童中存在动个不停、注意力不集中、过度警觉这样一种行为模式。1917—1918 年流感脑炎流行，随后在恢复期的儿童中出现动个不停、注意力不集中、冲动、易被唤醒的症状，在当时这种症状被描述为"脑炎后行为障碍"。之后对这种状态的命名不断发生变化，1947 年 Strauss 将之命名为"轻微脑损伤综合征"；1949年，Clements 改称为"轻微脑功能失调"；1977 年，《国际疾病分类》第9 版（International Classification of Disease，9th ed，ICD-9）将其命名为"儿童期多动综合征"；1980 年，美国精神疾病协会出版的《精神疾病诊断与统计手册》第 3 版（Diagnostic and Statistical Manual of Disease，3rd ed，DSM-Ⅲ）将本病正式命名为注意缺陷障碍（attention deficit disorder，ADD）；1987 年的 DSM-Ⅲ-R 改称为注意缺陷多动障碍；此后，DSM-Ⅳ和 DSM-Ⅴ始终维持该命名。目前，我国的专家共识或指南也采用注意缺陷多动障碍。

二、流行病学资料

目前,对 ADHD 患病率的调查结果相差较大,除了由于国家和地区的不同引起的患病率差异之外,还与诊断标准的不一致有关。国际上最具影响力的 ADHD 诊断标准是国际疾病分类第 10 版(ICD-10)和美国《精神障碍诊断与统计手册》第 5 版(DSM-Ⅳ),根据不同的诊断标准所得的 ADHD 患病率也不相同。2019 年美国儿科学会发表了《儿童青少年 ADHD 诊断、评估和治疗的临床实践指南》,目前国际公认的学龄儿童 ADHD 患病率为 7.2%,国内报道 ADHD 患病率为 4.31%~5.83%,男女发病之比为 4∶1~9∶1。粗略估计我国约有 1 461 万~1 979 万 ADHD 患儿。70% 的 ADHD 患儿症状将持续到青春期,部分可持续到成人。

三、病因

ADHD 病因复杂,同时具有个体差异性,至今尚未阐明 ADHD 发病的生物学机制。大多数学者认为,ADHD 是多病因引起多重障碍的一种综合征,与遗传、神经生物及社会心理等多种因素有关。

1. **遗传因素** 遗传因素是 ADHD 发病的主要原因,其遗传度高达 80%。家系研究表明,ADHD 具有明显的家族聚集性,ADHD 患儿的父母和兄弟姐妹患 ADHD 的风险是正常人的 2~8 倍。如果患 ADHD 的儿童到成人期仍有 ADHD,其子女患 ADHD 的可能超过 50%。双生子研究发现 75% 的 ADHD 亚型的变异可以归因为遗传因素。如果双生子中的一个确认为 ADHD,则另一个患病的风险是 80%~90%。一般来说,同卵双生子患同种疾病的风险是 79%,而异卵双生子只有 32%。

近年来,分子遗传学的研究已经发现了几种可能与 ADHD 相关联的易患基因,涉及多巴胺能神经递质系统、去甲肾上腺素能神经系统、5-羟色胺能神经系统,包括多巴胺 D4 受体基因、多巴胺转运体基因、多巴胺 D5 受体基因、儿茶酚胺氧甲基转移酶基因、去甲肾上腺素转运体基因、肾上腺素 α 受体 2A 及 2C 基因、编码 5-羟色胺转运体基因、5-羟色胺受体 1B 及 5-羟色胺受体 2C 基因等。这些基因中与 ADHD 关系最大的是多巴胺 D4 受体基因。多巴胺 D4 受体是 G 蛋白偶联受体，属于多巴胺 D2 样受体家族，在前额叶皮质，尤其是前扣带回皮质表达丰富，这些脑区在注意与控制方面起重要作用。ADHD 患儿多巴胺受体 D4 基因突变使其对多巴胺的敏感性下降，从而引起了脑内输出-输入环路的异常。多巴胺等中枢神经递质的不足易导致患儿活动过度、警觉性、心境、认知等异常。

2. **神经生物因素** 大脑的发育过程中，额叶进化成熟最迟，最易受损，有学者认为 ADHD 与大脑额叶发育迟缓有关，其依据是 1/4~1/3 的 ADHD 患儿到青少年期症状趋于好转，因此凡影响额叶发育成熟的各种因素均可致病。神经生物学和神经影像学的研究发现，额叶功能和皮层连接缺陷，尤其在尾状核、壳核和苍白球。

近期的证据表明 ADHD 患儿的皮层发育按照正常的脑发程序发展，但比正常发育的儿童落后数年。说明 ADHD 表现为脑皮层成熟延迟而不是异常。皮层发育的延迟突出表现在外侧前额叶皮层，这一区域与执行功能有关。执行功能主要包括注意和抑制、任务管理、工作记忆、计划、监控等方面。皮层发育的延迟导致执行功能障碍，从而出现反应抑制、注意控制、奖赏、较高级的运动控制和工作记忆方面的问题。

多巴胺和去甲肾上腺素失调导致了 ADHD 的核心症状。这些神经递质可增加前额叶皮层活动对皮层下的抑制作用。兴奋剂和其他一些药物治疗 ADHD 是通过提高多巴胺和去甲肾上腺素的作用，来提高对前额叶活动的抑制作用。

3. **社会心理因素** ADHD 病因还包括社会心理学因素。单亲家庭，父母患有精神或行为问题，父母离异，家庭氛围紧张，童年早期暴露于高水平的铅环境，母亲吸烟、酗酒等都与 ADHD 的症状相关。尽管家庭和社会因素对 ADHD 的发病所起的作用仍不明确，但诸多因素对于 ADHD 的发展和结局的作用得到了多数学者的肯定。

四、临床表现

ADHD 的核心症状是注意缺陷、多动、冲动。DSM-Ⅳ根据症状维度将 ADHD 分为三个表型:注意缺陷为主型,主要表现为难以保持注意集中、容易分心、做事有始无终、日常生活杂乱无章等;多动冲动为主型,主要表现为过度活动、喧闹和急躁;混合型,注意缺陷症状及多动冲动症状均较突出。

1. **注意缺陷**　ADHD 患儿注意力的特点是无意注意占优势,有意注意减弱,因此 ADHD 患儿对身边所有刺激都有反应,不能滤过无关刺激(如,当你专注于一道数学题时,对朋友走过教室门口没有反应),表现出上课时注意力不集中,思想常开小差,就像"白日做梦",对老师的提问茫然不知,做作业易受外界刺激而分心。对于感兴趣的游戏、电视节目、书刊等则能全神贯注或注意力相对集中,因此常被家长误以为其注意无问题。

正常儿童的有意注意维持时间:5~6 岁维持 10~15 分钟,7~10 岁维持 15~20 分钟。ADHD 患儿注意力集中的时间短暂,注意强度弱,注意范围狭窄,不善于分配注意。表现为常丢三落四,作业、考试容易漏题,马虎粗心、易犯低级错误,做事拖沓、没有计划性等。

2. **多动**　ADHD 患儿自我控制能力差,行为常呈现活动过度的现象。表现为与年龄不相称的多动,包括躯体活动、手的活动及言语活动的明显增多。部分患儿在胎儿期即出现胎动频繁的现象;婴儿期表现为易兴奋,好哭闹,睡眠差,排便、洗澡、穿衣时不安分,喂养困难,不怕摔跤,开始走路时往往以跑代步,不喜欢安静的游戏,喜欢来回奔跑;学龄前期表现为手脚动个不停,显得格外活泼,难以有安静的时刻,在幼儿园不守纪律,难以约束,伴有轻度智能障碍。但其学习成绩一般与其智力水平不相匹配,主要是由于注意力分散造成的,因而学习成绩不佳,成绩波动较大,好喧闹和捣乱,玩耍也无长性,常更换玩具;学龄儿童表现为课堂上小动作不停,坐在椅子上扭来扭去,上课纪律差、无法静心作业,话多且容易插嘴或打断别人的对话。

ADHD 患儿多动的特点是不分场合、无目的性,在静止性游戏中表现尤为明显。动作杂乱无章,有始无终,缺乏完整性,乱写乱画,招惹是非,甚至离开座位在教室乱跑。全然不顾环境对其行为的要求。生活中也经常做事虎头蛇尾,难以善始善终。

多动大都开始于幼儿早期,进入小学后表现得更为显著,之后随着年龄增加,尤其是年长儿,多动的症状逐渐减少,而注意缺陷和冲动的症状常维持不变。如,DSM-Ⅳ诊断标准中"经常在不合适的场合跑来跑去或爬上爬下",这一行为在学龄前儿童表现较多,而在青少年中则表现较少。

3. **冲动** ADHD患儿常对不愉快的刺激反应过度,易兴奋和冲动,不分场合、不顾后果,难以自控,甚至伤害他人,不遵守游戏规则,缺乏忍耐或等待。在家翻箱倒柜,对玩具、文具任意拆散、毫不爱惜。容易犯错误,但对老师、家长的批评置若罔闻、屡教屡犯。参加游戏活动不能耐心等待轮换,易插队或放弃。ADHD患儿常因冲动行为发生意外事故,甚至出现严重后果,如喜欢爬高、翻越栏杆、突然横穿马路、心血来潮想干什么就干什么等。ADHD患儿与人谈话交流或回答问题时,不能耐心地倾听别人说话,往往是别人的话还没讲完或问题还没有问完,就插嘴、抢答、打断别人的对话。做作业或考试中,题目还没有看完就开始答题,考试中粗心大意常常看错题,越是容易的题目越容易做错。遇到困难急躁不安、缺乏信心。

4. **其他** ADHD患儿除注意缺陷、多动、冲动三大核心症状外,还常在发展社交技能、应对挫折和控制情绪方面存在困难。好发脾气、执拗、任性、脾气暴躁、鲁莽,稍不如意即大吵大闹、蛮横无理,经常干扰别人,容易与人冲突、争吵、打架。ADHD患儿常伴有学习障碍,但其学习障碍并非由于智能障碍所致,ADHD患儿的智力与正常儿童一样,多在正常范围内,少数伴有轻度智能障碍。但其学习成绩一般与其智力水平不相匹配,主要是由于注意力分散造成的,因而学习成绩不佳,成绩波动较大。由于ADHD的核心症状常共患品行障碍,ADHD患儿常不被同龄人所接受,人际关系差,与同伴、教师、父母的关系存在问题,社会适应能力也较差。因经常被老师批评、家长责备、同学嘲笑,而常出现退缩、回避、害怕上课、逃避考试,甚至逃学,有的患儿一到学校就出现胸闷、头痛、胸痛等不适。过多失败和挫折的经历,使得他们忧郁少言,悲观失望,不愿与同学交往。ADHD患儿常常自我评价降低,自信心不足,部分患儿出现情绪问题,表现为烦躁、易激惹、不高兴,甚至出现自伤、攻击他人的行为。ADHD患儿常动作笨拙,精细协调困难,手指不灵活,手眼协调差。

五、评估与诊断

ADHD的临床表现是一些非特异性症状,多动、冲动和注意缺陷在儿童青少年的正常发育进程中也能观察到。只有当这些症状持续、广泛(多个场景出现)存在,并损害了学习能力和社会交往等重要功能的时候才考虑ADHD。诊断前需要进行详细的评估,进行父母和儿童的访谈,收集来自父母或照养者、教师和学校其他人员的信息,必要时进行相关的心理学评估和实验室检查,以判断是否符合DSM-Ⅳ的诊断标准。

1. **评估**

(1)采集病史:由孩子的主要照养者和教师提供的正确、完整的病史,对于ADHD的诊断非常重要。包括现病史(就诊原因、主要行为问题、环境适应问题等)、个人史(出生史、生长发育史、生活史等)、既往史(既往神经系统疾病、抽搐、精神疾病等)、家族史(父母健康状况、性格特点、家族中是否有类似现象)等。

(2)一般体格检查:包括神经系统检查、生长发育情况、营养状况、听力、视力及精神状态等。

(3)心理评估:主要包括智力测验、注意测定和其他一些评估量表。智力测验常用韦氏学龄前儿童智力量表(WIPPS-CRR)和韦氏学龄儿童智力量表(WISC-CR)。智力测定对于判断ADHD的功能损害非常重要,与智能障碍相鉴别时也具有重要的参考意义。注意测定常用持续性操作(CPT)。此外,常用的评估量表还有Conner父母问卷(PSQ)、教师用量表(TRS)、学习障碍筛查量表(PRS)、Achenbach儿童行为量表(CBCL),以及气质量表等。

(4)辅助检查:必要时进行影像学检查,脑电图,血液,尿液生化等辅助检查。

2. **诊断标准** 见表5-3。

表 5-3　ADHD 的 DSM-V诊断标准

1. 多动冲动症状中描述的 9 条行为,至少要符合 6 条:
   经常手脚动个不停或坐着身体不停扭动
   经常在教室或其他需要静坐的场合离开座位(离开座位/办公室/工作处等)
   经常在不适宜的场合跑来跑去或爬上爬下(在青少年或成人只是有坐立不安的主观感受)
   经常难以安静地玩或参加娱乐活动
   经常动个不停或表现得像被马达驱动停不下来(在饭店、会议中难以长时间静坐,他人感觉其坐立不安,难以忍受)
   经常说个不停(多嘴多舌冲动)
   经常问题还没说完答案就脱口而出(如抢接别人的话,交流时总不能等待)
   经常出现轮流中的等待困难(如排队)
   经常打断别人或扰乱别人(如,打断对话 / 游戏 / 活动,不经询问或同意就用他人的东西,青少年/成人干扰或打断他人在做的事情)

2. 注意缺陷症状中描述的 9 条行为,至少要符合 6 条:
   经常出现难以注意到细节或在作业、工作或其他活动中粗心(如忽视或遗漏细节、不正确地工作)
   经常在任务或游戏活动中难以维持注意(如在上课、交谈或长时间阅读中难以集中注意)
   经常在对其说话时似听非听(如在无明显干扰下的分心)
   经常出现不遵循指令,不完成作业、家务或工作职责(例如开始工作,很快失去注意,易分心)
   经常出现任务或活动的组织困难(如难以处理序列性任务,难以有序保管所属物品,杂乱无章地工作、时间概念差,不能按时完成任务)
   经常逃避、不喜欢或不愿意去做需要持续贯注的任务(如学校/家庭作业,年长青少年和成人则在准备报告、完成填表和看长篇文章困难)
   经常丢失任务或活动需要的东西(如学校用品、笔、书、文具、皮夹、钥匙、眼镜、手机)
   经常容易受外界刺激而分心(年长青少年和成人可包含不相关的想法)
   经常忘记日常活动(如做家务、跑腿等,年长青少年和成人在回电、付账单、遵守约定等)

3. 注意或多动-冲动症状在 12 岁前出现

4. 症状出现在 2 个或以上场景(如学校和家庭),持续 6 个月以上

5. 症状不是在精神分裂症或其他精神障碍过程中,也不能用其他心理障碍能很好地解释(如心境障碍、焦虑障碍、分离障碍、人格障碍、物质中毒或撤还)

诊断时需明确 18 项 ADHD 相关行为中有几项频繁发生;这些行为是仅限于某一特定环境或场合,还是存在于不同的场合;且症状持续时间超过 6 个月。需明确 ADHD 的核心症状发生在儿童的主要环境,包括家庭和学校。如果 ADHD 的症状仅发生在学校里,而在家庭或其他场合都没有,那么这些症状可能就不代表 ADHD,而是语言、学习或智能障碍的继发症状。相反,如果儿童的 ADHD 症状仅出现在家庭中,而在学校或其他场合都没有,那么这些症状的主要原因可能是亲子交流问题、父母期望过高、环境限制或父母的精神疾病状态。

有 ADHD 症状却无学习或社会交往等方面的功能损害,就不符合 ADHD 的诊断标准。功能损害的评估错误往往是过度诊断的一个原因。例如,学龄儿童的多动、冲动、注意缺陷不严重或仅为情景性的,只出现在教育或社交环境,但不出现在家庭中。学龄期儿童有多动或情景性的注意问题,但课堂表现好、学业成绩高和社会交往良好者也不是 ADHD。在评估 ADHD 核心症状对学业成就、课堂表现、家庭生活、社交技能、独立能力、自尊、娱乐活动和自我照顾方面的影响时,需要进行详细的询问来帮助临床判断。

在 DSM-V 的诊断标准中,≥17 岁的青年或成人,注意缺陷或多动-冲动症状≥5 即可诊断。

值得一提的是,2020 年美国发育行为儿科学会首次提出"复杂注意缺陷多动障碍"的定义,即:①出现 ADHD 核心症状和功能损害的年龄为 <4 岁或 >12 岁。②共存其他神经发育障碍诸如全面发育迟缓、智力障碍、抽动障碍、语言障碍、孤独症谱系障碍;心理障碍诸如焦虑、抑郁、对立违抗障碍、品行障碍等;具有特殊分娩史或慢性疾病如出生胎龄 <32 周或出生体重 <400g、癫痫、肿瘤、运动障碍;遗传性疾病如 21-三体综合征、脆性 X 综合征。③存在中度至重度功能损害。④基层医师诊断不明确。⑤对治疗反应差。

3. **功能损害**　ADHD 的诊断需要有功能损害的证据支持。研究发现 ADHD 患儿在学业成就、家庭关系、同伴关系、自尊、自我概念、意外伤害和适应功能方面有明显的功能损害。无论是否共患学习障碍,他们往往学业成就低下,因而常被转介特殊教育、留级、辍学或开除出校。ADHD 患儿的家庭往往经历过父母不和、教养困难、亲子交流问题等。ADHD 的儿童经常被同伴轻视,因此自尊心低下。

4. **共患病**　大多数患 ADHD 的儿童青少年都存在共患病(表 5-4)。最常见的包括破坏行为[对立违抗(ODD) 和品行障碍]、焦虑障碍、抑郁障碍、学习障碍、睡眠障碍、智力障碍和孤独症谱系障碍。这些共患病会加重 ADHD 患儿的功能损害。

表 5-4　ADHD 共患病的患病率

共患病	ADHD	非 ADHD
对立违抗	35%	2%~6%(男)
品行障碍	25%	6%~16%(男);2%~9%(女)
焦虑障碍	25%	5%~10%
抑郁障碍	18%	2%(儿童);5%(成人)
学习障碍	15%	7%

共患病对 ADHD 的治疗目标和结局有很大的影响。例如,ADHD 患儿共患 ODD 可能发展为品行障碍,这会增加青少年物质滥用的风险。共患心境障碍的 ADHD 患儿在青少年期的结局比单纯 ADHD 患儿差。共患抑郁障碍的患儿对兴奋剂的反应可能与单纯 ADHD 患儿不同。

5. **鉴别诊断**　ADHD 的诊断需要排除一些可能引起类似 ADHD 症状的情况或伴发 ADHD 症状的综合征,如婴儿酒精综合征或脆性 X 综合征。此外,还必须与情景性多动、正常儿童多动、智能障碍、抽动秽语综合征、品行障碍、孤独症谱系障碍、儿童精神分裂、适应障碍、躁狂发作和双相障碍、焦虑障碍、特殊性学习技能发育障碍等相鉴别,排除一些器质性疾病(如甲状腺功能亢进)和药物的副反应引起的类似 ADHD 症状的情况。

六、治疗

ADHD 的治疗需要老师、家长和医师共同参与,采用心理支持、行为矫正、家庭和药物治疗的综合措施,才能收到良好的效果。

1. **治疗和管理原则**　2006 年《中华儿科杂志》编委会联合中华医学会儿科学分会神经学组、儿童保健学组和中华医学会精神病学分会儿童精神学组,发表了《儿童注意缺陷多动障碍诊疗建议》,中华医学会精神医学分会也先后发表了第 2 版《中国注意缺陷多动障碍防治指南》,均阐明:各相关学科的医师应该认识到 ADHD 是一个慢性疾病,并制订相应的治疗计划;医师的治疗计划应取得家长和老师的配合;若治疗方案没有达到预期目标,医师应评估最初的诊断是否正确,治疗方法是否恰当,治疗方案的依从性如何,是否有合并疾病等;医师应对 ADHD 患儿有计划地进行定期随访,汇总家长、老师和患儿的反馈信息,以评估疗效及不良反应。2011 年美国儿科学会《儿童青少年 ADHD 诊断、评估和治疗的临床实践指南》推荐,对于 4~5 岁的学龄前期儿童建议以行为治疗为主,如行为治疗无效考虑药物治疗;6~11 岁学龄期儿童建议首选药物治疗,推荐药物治疗和行为治疗的联合疗法;12~18 岁的青少年建议以药物治疗为首选,推荐辅以心理治疗。

2. **父母培训**　当 ADHD 儿童青少年进入治疗阶段时,第一步就是父母培训,通过培训达到如下目的:

(1) 使父母了解有关 ADHD 的知识:尽管他们也能从媒介获得相关信息,但仍有不少误区和忧虑。因此,父母培训能使之对 ADHD 有一个正确的认识。

(2) 使父母作出明智的决定:许多父母对药物治疗不无担忧,迟迟不能进入规范治疗过程,贻误病情,接踵而来的是产生一些共患病,如对立违抗障碍、学习障碍等,而父母培训能够使之接受正规的药物治疗。

(3) 使父母改善亲子关系,更好地理解 ADHD 患儿的行为表现,并进行良好的沟通,而不是按主观意愿,一味地指责和批评 ADHD 患儿。

(4) 使父母配合药物治疗,学习行为矫正的基本方法,针对 ADHD 患儿的行为症状,给予指导和教育。

父母培训的内容除了介绍 ADHD 知识,如发病率、病因、临床表现、干预和治疗之外,还包括亲子关系和家庭教育、ADHD 儿童的学习干预、行为管理、情绪调控等系列培训活动。培训既可使父母们在培训中加强了医患交流和互动,又能积极地应对患儿的学习、情绪、交流等表现。培训活动贯穿于整个治疗过程中。

目前国内一些医院已经开展了父母培训,获得了一些体验,也收到了一些临床效果,如较多的 ADHD 家庭能接受规范的药物治疗,在治疗过程中,依从性较好,儿童的功能获得了改善,生命治疗得到明显的提高。

3. 药物治疗 治疗 ADHD 的药物主要包括中枢兴奋剂和去甲肾上腺素再摄取阻断剂。药物治疗原则:根据个体化原则,从小剂量开始,逐渐调整,达到最佳剂量并维持治疗;在治疗过程中,采用恰当的方法对药物的疗效进行评估;注意可能出现的不良反应。

(1) 兴奋剂:兴奋剂作为多巴胺和去甲肾上腺素再摄取阻断剂,可提高尾状核和前额叶皮质中多巴胺和去甲肾上腺素的水平。我国治疗 ADHD 的中枢兴奋剂主要为盐酸哌甲酯,根据疗效持续时间分为长效(10~12 小时)和短效(3~6 小时)两种制剂。短效盐酸哌甲酯适用于 6~17 岁的儿童和青少年,从每次 5mg,每天 1~2 次开始(通常上午 7:00 左右和中午),每周逐渐增加 5~10mg,每天最大推荐剂量是 60mg。常用最适量在 0.3~0.7mg/kg,每天 2~3 次(日总剂量范围 0.6~2.1mg/kg)。长效盐酸哌甲酯从 18mg/d,每天一次开始,剂量滴定期间每 1~2 周调整一次剂量。盐酸哌甲酯 6 岁以下的儿童慎用,禁忌证包括青光眼、药物滥用、服用单胺氧化酶抑制剂的患儿或急性精神病的患儿。盐酸哌甲酯可能出现的不良反应有头痛、腹痛、影响食欲、入睡困难、眩晕,运动性抽动也在一些患儿中发生。这些副作用常在治疗早期出现,症状轻微,多在剂量调整后或服药一段时间后改善。兴奋剂可以提高在学校的任务行为,降低干扰和坐立不安;家庭中可以缩短作业时间、改善亲子沟通和依从性。在使用兴奋剂之前应进行慎重的评估,包括心脏病病史、心慌、昏厥、癫痫、猝死家族史、肥厚型心肌病、长 QT 综合征,并进行心血管系统的检查。总体来说,兴奋剂治疗 ADHD 是安全有效的,但需要进行身高、体重的定期监测,并在治疗之前和治疗期间对血压和心率进行检查。

(2) 非兴奋剂:托莫西汀是 ADHD 治疗的一种非兴奋剂药物。它是去甲肾上腺素再摄取阻断剂,并能阻断前额叶突触前去甲肾上腺素的转运。体重小于 70kg 的 ADHD 患儿,每天初始总剂量可为 0.5mg/kg,3 天后增加至 1.2mg/kg,单次或分次服药,每天总剂量不可超过 1.8mg/kg 或 100mg。体重大于 70kg 者,初始总剂量可为 40mg/d,3 天后可增加至目标剂量 80mg /d,单次或分次服药,每天总剂量不超过 100mg。停药时不必逐渐减量。托莫西汀每天服药一次,作用时间可维持 24 小时,全天都能缓解多动症的症状。托莫西汀的副作用与兴奋剂相似,与兴奋剂相比,托莫西汀在延迟入睡方面的副作用较小,但更易出现疲劳和恶心。目前尚未发现托莫西汀与抽动之间的联系。另外,托莫西汀可能对共患焦虑障碍的 ADHD 患儿有效。

(3) 其他:三环类抗抑郁药(TCAs)包括丙咪嗪、地昔帕明和去甲替林。作用机制是通过抑制去甲肾上腺素的再摄取起作用。地昔帕明对 ADHD 症状的有效率可比得上兴奋剂。约 20 个随机、对照试验支持 TCAs 治疗 ADHD 的有效性。但是,TCAs 具有心脏的副作用,还可能与猝死相关,使用中需要进行心脏监测和血浆水平的监测。安非他酮是一种去甲肾上腺素能和多巴胺能的氨基-酮类抗抑郁药,总体上使用安非他酮改善 ADHD 的核心症状效果不如兴奋剂,但 ADHD 共患抑郁障碍的情况安非他酮有改善作用。可乐定和胍法辛是中枢 α_2 肾上腺素激动剂,作用机制是影响蓝斑区去甲肾上腺素的释放速率,可以间接影响多巴胺。临床上可乐定被用于消除兴奋剂入睡困难的副作用以及一些有明显攻击行为的 ADHD 患儿。胍法辛对于儿童 ADHD、抽动障碍和攻击性也是有效的。以上这些药物是治疗 ADHD 的二线药,只有在兴奋剂和去甲肾上腺素再摄取阻断剂无效或禁忌的情况下才考虑使用。

4. 行为治疗 研究发现 ADHD 患儿一般对刺激表现为觉醒不足,因而奖惩行为很难起作用,其行为问题难以矫正。因此需要在药物治疗的基础上对 ADHD 患儿进行行为治疗。行为治疗的原则包括行为矫正技术和社交学习理论,强调预防性管理,通过观察与模仿恰当的行为、态度和情感反应,来塑造 ADHD 患儿的行为。当前大量的研究证据表明行为治疗对 ADHD 患儿有效。常用的行为治疗方法包括正性强化、消退、惩罚等。要使某种行为继续下去或增多,就使用正性强化等方法;要使某种行为减少或消失,可使用消退、惩罚等方法;消退与正性强化合用来促进恰当行为的出现,减少不良行为。

(1)正性强化:通过表扬、赞许、奖赏等方式使儿童良好的行为得以持续。在应用正性强化之前应先确定儿童的靶行为(不良行为)和需建立的恰当行为。当儿童出现恰当行为时应立即给予正性强化,使儿童感到满足。如 ADHD 患儿作业速度慢,做作业中玩耍铅笔橡皮作为靶行为,而认真写作业就是恰当的行为,当儿童能自觉坐下来写作业时,应立即给予赞赏、表扬和奖励。正性强化的使用需要注意:立即反馈,频繁反馈,突出反馈,正性强化与惩罚、消退等合并使用。

(2)惩罚:惩罚有助于减少或消除儿童的不良行为。但对于孩子的不良行为要避免开始就进行严厉的处罚。坚持先鼓励后惩罚的原则,惩罚可以采用暂时隔离法,通过去除可能的强化因素一段时间,以达到减少或消除不良行为的目的。轻微的处罚应与鼓励相结合,鼓励多于惩罚,鼓励与惩罚的比例达到 4~5:1 对不良行为的消除会起到良好的效果。

(3)消退:对某些会强化不良行为的因素予以撤除,不良行为得不到强化后就会减少或消失。如儿童不合理地发脾气或哭闹,家长采取冷处理的方法,不再给予关注,儿童的发脾气或哭闹就会逐渐减少。

5. **学校干预** 国内已有学者开始研究 ADHD 治疗中的医、家、校联系,强调 ADHD 治疗的医教结合。ADHD 的综合治疗中与学校达成有效沟通是必不可少的。成功的学校干预可以降低儿童在学校的不良行为,对于提高 ADHD 患儿的学习效率有一定的作用。在父母的允许下,告诉老师 ADHD 的诊断和治疗计划,由老师将患儿在学校行为表现信息报告给医师,建立信息传递监测系统。每天家庭-学校报告卡是一种监测课堂行为的有效方法。父母和老师确定 3~5 个损害学校表现的目标行为,由老师填写 ADHD 患儿在学校的行为表现,并由儿童将每天家庭-学校报告卡带回家,可以很好地监测目标行为。每天报告卡与一种奖励制度(如特权或奖金)相系,可以频繁、即刻地进行反馈,这样可以提高儿童、父母和老师的依从性。

6. **补充和替代治疗** 很多家长寻找补充和替代治疗的方法,大多数这类治疗方法因没有开展随机、对照试验而不被推荐。一些替代治疗具有副作用或对儿童有害,其他一些是安全的。对于父母准备尝试替代治疗或已经使用且有效的,医师可以考虑将这种替代治疗结合到循证的治疗方案中。

七、预后

ADHD 患儿的远期结局与症状的严重程度和类型、共病(如精神障碍、学习障碍)、智力、家庭环境和治疗有关。经综合治疗的 ADHD 患儿的预后较乐观,如不治疗,多动症儿童到成人时,约有 1/3 符合 DSM-Ⅲ-R 的诊断。主要包括:多动症的残留症状;反社会人格障碍;酒精依赖;癔症、焦虑症和一些精神分裂症状。70%~85% 患 ADHD 的儿童,症状会持续到青少年期和成年期,虽然多动症状会随时间而减少,但冲动和注意力不集中会持续存在。患 ADHD 的青少年在同伴交往中常表现得不成熟。ADHD 的青少年交通事故发生率较高,甚至出现致命的意外。

患 ADHD 的青少年吸烟的比例较高,共患品行障碍、物质滥用的风险增大,一生中物质滥用的风险是单纯 ADHD 患者的 2 倍以上。患 ADHD 青少年女孩与男孩相比,更易患抑郁、焦虑、师生关系差、易受外界影响。ADHD 的儿童青少年发生缺课、留级和退学概率较高。共患学习障碍和精神障碍加重了学习不良的结局。虽然使用兴奋类药物的治疗不一定会提高考试分数或者达到最终教育程度,但与较好的长远学习结局相关。成人 ADHD 的研究表明,他们的社会经济地位较低,工作更困难,工作变更更加频繁,此外受教育程度较低,工作的机会较小。成人 ADHD 患者也出现较多的心理失调、驾驶超速、吊销驾照、工作表现差、常辞职或被辞退。

八、预防

ADHD 的预防主要是避免各种危险因素,为儿童创造温馨和谐的家庭环境、良好安静的学习环境、正确培养儿童的行为习惯、养成良好的卫生习惯和饮食习惯,有助于减少 ADHD 的发生、减轻 ADHD 的症状或改善 ADHD 的结局。对于有高危因素的儿童应定期随访观察;对在婴幼儿早期和学龄前期就有注意力分散、活动过多、冲动任性等症状的儿童,在进行行为矫正的同时,应及早进行提高注意力的训练。

(金星明)

参考文献

[1] Amercian Psychiatric Association. Diagnostic and Statistical Manual of Mental Disorders. 5th ed. Washington DC, 2013.

[2] Wolraich ML, Hagan JF. Allan C, et al. Clinical practice guideline for the diagnosis, evaluation and treatment of attention-deficit/hyperactivity disorder in children and adolesent pediatrics, 2019, 144(4):2019-2528.

[3] 郑毅. 刘靖. 中国注意缺陷多动障碍防治指南. 2 版. 北京:中华医学电子音像出版社, 2015.

[4] Barbares WJ, Campbell L, Diekroger FA, et al. The society for Developmental and Behavioral Pediatrics clinical practive guideline for the assessment and treatment of children and adolescents with complex attention-deficit/hyper-activity disorders:process for case algosithums. J Dev Behav Pediatr, 2020, 41(2):58.

[5] 中华医学会儿科学分会发育行为学组. 注意缺陷多动障碍早期识别、规范诊断和治疗的儿科专家共识. 中华儿科杂志, 2020, 58(3):188-193.

[6] 王玉凤. 注意缺陷多动障碍. 北京:北京大学医学出版社, 2019.

第六节　特定学习障碍

一、概述

学习障碍(learning disabilities,LD)是指儿童在阅读、数学或写作表现及成就方面在标准化测试下远低于总的认知水平,且并非由听力或视力障碍所致。LD 可仅一种或数种障碍(阅读障碍、计算障碍和/或书写障碍)并存。其发病率因研究年代和角度不一存在较大差异,国外报道多在 3%~5% 之间,国内 20 世纪 90 年代静进报道为6.6%,男女比例为 4.3∶1,近年来的报道检出率为 7.4%~15.71%,有增高的趋势。

儿童学习障碍一般存在出生前后潜在的生物学背景,除遗传因素外,可能还有出生缺陷、神经发育落后、语言发育迟缓等情况。诸多研究显示 LD 儿童存在不同程度的出生缺陷和"创伤性经历"等问题,如母孕期感染、胎儿营养不良、母亲物质依赖、胎儿脐带绕颈、宫内窘迫、早产、低出生体重、产伤、母亲养育排斥(产后抑郁)、亲子依恋不足、虐待、寄养等。LD 原本存在某种神经生物学基础,儿童在胎儿期、出生时或生后不良处境与遭遇可能诱发或加重原有的问题。目前对LD 的发病机制研究,多集中在阅读障碍,而对计算障碍、书写障碍研究较少;数学学习包括视觉信息处理、语言、逻辑推理、空间想象、记忆等过程,这些将在未来得到深入研究。

(一) 遗传

LD 单卵双生子同病率明显高于双卵双生子或对照组,50%~75%的特殊性语言发育障碍儿童具有阳性家族史,许多 LD 儿童的父亲或母亲幼时也有过学习问题或其他行为问题。以阅读障碍为例,阅读障碍的家系和双生子研究调查证明阅读困难的主要病因是遗传因素而不是环境和发育因素,候选基因为 *DYX1C1*、*ROBO1*、*KIAA0319*、*DCDC2* 基因。研究发现,1 号和 6 号染色体某些片段与音韵识别功能关联,15 号染色体则与语句认知关联,主要影响儿童对某些语音的解码发生困难，即"时间加工缺陷"（temporal processing deficits）。研究还发现，LD较多出现自身免疫缺陷疾病和过敏性疾病，且左利手者居多。左利手儿童矫正为右利手时较多出现口吃、阅读和书写困难等现象，智力障碍儿童中左利手的比例高于正常儿童。

（二）语音学缺陷

西方多数研究认为，语音学是儿童学习储存语音的能力，也是将声音组合成有意义词汇或单元的法则；婴幼儿期的语音意识（phonological awareness）薄弱或缺陷将导致言语发育落后。年幼儿童牙牙学语起，就逐渐辨别分解音素（如 ba、ma、wu、ka、qi 等），进而组合音素构成词句、名词、概念，这就需要语音连接；大约80%的儿童在7岁前能够将单词和音节分割成合适的音素，其余20%的儿童会显出延迟或落后，这些儿童中即可发展出典型的LD。语音意识不良的儿童，后期学习符号与读音连接也会困难，从而发展为文字的读和写困难。可以说，语音意识缺陷和语音处理过程障碍（impaired phonological processing）是导致儿童阅读障碍（dyslexia）的主要原因，它也与语言表达能力高度相关，语音意识缺陷还会导致区分归类音素、检索普通事物和名词、将语音编码储存于短时记忆，以及发出某些语音方面出现困难。如果儿童学习语言时解码能力缓慢而不准确时，其阅读理解和口头沟通均会出现困难。影像学研究发现，语言功能大多定位于大脑左侧颞叶，语言接受和表达发展中，语言环路不断得到语言的重复强化；儿童对口头语言的理解越好，其自我表达也越好，得到自己发音反馈，利于儿童进一步发展言语能力；反之，理解和反馈缺乏可减少言语输出，进而妨碍清晰发音技能的发展。

（三）脑神经解剖

研究发现，LD大脑半球存在异位（ectopia）现象，且两半球对称性改变等异常。异位可能发生在神经元向皮质移行前或移行期间（妊娠6个月时终止）。异位通常发生在神经胶质细胞及其软膜分化时期，导致神经元排序紊乱，此现象尤以大脑外侧裂、额叶中下回为多，且以左侧为多。异位使大脑神经通路改变，并影响脑整体功能。有些典型阅读障碍者可见两侧大脑外侧裂周围的功能损害和逆行性内侧膝状体病变,左右颞叶底部对称性异常明显,左前额叶发育不全等改变。颞-顶联合区(角回及其周围脑区)功能活动的变异是阅读障碍的主要的神经学基础,但其他脑区也起一定的作用。研究发现,阅读障碍者小脑结构及对称性也存在异常,正常人小脑前部与后部都具有不对称性(右侧 > 左侧),而阅读障碍者只有小脑后部具有不对称性(右侧 > 左侧);正常被试的小脑双侧灰质明显不对称(右侧 > 左侧),而成年阅读障碍者的双侧小脑灰质却非常对称。

(四)影像学研究

主要有正电子发射断层扫描技术(PET)、功能磁共振(fMRI)、单光子计算机断层扫描(SPECT)、近红外成像。

1. PET PET 研究发现,阅读障碍患者的大脑非对称性现象异于常人,正常阅读者的大脑通常是左颞叶与后脑区占优势,阅读障碍者却有很高的对称性或者相反的后脑非对称,皮质功能障碍主要集中在左脑颞叶和顶叶。另外,阅读障碍儿童在语音任务和单个词阅读过程中颞叶和顶下皮质区局部脑血流减少,推测左颞-顶联合区的低激活反映了儿童在字形和语音转换上的困难,而左额下回的超激活则可能对语音加工困难是一种视觉上的补偿机制。

2. fMRI 发现有些 LD 患者左右脑半球前部形态无差别,或右侧反而小,而后部与正常人无异,有些 LD 儿童表现为第三脑室扩大现象,左右脑室不对称,右侧间脑灰质和左脑后侧部语言中枢及双侧尾状核体积缩小。有研究用 fMRI 在临床上检测用于分析物体之间的关系和运动的"瞬态系统"(transient system)功能,提出这一系统的视觉激活模式可作为 LD 的诊断特征。听觉方面 fMRI 发现,LD 存在快速听觉加工脑区——左额叶的功能损伤。

3. 近红外成像 该技术研究发现,正常右利手被试的语言优势脑区主要是左侧额下回,而 LD 在语言加工(命名、交谈、数数)时脱氧血红蛋白的增加值高于正常人。国内学者用近红外技术发现汉语阅读语音加工时,发现 LD 组儿童氧合血红蛋白和总血红蛋白呈下降趋势,前额叶普遍激活不足,尤其以 Broca 区和左侧额叶背外侧激活明显不足为显,推测汉语阅读障碍儿童同样存在语音加工缺陷,左前额叶是产生汉语阅读障碍的异常脑区之一。

4. SPECT LD儿童双侧脑半球外侧裂区域及尾状核部位血流偏低。对其施加视觉负荷检测时发现,在单词范畴分类刺激下其左半球脑血流量增加倾向较正常人显著;在画线和角度判断负荷下其右半球前部和后部血流量差异减少。研究还发现,右半球优势的阅读障碍儿童其右前额叶血流量减少,发育性Gerstman综合征则左颞上回和右前额叶血流量减少,发育性失用者右前额叶血流量减少。

(五) 神经心理

国内学者对汉语阅读障碍儿童的系统研究发现,语音加工能力、快速命名技能,以及规范化的文字书写和拼读对儿童阅读发展具有预测作用。汉语阅读困难儿童普遍存在语音技能、快速命名速度和正字法意识等的缺陷;且在图形刺激下的眼动实验发现,LD儿童的视觉空间即时加工的眼跳幅度小和眼跳距离短,他们阅读文章时具有异常的眼动模式。诸多研究还发现,LD儿童在视知觉、视觉-运动协同能力、听知觉、意义理解、书写技能、口语能力、书面表达、阅读习惯、注意力方面均较落后于正常儿童,且存在感觉统合失调,主要表现为好动、注意力不集中、平衡能力差、手脚笨拙等。

(六) 神经电生理学

研究发现LD主要表现为基础脑波型异常,甚至个别表现为发作性脑波异常,但这些异常脑波不具特异性。脑波定量分析和频谱分析发现,阅读障碍儿童α波活动性偏高或正相反,低频功率相对增加,β波频率减少,这些特征主要表现在左脑半球和顶枕区域。视觉诱发电位研究认为,在文字信号刺激下左侧顶部出现晚期成分的低振幅,各波型潜伏期延长、波型分离偏少等。研究发现,在呈现低对比度棋盘格时,LD的视觉电位波幅低于对照组,推测是大细胞系统损伤所致,对其外侧膝状体解剖学研究也证实了此点。事件相关电位(ERP)中常呈现振幅降低、潜伏期延长表现。

(七) 母语和文字特性影响

有研究认为儿童阅读障碍的发生与其母语的文字特性有关,依据是使用表音文字(如英语)国家儿童阅读障碍的发生率较使用表意文字(如汉字)国家儿童高。有关研究认为,汉字具有图形特征,文字具有形音义为一体特点,音节单一,读音与书写一致性强,易于解码识记,并且汉字的认知加工需依赖较强的视觉空间认知能力。这对英语阅读障碍儿童主要原因是听觉音韵辨别困难所致的观点是个合理的解释。因为,表音文字音素或音节多,阅读时需要解码音素或音节,有时口语与书写一致性差,增加了儿童学习和阅读识记时的辨认困难。

(八) 环境因素

有报道受虐待儿童中发生 LD 频率较高,这些儿童自幼遭致父母的忽略、排斥,父母养育中对儿童有过多禁止或过度要求现象。社会经济条件差的家庭,LD 儿童较少受到补偿教育,其预后较家庭条件好的 LD 儿童要差。LD 易出现焦虑、注意困难、适应困难和学业失败,可导致挫败感和不良自我意识,还易遭致父母教师训斥、体罚和排斥等,从而削弱儿童学习动机。父母不睦或离异、打骂或过度干预、培养目标和期望过高、教师教学简单粗暴或教学法不当等均可导致和/或加重儿童的学习困难。不被接纳和称赞的儿童容易表现压抑、自尊低下、动机薄弱,易成为同伴欺负的对象,继发情绪问题。环境铅水平过高可致儿童血铅增高,导致注意困难、易激惹、睡眠困难、记忆下降及学习困难,睡眠少或睡眠剥夺也可使儿童注意缺陷和学习困难。有报道称食品中的过高添加剂、防腐剂、色素等也可影响儿童神经系统功能,使学习能力受损。

二、诊断和鉴别诊断

【诊断】

(一) 临床表现

1. **早期表现**　自幼表现好动和哭闹,对外刺激敏感和过激反应;建立母子依恋关系困难和养育困难。可能有说话迟、发音不准,伴有啃咬指甲、攻击或退缩、伙伴交往不良、语言理解和表达欠缺等。学龄前表现认知偏离,如视觉认知不良、运动不协调、精细动作笨拙、沟通和书写困难等。

2. **学校表现** 总的来说,学习障碍在临床上出现一系列的功能损害,影响学业,有的是阅读或语言方面的缺陷,有的是计算上的障碍,还有的是书写方面的困难。

(1) 语言理解困难:语言理解和语言表达不良、词汇量少、语音或辅音发音困难。若伴有音乐理解困难则同时缺乏节奏感。常表现"充耳不闻"、不大理会父母或老师的话,易被视为不懂礼貌。智力测试操作智商可能高于言语智商。

(2) 语言表达障碍:说话迟,开始说话常省略辅音,语句里少用关系词;言语理解尚可而语言表达困难;可模仿说出单音,但无法模仿说出词组。有类似口吃表现、说话词不达意、节律混乱、语调缺乏抑扬、说话伴身体摇晃、形体动作偏多等。

(3) 阅读障碍:表现为听理解能力差、听知觉或视知觉速度过慢、察觉符号特性困难、缺乏阅读所需的知识、无法注意语句的关键字或段落、无法了解书写文字单位。持笔困难、字迹潦草、错别字多;排斥读写,阅读时遗漏或加字,容易出现"语塞"或阅读太急,读同音异义字困难或经常相互混用,默读不专心,好用手指指着字行读;写字潦草难看、涂抹过多、不愿写字;因而出现语句过短、语法和标点错误,文章组织低劣、词不达意,小学三年级以后尤为显著。

(4) 视觉空间障碍:手触觉辨别困难、精细协调动作困难、顺序和左右认知障碍、计算和书写障碍。符号镜像颠倒,如把 p 视为 q、b 为 d、m 为 w、was 为 saw、6 为 9、部为陪、姊为妹、举为拳等。计算时忘记计算过程的进位或错位,直式计算排位错误,数字顺序颠倒,数字记忆不良,从而导致数量概念困难和应用题计算困难。结构性障碍使视觉信号无法传入运动系统,从而使空间知觉不良,方位确认困难。

(5) 非言语性 LD(non-verbal learning disability,NLD):又称右脑综合征(the right hemisphere syndrome),认为是由脑半球神经心理功能缺陷所致,导致社会认知和人际交往显著困难;包括对新情景适应困难、非言语性符号辨认困难,在人际关系和沟通方面理解困难,伴有动作发育不良、平衡能力差、精细动作协调困难、视觉空间能力欠缺、不大理解察言观色等。

(6) 计算障碍:主要表现为对数学运算和数学概念的学习存在较大的困难,比如不能对数学问题归纳组织,不能完成多步的计算,不能列竖式进行加减乘除,不能准确地重新排列数字,甚至在计算器上都不能准确输入数字重复先前的计算,常不分左右,难以运用数学符号等。

(7) 书写障碍:主要表现为书写潦草,经过反复指导仍难以改进,字体变化大,极不稳定,英语书写大小写混淆,写字不在一条直线或框格内,精细运动差,握笔困难,使用剪刀等小工具困难,涂色不均匀或出格,尤其是书写表达非常困难,写作慢,错别字多,写出的句子让人看不懂,使用标点符号错误,语法错误,书写组织语句文不对题。

(8) 情绪和行为:多伴有多动、注意集中困难表现,继发情绪问题,自我评价低、不愿上学、拒绝作业、焦虑或强迫行为动作(如啃咬指甲、拔毛发或眉毛),从而加重社会适应困难和人际关系不良,严重者可发展为品行障碍类问题。

(二) 体征

体格检查包括一般儿科检查,视、听力检查和全面的神经系统检查。

(三) 辅助检查

1. **学业成就测验** 侧重于听觉理解、语言表达、书写、阅读理解、计算和基本推理几个方面,有一项较年级平均值明显落后,大于或等于2个标准差。目前国内尚无修订的学业成就测验工具,因此使学习障碍的诊断受到极大的限制。

2. **智力测验** 常用韦氏儿童智力量表如 WPPSI 或 WISC-R。目的:一是排除精神发育迟滞或孤独症;二是了解 LD 类型及其智力结构,并为教育训练提供依据。LD 儿童常表现言语智商与操作智商较大差异(>10 分)。也可依此大致分类出言语型 LD 或非言语型 LD。

3. **神经心理测验** 如利脑实验、Luria-Nebraska 儿童成套神经心理测验、K-ABC 测验、记忆测验、单项神经心理测验等,主要用于检测 LD 儿童的神经心理模式或探索其神经心理机制。LD 儿童往往在这类测验上表现明显的结构偏异或分值低下。

4. **学习障碍筛查量表(PRS)** 该量表为 LD 筛查用,总分数 <60 分者为可疑 LD,须进一步进行检查。

国内目前仍缺乏中国标准化的学业成就及相关神经心理测试工具,对 LD 的诊断比较模糊,尤其在教育界往往把学习成绩差等同于学习困难,多对此类儿童采取融合教育随班就读的方式,因此亟待通过医教结合的途径对这类儿童进行详细的评估和诊断,以利制订针对性的干预策略。

(四) 诊断标准

LD 主要包括阅读障碍(dyslexia)、书写障碍(dysgraphia)和计算障碍(dyscalculia)。应从以下三个模式考虑 LD 类型:个体差异模式,指正常发育偏异;发育迟缓模式,指特定发育延迟;器质性损害模式,指发育时期脑功能障碍。首先应了解儿童的出生情况、发育过程、发病过程及其表现特征,并对儿童行为做观察记录,且应了解儿童在校(幼儿园)的表现。必要时进行影像学、电生理方面的辅助检查。ICD-11 诊断标准为:

1. 特定的学习技能损害必须达到临床显著程度,如学业不良、发育先兆(如语言发育迟缓)、伴随行为问题(如冲动、注意集中困难)等。

2. 这种损害必须具有特定性,不能完全用精神发育迟滞或综合智力的轻度受损解释。

3. 损害必须是发育性的,即上学最初几年就已存在,而非受教育过程中才出现。

4. 没有任何外在因素可以充分说明其学习困难。

5. 它不是由于视听损害所导致的。

DSM-5 的诊断标准如下:

1. 学习和使用学习技能困难,尽管已针对这些困难为目标提供了干预;仍存在至少以下 1 个症状,至少持续 6 个月。

(1) 阅读不正确或慢,并且读词语费力(例如响亮读单词时不正确或慢,犹豫不决,常常猜词语,发词语声音困难)。

(2) 对阅读意思理解困难(例如能正确读课文但不理解顺序、关系、推论或阅读内容更深的意思)。

(3) 拼音困难(例如可出现增加、省略或元音、辅音的替代)。

(4) 书写表达困难(例如句子中出现多种语法或标点符号错误,段落条理性差,想法在书写表达中不清晰)。

(5) 掌握数字数据或计数困难(例如对数字大小及其关系的理解困难,在算术计数上迷失方向,可出现用手指计加法,不能像同伴那样做算术,而是程序的变换)。

(6) 数学推理困难(例如应用数学概念、数据或程序解答数量问题时有严重困难)。

2. 受累学习技能在质和量上均低于个体生理年龄所期望达到的水平,明显影响学业或职业操作,或日常生活中的活动,在个人接受标准化的成就测试和综合性的临床评估中得到证实。年龄≥17岁时,其受损的学习困难史可代替标准化的评估。

3. 学习困难始于学龄时期,但在学业要求高于个体受影响的能力时,才充分显现出来(例如有时间限制的测验,在紧凑的时间内阅读或写长篇复杂报告,过分沉重的学习负担)。

4. 学习困难并不能用智力障碍、未予矫正的视力或听力障碍,其他精神或神经障碍、心理社会不良因素、缺乏语言熟练性的学习辅导或不当教育解释之。

注:根据临床综合个人发育、医学、家庭、教育情况,学校报告和心理教育评估,符合上述4项诊断标准。

诊断注意:明确规定所有学习领域及各技能受损,当1个以上的领域受损,应根据如下规定对每一个领域作出诊断。

315.00(F81.0)阅读损害:

词语阅读正确性

阅读速度正确性

阅读理解

注释:阅读障碍是另一个可选的术语,用以指学习困难中的一个型式,其特征是:词语认知正确或流利问题,解译差、拼音能力差。如果用阅读障碍规定这一困难的形式,则其他困难诸如阅读理解或数字推理也要明确规定。

315.2(F81.1)书写表达损害:

拼写正确性

语法和标点符号正确性

书写表达清晰或有调理性

315.1(F81.2)数学损害:

数字感

数字记忆

正确或灵活的计数

正确数学推理

注释:计算障碍是另一个可选的术语,用以指出困难的形式,其特征是数字信息加工问题,学习数据和正确或灵活计算的困难。如果用计算障碍规定数学困难这一特定的型式,重要的是所存在的其他困难诸如数学推理或词语推理正确性也要明确规定。

LD 的现行严重程度定义:

轻度:在1~2个学业领域中的学习技能困难,但是程度上仅属于轻度,因个体能代偿或在提供适当的帮助或支持后,功能良好,尤其是在学校学习期间。

中度:在1个或更多学业领域中的明显学习技能困难,学校学习期间,在无某些间断的强化和特殊辅导下,个体不能熟练掌握。白天在校、在工作场所或在家可能需要某些帮助或支持来正确和有效地完成多项活动。

重度:学习技能严重困难,影响多个学习领域,因此个体在校学习大部分时间如持续强化的个别化和特殊辅导下不可能学习这些技能。即使在家、学校、工作场所安排了适当的帮助和支持,个体也不能有效地完成所有的活动。

记录程序:每个受控的学业领域和特殊学习障碍的从属技能应

记录。因此,ICD 编码有要求的是阅读损害、书写表达损害、数学损害及伴有的相应从属技能损害必须分别编码。例如,阅读和数学损害及从属技能的阅读速率或流利性、阅读理解、计算正确性或灵活性、数字推理正确性的损害,应编码,记录为 315.1(F81.2)特殊学习障碍伴数学损害,伴计算正确性或灵活性损害和正确数学推理损害。

【鉴别诊断】

(一) 学习的正常差异

学习障碍与学习的正常差异主要鉴别点在于后者由外部因素导致,譬如缺乏教育机会、持续不良的学习指导、第二语言环境下学习等,而学习障碍则出现在同样的教育机会,同样的学习指导和语言环境,却大大落后于同伴。

(二) 智力障碍

学习障碍与智力障碍最大的鉴别点在于,特定学习障碍往往发生于正常智力范围(IQ≥70±5),而当特定学习障碍与智力障碍共存时,必须是特定学习障碍在某一特定学习领域表现大大低于该智力发育水平。

(三) 神经或感觉系统疾病引起的学习困难

学习障碍与神经或感觉系统疾病(如儿科中风、脑外伤、听力障碍、视力障碍)引起的学习困难鉴别点在于,后者神经系统检查可有明显异常体征。

(四) 神经退行性认知障碍

学习障碍与神经退行性认知障碍引起的学习困难鉴别点在于,学习障碍多出现在儿童发育期,并且不会出现非常明显的能力逐渐退化表现。

(五) 注意缺陷-多动障碍

学习障碍与注意缺陷-多动障碍(attention deficit hyperactivity disorder,ADHD)鉴别点在于,ADHD 多不表现为特定项目的学习困难,而是比较广泛的执行功能方面的缺陷。需要注意的是,临床上学习障碍常与 ADHD 共患,如同时符合学习障碍和 ADHD 的诊断标准,则应给予两个诊断。

（六）精神障碍

学习障碍与精神分裂症或精神障碍引起的认知学习困难主要在于,后者存在多个功能领域快速的倒退,而学习障碍不会。

三、治疗

由于 LD 或沟通障碍存在明显的神经生物学原因,其矫治干预有赖于母孕期卫生保健、父母养育指导、儿童的教育训练和心理社会支持方法等。

（一）优生优育

诸多研究显示 LD 儿童存在不同程度的出生缺陷和"创伤性经历"等问题,如母孕期感染、胎儿营养不良、母亲物质依赖、胎儿脐带绕颈、宫内窘迫、早产、低出生体重、产伤、母亲养育排斥(产后抑郁)、亲子依恋不足、虐待、寄养等。虽然 LD 存在某种神经生物学基础,但生后不良处境与遭遇可能促发或加重原本存在的问题。因此,通过专业人员的健康指导、孕产妇咨询教育、父母管理指导、家庭功能培训等,可有效预防和降低儿童发生 LD 的风险。当今,我国妇幼保健系统日趋发展完善,因此有必要积极开展孕产妇相关知识的健康教育,完善发育行为儿科学体系建设,做到对 LD 的早期发现、早期诊断和早期教育干预。

（二）教育治疗

儿童语言落后的干预,主要还是教育训练和心理援助方法。迄今有很多治疗理论及其衍生的方法,其中北美实施的"融合运动"(inclusion movement)的常规教育倡导(regular education initiative,REI)最著名,即把语言落后儿童安置在常规班级里,由受过特殊训练的教师结合常规教育对其实施指导训练;REI 的突出特点是对教学方案进行分类,而非对学生做评价分类,这也避免了"标签"作用对儿童的负面影响。因此,家长和治疗师需要了解儿童语言发展的基本规律及其相关知识,这对确定儿童仅是语言一般性发育落后还是语言发育缺陷至关重要。由于阅读障碍儿童大部分存在语音缺陷,因此在单词结构方面开展直接指导是必需的,如在阅读中,直接指导和强调特殊单词的结构学习和脱离上下文的阅读。因为儿童在学会阅读理解之前，必须先有精确快速的解码和识别语词的能力。REI 中贯穿了以下具体指导理念：为预防儿童出现阅读困难，在早期训练儿童的语音意识和言语能力极为重要，主要由父母或幼教了解相关知识情况下早期开展；儿童不但要学习语音解码，而且必须理解单词的意思，进而理解词组的意思，要求这种渐进式教学理念应贯穿于儿童的整个学习过程。具体方法包括：练习操作音素（发单音）、词组、提高理解力以及流畅性，这利于增强大脑联结符号与语音的能力。

　　无论是预防还是治疗，对儿童有效阅读指导的内涵与路径基本是相同的，即关注语音意识和语音解码技能、单词识别的流畅性、意义理解、词汇、组词书写等关键要素。相关研究发现，REI 确实有效降低了儿童阅读问题发生率，且得到脑影像学的验证依据。REI 在具体操作中，采用了行为策略（behavioral strategies）和认知-行为干预（cognitive-behavioral interventions）两种方法。该方法认为，儿童出现阅读困难和缺乏动机，与教学展示的材料呈现太快有关；因此，在行为训练的策略上，强调给儿童一套能够重复使用的书面语言规则。结果显示，这种策略对仅靠记忆迅速掌握概念的策略更有效，即简单、渐进式的方法比满堂灌输或要求速度的学习对阅读困难儿童更有效果。这种方法需要为每位"问题"儿童建立一个直接的指导方案，在此基础上用渐进的、结构化式的方法实施训练，并且过程中予以中肯的鼓励、明确的纠正、强化和训练体验等，并且要求每一概念必须清晰地表达出来，从而达到"正强化"目的。直接行为指导步骤包括：①评价儿童现有能力；②每节课开始时提出一个简短的目标；③用小步渐进方式呈现新概念和新材料，每步都要儿童练习；④提供清晰而准确的指导与解释；⑤给儿童大量的练习时间；⑥通过观察，不断检查儿童对概念与词的理解；⑦开始练习时，给儿童提供明确的指导；⑧及时提供反馈与纠正。对阅读障碍而言，基于提高语音意识的阅读训练是得到循证支持的，在训练中要强调个体化，每个阶段都要有明确的特定学习目标，计划训练的时间和强度。在学业测试中，遵循最小限制环境（LRE）原则，即对阅读障碍儿童，减少阅读材料的长短，增加给予完成的时间,或辅助口头读给这部分儿童听来完成测试,以适合不同学习优势和弱势儿童的需要,保障阅读障碍儿童对学习的自信心。

(三)电脑辅助学习

随着全球电脑和网络化普及,电脑越来越成为儿童青少年学习的重要工具。然而,在我国目前许多家长惧怕儿童沉湎于网络游戏或成为网瘾而拒绝儿童使用电脑,尤其是学习困难儿童,看来这显然不可取,也无益于学习困难的矫正。电脑虽然不能解决儿童阅读困难面临的所有问题,但它相对于传统纸笔书写和阅读方式,在提高儿童拼写、阅读和数学的学习兴趣方面却有积极意义,且成为矫治儿童阅读障碍的一种重要手段。研究发现,大脑中的语音意识必须有足够的时间来激活,而沟通和学习障碍儿童通常无法掌握快速闪现的信息或符号,比如"姊""妹"、"陪""部"、"举""拳"等偏旁部首类同的语词特别容易干扰这类儿童的言语过程。有研究发现,用计算机将呈现的辅音延长到正常速度的 1.5 倍,可使接受训练的学习困难儿童成绩大为提高,随着儿童的进步,逐渐加大训练难度,使发音速度加快,仅用 4 周,那些言语落后 1~3 年的儿童的语言能力提高了 2 年的水平。进一步研究证实,使用声学调整的言语(acoustically modified speech)和电脑辅助指导,有助于改善儿童的早期学习成绩和言语能力。

(四)阅读与沟通指导的关键要素

1. **在语言分析中提供直接指导** 在儿童早期进行高危儿鉴别,对发育有问题儿童进行直接的语音意识技能训练。

2. **提供直接的字母文字编码指导** 编码指导要紧密结合结构化和系统化程序,遵循由简单到复杂的顺序。如先教语言的常规用法,再教非常规用法。期间避免给儿童遗留任何疑惑不解,要尽可能说清楚。对过于依赖逐字解码的儿童,教会他们学会习惯连用词组模块的掌握技巧。

3. **训练儿童的阅读与书写协调进展** 即教会儿童准确地书写所阅读的词句。

4. **提供强化阅读指导**　可考虑为阅读障碍儿童提供 3 年以上的直接指导。随着儿童进步,提供越来越多的结合上下文阅读的训练,阅读材料中应该控制词汇量,保证这些词汇是儿童能够解码懂得的。让儿童猜测和误读词汇不利于学习进展。

5. **自动阅读指导**　一旦儿童掌握了基本词汇量及解码能力,就应该加强提高足够的词汇量,使其形成自动解码能力与习惯。这需要通过反复练习和训练,且需结合儿童兴趣,及时予以奖励和鼓励。

(五) 计算障碍的治疗

由于数学学习强调基础扎实,故对计算障碍儿童要尽早干预,与其他类型的学习障碍相比,计算障碍儿童更难赶上学习进度。直接的干预手段基于强化计算障碍儿童神经发育方面较弱的部分,譬如把一个复杂的数学问题分解成几个需强化的部分,要求计算障碍儿童对每个部分强化训练,为解决更难的数学问题打下基础。对数学记忆过程存在困难的儿童,可以强化训练特定时间内解决多少数学问题作为目标;对于记忆数学算式过程有困难的儿童,可以让他们用语言讲解给其他人听这一过程是如何实现的,再让他们自己运算。另外,对于视觉-空间存在缺陷的计算障碍儿童,需要通过反复观看教师具体图示如何一步一步解决问题。

还有一种方法称为规避(circumvent),即正视计算障碍儿童存在的某种缺陷,在数学考试中给予计算障碍儿童更多的时间完成,允许使用计算器或乘法表等。由于数学障碍可能带来儿童低自尊、焦虑等一系列心理问题,家长和教师应提供相应的支持,防止对儿童造成心理创伤。

(六) 书写障碍的治疗

迄今为止,对书写障碍尚无标准统一的治疗方法,国内外文献缺乏高质量的随机对照临床研究。书写是一项比阅读更为复杂的技能,书写障碍可独立存在或与阅读障碍共患。书写障碍与阅读障碍一样可能存在语音意识(phonological awareness)解码的问题,阅读是将文字编码为语音,书写则是将语音解码为文字输出。在书写障碍中,眼手协调和对语音进行分段的能力是关键技能。目前文献报道较多的是作业治疗,眼手协调练习,书写运动训练。作业治疗有捏黏土、串串珠、做手工艺品、手指敲击键盘练习等。近年来利用平板电脑进行书写训练,可同步反馈书写运动速度、流畅度和用笔力度,取得了一定的成效。然而总的来说,目前尚无学术界公认的书写障碍治疗手段,其疗效也无定论,需将来加强深入研究。

(七) 医教结合

学习障碍的诊治应遵循医教结合的模式,强调各专业间的团队合作,医学团队包括发育行为儿科医生,神经发育儿科医生(neurodevelopmental pediatrician),全科医生,社区儿童保健医生,以及相关疾病的专科医生(如眼科、耳鼻咽喉科、神经科,精神科、遗传科),作业治疗师,物理治疗师,语言治疗师等,教育团队包括教师、教育心理学家和特教工作者。团队的核心为发育行为儿科医生或神经发育儿科医生,对 LD 进行诊断、鉴别,确定正确的医学治疗和教育干预方向,指导团队从不同侧面对 LD 儿童进行全方位的干预。发育行为儿科医生要对 LD 儿童进行长期和定期的发育行为监测,注意共患病情况,及时调整治疗方案,关注儿童学习、社会、情绪发展及其与环境的调适状况,保障每一位 LD 儿童均能得到恰当的医学和教育干预,促进其社会适应与潜能的最大发挥。

关于 LD 的预后:有研究表明,半数以上的 LD 儿童的症状会随年龄增长而自行缓解或减轻,部分特殊技能的缺陷可能持续至成年期以后。15%~30% 的患儿可能继发品行障碍和反社会行为,或导致长期社会适应不良,青春期后出现抑郁、自杀或精神疾病的风险高于一般人群。

> 附:学习障碍的诊治流程图

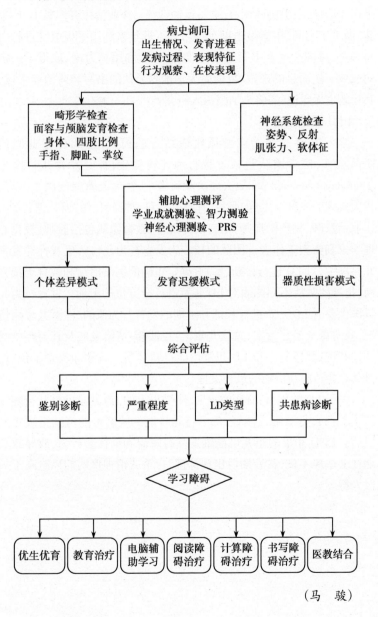

（马　骏）

参考文献

［1］金星明,静进.发育与行为儿科学.北京:人民卫生出版社,2014.

［2］静进.对儿童学习障碍的理解及其诊疗.中国儿童保健杂志,2011,19(3):195-198.

［3］杨斌让.特定学习障碍.中华实用儿科临床杂志,2015,30(11):810-817.

［4］Voigt RG,Macias MM,Myers SM,et al.Tapia CD. American Academy of Pediatrics Developmental and Behavioral Pediatrics. 2nd edition. The United States of America. America Academy of Pediatrics,2018.

［5］Peterson RL,Pennington BF. Developmental dyslexia. Annu Rev Clin Psychol,2015,11:283-307.

［6］Grigorenko EL,Compton DL,Fuchs LS,et al. Understanding,educating,and supporting children with specific learning disabilities:50 years of science and practice. Am Psychol,2020,75(1):37-51.

［7］Vandermosten M,Hoeft F,Norton ES. Integrating MRI brain imaging studies of pre-reading children with current theories of developmental dyslexia:A review and quantitative meta-analysis. Curr Opin Behav Sci,2016,10:155-161.

［8］American Psychiatric Association. Diagnostic and Statistical Manual of Mental Disorders,5th ed. Washington,DC:American Psychiatric Pub,2013.

［9］岳小静,王承芯,李洪华,等.学龄期注意缺陷多动障碍共患特定学习障碍儿童智力结构与临床特征分析.中国当代儿科杂志,2020,22(11):1178-1182.

［10］Sanfilippo J,Ness M,Petscher Y,et al. Reintroducing Dyslexia:Early Identification and Implications for Pediatric Practice. Pediatrics,2020,146(1):20193046.

第七节 运动障碍

一、发育性协调障碍

【概述】

发育性协调障碍(developmental coordination disorder,DCD)是一种神经发育障碍性疾病,其特征是运动能力差,干扰了个体的日常生活活动和学习成就,且无法单纯用智力发育迟缓或其他先天性/获得性神经系统疾病解释。主要表现为动作迟缓和笨拙、平衡和协调能力差,以及书写能力差。常共病其他发育障碍,如注意力缺陷多动障碍(attention deficit hyperactivity disorder,ADHD)、阅读障碍、学习障碍、言语/语言障碍、孤独症谱系障碍(autism spectrum disorder,ASD)等。DCD 在儿童中的患病率为 5%~6%,常起病于学龄前期,男孩比女孩更容易患病,男女比例为 2:1 到 7:1 不等。DCD 病因及发病机制尚不十分明确,可能与中枢神经系统病理损伤有关,早产和围生期缺氧等是常见危险因素。DCD 在学龄期影响儿童的学业和日常生活能力,青少年和成年期肥胖、心血管疾病、焦虑和抑郁等的发病率增高,容易导致社会成就低等,属于一种终身存在不良影响的慢性疾病,需要临床早期识别和积极的康复干预。

从早期命名及其症状表现可以看出,DCD 与脑组织损伤是密切相关的。Nicolson 和 Fawcett 在 1990 年提出运动皮层缺陷是运动平衡障碍最主要的原因,相对于其他脑组织,在发育障碍性疾病中大脑皮层受损最常见,这是因为皮层比其他脑组织发育成熟略迟。另一方面,严重皮层结构损伤的儿童,其表现出的运动障碍与 DCD 儿童也非常相似。

【诊断】

1. **临床表现** DCD 发病于学龄前期。DCD 导致的运动障碍包括难以执行协调的运动动作,精细和粗大运动障碍,导致笨拙、迟缓和不准确的运动表现。具体而言,DCD 患者可能在以下 3 个方面存在缺陷:姿势控制障碍、感觉运动不协调和运动学习困难。

(1) 姿势控制障碍:可表现出肌张力减低或增高、远端控制不良(手指固定动作,尤其是用手书写)、体位控制和身体平衡能力差等。

(2) 感觉运动不协调:儿童运动时主要依赖视觉运动系统,由于DCD 儿童存在本体感知觉障碍,因此行走时多表现出相对缓慢(表现为动作笨拙)或疾走(表现为动作不协调),从而以改变速度的方式来换取准确性。肢体(伸展和抓握)和四肢之间(运动、舞蹈)协调和手眼协调能力(如手写能力)受损。

(3) 运动学习困难:在运动计划、新动作的学习、适应性变化和自动控制(双重任务所需的注意力)方面表现出困难。其动作笨拙或不协调,动作顺序和时机计划能力受限,某些特定运动技能发展迟缓,例如:骑三轮车或自行车、接球、跳绳、扣纽扣、系鞋带和驾驶不能等。

从儿童早期开始至成年期,不同阶段的 DCD,其运动障碍表现也不尽相同。幼儿园时期多表现为步态笨拙、使用餐具困难、对绘画或使用剪刀缺乏兴趣、骑三轮车或自行车困难等。小学阶段,他们在写字、绘画和使用剪刀方面有困难,在球类游戏或建筑游戏中动作笨拙。中学时,他们在书写和打字方面仍然存在困难。由于在学校中持续遭遇到这些困难,他们往往会选择能力要求较低的课程。他们可能会逐渐失去动力,在经历反复的失败后,开始出现行为问题,如拒绝上学、避免某些活动,这将导致他们很难获得高等教育和理想的职业。由于他们在体育方面整体较差,常常逃避体育活动和其他形式的活动。因此,他们出现超重、肥胖和心血管疾病的风险更高。50%~70% 的 DCD 患儿会伴随各种各样的问题持续到成年期,影响他们的运动、视觉运动技能、书写以及社交能力。持续性的运动障碍和超出能力范围的社会技能要求,增加了成年 DCD 患者心理健康问题的发生率,包括焦虑、抑郁、自卑和孤独等。

综上所述,DCD 对儿童、青少年和成人的日常生活有严重负面影响,会严重降低他们的生活质量、自我效能和身心健康。

2. **共患病** DCD 常与其他神经发育障碍性疾病同时发生,最常见的是 ADHD。高达 50% 的 DCD 患儿同时符合 ADHD 的标准。学习障碍和言语/语言障碍也与 DCD 有关。多达 70% 的语言障碍儿童患有 DCD,而大约 1/3 的 DCD 儿童存在特定语言障碍。一项临床研究表明,超过 50% 的严重阅读障碍的儿童(班级排名倒数 5% 的儿童)表现出明显的 DCD 症状,需要进行运动干预。DCD 儿童还可共患ASD 和认知缺陷。同时,DCD 也会对儿童参与日常活动产生负面影响,由于运动功能障碍持续存在,这些儿童往往不太愿意与同龄人一起参与集体活动,进而导致社会孤立和孤独等。年龄较大的 DCD 患者发生焦虑、抑郁和自卑等的比例也相对较高。

3. **临床检查**　DCD 的评估要条理清晰、全面客观,评估的内容应涉及完整的体格检查和神经系统检查、日常生活和/或学习成就测试、标准化的运动能力评估以及共患病评估。

第一步,由于动作笨拙和运动协调性差是多种不同的神经系统疾病(皮质脊髓束、小脑、锥体外系或神经肌肉起源的疾病)的关键特征。因此,应首先由儿科医生进行完整的体格检查和神经系统检查,以确认运动障碍不是由一般医学状况引起的。对于出现上述疾病症状、体征的患儿,应行头部 CT、头 MRI 和肌电图等检查予以鉴别。此外,视力及骨骼肌肉疾病也会影响儿童的运动表现,儿科医生在接诊时应注意此方面的相关查体及辅助检查。另外,如果患儿学习表现和学业成绩不良,建议进行智力和社会适应能力等方面的标准化评估,以排除全面发育迟缓或智力障碍,常用的评估工具包括:韦氏智力测试(中国修订版)(Wechsler Intelligence Scale for School-age Children revised in China,WISC-CR)、格赛尔发育量表(Gesell Developmental Scale)、格里菲斯发育评估量表中文版(Griffiths Development Scales-Chinese Edition,GDS-C)、儿童行为量表(Child Behavior Checklist, CBCL)和婴儿-初中生社会生活能力量表等。

第二步,DCD 的诊断依赖于运动障碍对日常生活或学习成就产生显著的负面影响。因此,有必要使用标准化的运动发展测试或量表进行运动技能评估。书写是一项重要的日常活动。DCD 儿童的书写能力和正常发育儿童存在区别,他们在运动轨迹、相对大小和其他笔迹测量方法上存在显著的群体差异。利用书写能力判断发育性障碍的准确率高达 94.9%，进一步的研究表明笔迹在诊断 DCD 方面也具有预测性。有以下两种评估量表可供参考使用。

儿童手写评价量表（Evaluation Scale for Children's Handwriting，BHK）是一种根据完整的手抄页来筛查小学生笔迹质量的工具，适用于 1~5 年级。在 BHK 测试中，被试者需要在一张无格白纸上抄写一段 5 分钟的文本。如果孩子的书写速度很慢，则至少要抄写 5 行。该测试提供 13 条标准来评估书写的质量。此外，还要评估书写速度（5 分钟内书写的字母数）。诊断的阈值设定在低于同年级平均水平两个标准差。有时，只有一个分数低于诊断阈值。在这种情况下，由专业人员进行的临床评估变得特别重要，或者辅以其他测试。

书写速度详细评估量表（The Detailed Assessment of Speed of Handwriting）目前已被用来识别和描述 DCD 儿童的书写困难。可测试 9 岁至 16 岁人群、17 岁至 25 岁人群的手写速度。具体的测试任务包括句子抄录（在"最佳"和"快速"条件下）、字母书写和 10 分钟的"自由"书写任务。测试得出总的标准分数以及对各任务的概述。研究表明，四个分任务的评分者信度均高于 0.99，而重测信度总分为 0.85。该量表对年龄差异敏感，可区分临床和非临床人群。

第三步，对于排除步骤一中疾病，但仍有不能解释的运动障碍的患儿，运动治疗师可以使用多种评估工具来更准确地确定孩子的运动能力，特别是关于活动和孩子在现实生活中参与的水平。常用的评估工具包括发育性协调障碍问卷修订版（Development Coordination Disorder Questionnaire-Revised，DCDQ-R）、儿童运动协调能力评估量表第二版（Movement Assessment Battery for Children-Second Edition，MABC-2）和 Bruininks-Oseretsky 运动能力测试-2（BruininksOseretsky Test of Motor Proficiency-2，BOTMP-2）等。

DCDQ-R 是国际上公认的 DCD 筛查量表，由加拿大学者 Wilson 于 2000 年编制，并于 2007 年完成修订，适用于 5~15 岁的儿童，以问卷的形式由监护人填写，对儿童的精细动作、运动控制能力、协调能力等进行评估，共有 15 个项目，总分 75 分。其中，5 岁 0 月至 7 岁 11 月儿童，总分≤46 分提示为 DCD 或可疑 DCD；8 岁 0 月-9 岁 11 月儿童，总分≤55分提示为DCD或可疑DCD;10岁0月至15岁儿童,总分≤57分提示为DCD或可疑DCD。该问卷中文版的内部一致性(所有项目Cronbach α值均为0.85)和重测信度(13项相关系数均在0.9以上)都非常高,在中国儿童中应用性较好,但在小年龄段的学龄前儿童使用时仍需谨慎。

MABC-2是目前应用最广泛和有效的标准化运动测试。MABC-2测试包括八项任务,评估三个年龄段(3~6岁,7~10岁,11~16岁)的手部精细运动(3项任务)、定位与抓取(2项任务)以及动态与静态平衡能力(3项任务)。总分<56分为运动协调能力异常,57~67分为可疑,>67分为正常。MABC-2可以提供儿童在任务表现中的具体行为细节,以及肌肉张力、姿势控制、处理速度、单侧和双侧协调、手的使用、抓握模式和注意力等信息,具有较高的内容效度和重测信度。

BOTMP-2是美国和加拿大常用的运动功能测试,适用于4~21岁,该测试评估个人的各种运动技能,通过8个子测验、共53个项目,得出个项运动综合得分和一个整体运动得分。测量的技能包括上肢的准确性、协调性、速度和灵活性、反应速度以及视觉-运动控制。它还用于评估双边运动的协调性、个人平衡的维持、跑步和总体敏捷性以及运动强度。

第四步,由于ADHD、阅读障碍、学习障碍、言语/语言障碍、ASD、抑郁和焦虑等是DCD常见的共患病。建议对所有患有DCD的儿童进行行为和认知评估。如果存在适应性行为不良或情绪问题,则必须根据各类疾病的指南进行进一步检查。常用的量表和评估包括注意缺陷多动障碍筛查量表(Swanson Nelon and Pelham,SNAP-Ⅳ)、Conners儿童行为量表、汉语阅读障碍量表(Dyslexia Check list for Chinese Children,DCCC)、S-S(1~6.5岁儿童语言发育迟缓检查)、构音障碍评估、学习障碍筛查量表(The Pupil Rating Scale-Revised Screening for Learning Disability,PRS)、孤独症行为检核表(autism behavior checklist,ABC)、儿童孤独症评定量表(childhood autism rating scale,CARS)、孤独症诊断观察表(autism diagnostic observation schedule,ADOS)、儿童抑郁/焦虑量表等。

4. 诊断标准　在 DSM-5 中,DCD 诊断标准如下:①即使给予技能学习的机会,患者运动协调技能的掌握和执行能力远低于预期年龄水平。②日常生活和活动因运动功能障碍而受到明显影响,并影响到患者在学校的学习能力、入职前及就业后的表现以及休闲/玩耍和娱乐/游戏的能力。③通常在发育早期出现。④运动技能障碍不能用智力发育迟缓、视力损害等其他影响运动功能的疾病来解释。

值得注意的是,小于 5 岁的儿童通常不诊断为 DCD,因为他们在获得运动技能的年龄上会有相当多的变异,或在儿童早期缺乏测评的稳定性,或因为引起运动迟缓的其他原因还没有完全表现出来。5 岁以下的儿童仅在运动技能严重受损且有间隔不少于 3 个月的两次运动评估的基础上才进行 DCD 诊断。

【鉴别诊断】

1. 特定神经系统障碍

(1) 脑性瘫痪:是指婴儿出生前到出生后 1 个月内脑发育早期,由于多种原因导致的非进行性脑损伤综合征。主要表现为中枢性运动障碍以及姿势异常,还可伴有智力低下、癫痫、感知觉障碍、语言障碍及精神行为异常等。可通过神经系统查体结合影像学检查予以鉴别。

(2) 进行性小脑病变:如 Friedreich 共济失调,是常染色体隐性遗传病,临床特点是儿童起病,进行性共济失调、心肌病、下肢深感觉丧失、腱反射消失,以及锥体束征,常伴骨骼畸形。详细的体格检查和基因检测可鉴别。

(3) 神经肌肉病:如 Duchenne 型肌营养不良症,简称 DMD,为 X 连锁隐性遗传,男性发病。多在儿童期就开始发病,肌肉逐步坏死,导致进行性四肢近端骨骼肌萎缩无力、小腿腓肠肌假性肥大,呼吸和心肺功能下降,常到 10 岁时已不能行走,大多数患儿最终卧床不起,并发痉挛、褥疮、肺炎而在 20 岁前死亡。DCD 为非进展性运动功能障碍,且没有肌肉肥大或萎缩等发生,另外基因检测可予以很好地辨别开来。

2. 神经发育障碍性疾病

(1) 智力障碍:如果存在智力障碍,可能会有与智力障碍相符的运动能力的损害。但是,如果运动困难超出了智力障碍可以解释的程度,同时符合 DCD 的诊断标准,应同时诊断 DCD。

(2) ADHD:有 ADHD 的儿童,可能表现出跌倒、碰撞物体或撞翻东西。需要在不同场所中仔细观察,以确认运动能力的缺乏是否归因于注意力不集中和冲动。如果 ADHD 和 DCD 的诊断标准都符合,应给予两种诊断。

(3) ASD:有 ASD 的儿童可能对参与需要复杂协调性技能的任务不感兴趣,这会影响测评表现和功能,但不反映核心的运动能力。DCD 与 ASD 的共病很常见。如果两种诊断标准都符合,应给予两种诊断。

3. 营养和代谢性疾病

(1) 肥胖:肥胖可影响儿童的运动能力发育,这些儿童的肺活量比较低,身体素质,如耐力、爆发力、柔韧性,都明显低于正常体重的孩子;并可能会出现一些心理问题,比如过度压抑自我、自卑、孤僻等。肥胖儿童通常伴有不良的饮食习惯和/或家族史,可通过病史和体格检查与 DCD 相鉴别。

(2) 先天性甲状腺功能减退:是儿童时期常见的智残性疾病,早期无明显表现,一旦出现症状,则不可逆,又称呆小病,此病延迟发现对儿童智力发育影响很大,大于 10 个月发现、治疗的,智商只能达到正常的 80%,大于 2 岁发现的,智力落后不可逆,患儿多伴有特殊面容,如鼻梁低平、眼距宽、舌头大,颜面黏液性水肿。临床表现为智力迟钝、生长发育迟缓及基础代谢低下。可通过甲状腺功能相关化验和体格检查等予以鉴别。

(3) 营养不良:是指各种营养素摄入量不足,或者比例失衡,不能满足正常生命活动的需求,可对人体的心理和生理健康以及机体功能产生不良影响。可通过详细的病史采集和体格检查等予以鉴别。

4. 感觉异常 如视觉、听觉、触觉和本体觉功能、前庭功能障碍。

这类患儿可因感觉异常而出现运动功能障碍,详细的神经系统查体和相关辅助检查可鉴别。

5. **情绪障碍** 如焦虑、抑郁,可对患者的社会功能造成显著负面影响,可通过详细病史采集和相关量表予以鉴别。

6. **骨骼肌肉疾病** 如关节过度活动综合征,有引起关节过度伸展综合征的儿童,可表现出与 DCD 相似的症状。详细的体格检查可鉴别。

【治疗与干预】

DCD 对儿童的生长发育危害巨大,严重影响着儿童的身心健康,可产生一系列妨碍儿童生长发育的异常表现,如:由于运动量少导致儿童肥胖和抵抗力低下,动作"笨拙"可导致儿童学业成绩差,以及抑郁、焦虑等一系列心理问题。DCD 还经常共病其他神经发育障碍性疾病,如:ADHD、阅读障碍、学习障碍、言语/语言障碍、ASD等。因此,DCD 的治疗不能仅仅针对运动障碍本身,还要关注合并疾病。

1. **干预对象** 目前认为只要运动方面存在的障碍影响了儿童的日常生活、学习或社交互动,无论是确诊 DCD 还是仅疑似为 DCD 都应当开始积极的干预,尤其是年龄 <5 岁、虽未达到 DCD 诊断标准但表现出明显运动障碍的儿童。

2. **运动干预方法** 目前,DCD 的干预方法主要分为两大类:①过程导向法:为应用活动解决潜在行为问题的方法。②任务导向法:为解决行为问题本身的方法。根据《国际功能、残疾和健康分类》(International Classification of Functioning,Disability and Health,ICF)框架,上述两种干预方式的侧重点不同,第一种方法更注重躯体功能和结构损伤的恢复,后者旨在提高具体活动或参与的表现,干预内容为涉及技能表现的直接训练。尽管过程导向疗法很流行,但大多缺乏有效性的证据。相反,任务导向法可以使 DCD 儿童在短时间内取得更好的功能表现,比过程导向法更有效。研究还发现,任务导向法不仅对运动功能本身的提高有帮助,而且对书写流利性、注意力、焦虑情绪的缓解、同伴交往、心肺功能的提高有益。目前最新的国际 DCD 指南关于干预的建议是,如需进行干预,则建议使用以任务为导向的方法来提高 DCD 患儿的常用运动技能、基本运动技能和特定运动技能。

(1) 以过程为导向的方法:"以过程为导向"方法又称为"以缺陷为向导"方法。具体包括感觉统合训练、知觉运动治疗、过程导向训练等方法。"以过程为导向"方法认为神经功能和骨骼肌系统决定了动作表现能力,DCD 儿童功能紊乱是由这些系统中的一个或多个系统发生损伤或发育畸形造成的。因此该方法注重通过修复、改善感觉、动作、感觉统合系统等自身固有能力(underlying processes),最终达到干预治疗的目的。

1) 感觉统合训练:所谓感觉统合就是指大脑把通过身体各种感觉器官传来的感觉信息进行多次的组织分析、综合处理,做出正确决策,从而使整个机体和谐有效地运行的过程。在感觉统合训练中,通过给予儿童各种感觉方面的刺激,促进动作的发展以及高层级大脑品质的学习。这种通过潜在的感觉统合治疗会一定程度促进动作的发展,但这种提高并不意味着实用技能上的提高。时至今日,感觉统合治疗作为 DCD 儿童的有效干预手段仍缺乏实证支持。

2) 过程导向训练:在过程导向训练中,动觉在习得运动技能上起到关键作用。通过设计特定的动觉训练活动,提高 DCD 儿童的动作能力。正如 Laszlo 和 Bairstow 所描述,这种方法的优点是存在一种内在奖赏机制,对儿童的运动表现给予正向强化,在儿童能力范围内,理性地增加训练困难等级,通过强烈的动机效应和正向反馈,提升儿童自我成就感。对于过程导向方法的研究,其实证支持也是模凌两可的。因为它不能明确指定一项技能中哪些成分是通过感觉获得,哪些是通过运动获得。

3) 知觉运动治疗:知觉运动治疗是一种折中的训练方法,该方法主要在于给 DCD 的儿童以丰富的运动经验,辅以足够多的技能训练,从而改善儿童的运动缺陷。研究显示,接受知觉运动训练的儿童运动能力提升等于或者高于接受感觉统合或者过程导向训练的儿童。

（2）以任务为导向的方法：以任务为导向的方法包括特定任务干预（task-specific approaches）、以认知为导向的日常作业训练（Cognitive Orientation to daily Occupational Performance，COOP）、神经动作任务训练（Neuromotor Task Training，NTT）以及运动想象训练等。

1）特定任务干预：特定任务干预主张直接进行动作技能的传授，认为动作表现是通过学习某项特定动作技能而获得。治疗师帮助儿童将需训练的特定动作任务分解成若干部分，分步骤教授儿童进行动作学习和动作控制，然后将分步动作组合起来形成整体的动作任务，进一步促使儿童完成更加复杂的精细动作和协调动作。通过系列动作训练，帮助儿童循序渐进地发展走、跑、跳等基本动作技能，并提高动作协调性、身体平衡性、运动控制能力，达到改善动作障碍，提高精细和复杂动作技能的目的。需要注意的是，在干预过程中，治疗师要鼓励儿童去尝试各种特殊技能，同时要照顾到关键的任务元素和任务动态，并通过各种方式提供线索和反馈信息引起儿童对技能关键方面的注意；在学习的各个阶段，通过姿势、语言和视觉提示，以及口头自我指导的方法鼓励儿童学习技能。该方法对于复杂技能的训练，学习过程可能相当漫长，在某些情况下，儿童会感到不耐烦，效果不佳；而对于像投掷和跳跃等简单的技能训练，在至少8个疗程（每个疗程20分钟）学习后运动表现可以改善到与其年龄相当的水平。

2）以认知为导向的日常作业训练（COOP）：COOP以GPDC为结构框架，是一种以儿童为中心，发现问题—解决问题的干预方法。G（Goal）为目标，让儿童提出应该做些什么；P（Plan）为计划，让儿童思考应该如何计划完成技巧；D（Do it）为执行计划，C（Check）为检验，检验计划完成情况。COOP通过建立任务、调节行为来达到目标，并把这一解决问题的模式转化到日常生活中。儿童通过自我口头引导完成GPDC过程，以完成动作的学习。治疗师在这种方法中主要起引导、帮助儿童解决如何在众多的动作技能中提高其动作表现。COOP的干预效果优于感觉统合训练、运动疗法等传统治疗方式，可减轻运动功能的损害、提高运动能力、改善自我认知水平，进而提高日常生活质量和社交水平。尽管研究发现 COOP 使 DCD 儿童获益良多,但是也存在一定局限性。由于该方法要求儿童具备足够的认知水平来自己设定目标,并有足够的语言能力与治疗师进行沟通和互动,所以对低龄儿童或智力低下的儿童是不可行的。

3) 神经运动任务训练(NTT):NTT 是一种混合的方法,从动作学习的理论上看,该方法强调重复学习某项动作,并从中学习动作技能。从生态学方法上看,该方法强调将任务和环境相联系,选择有效的手段提高儿童在某个特定情境下的动作技能。NTT 可提高 DCD 儿童的粗大运动和精细运动能力,对运动技能的提高、肌肉力量的改善和心肺功能的提高有显著作用。

4) 运动想象训练:运动想象训练运用了内化模式理论,促使儿童在没有明显动作的情况下预测运动结果。经过一段时间的实践,使儿童能够利用视觉和运动内在感觉间的联系,对自身的运动结果做出适当预测;这种方法可减少前馈规划中的错误。运动想象训练作为一种学习前馈规划的策略,对 DCD 患儿的运动技能有积极的作用。

3. 共患病治疗　单纯的 DCD 并没有特效药物治疗,但对于共病 ADHD 的 DCD 儿童,哌醋甲酯可能有利于解决这些儿童在精细运动技能和书写方面的某些问题,其书写的准确性可能会提高,但流畅度可能会下降。需要注意的是,对于 DCD 共病 ADHD 的患儿,尽管在多学科综合治疗方案中已经涉及教育、社会心理调节并接受哌醋甲酯治疗,但仍有 50% 的患儿需要额外的运动治疗。因此,哌醋甲酯不是治疗 DCD 共病 ADHD 儿童的唯一方法。除 ADHD 外,DCD 还经常共病阅读障碍、学习障碍、言语/语言障碍、ASD、抑郁和焦虑等等,针对这些疾病,应采取教育训练、心理行为干预等方法,并及时转诊到专科进行综合治疗。

➢ 附：发育性协调障碍的诊治流程图

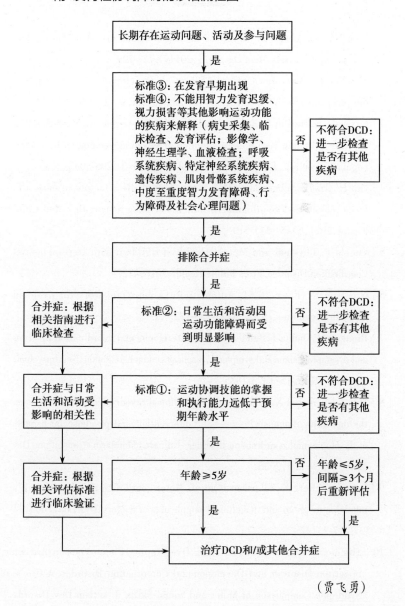

长期存在运动问题、活动及参与问题

↓是

标准③：在发育早期出现
标准④：不能用智力发育迟缓、视力损害等其他影响运动功能的疾病来解释（病史采集、临床检查、发育评估；影像学、神经生理学、血液检查；呼吸系统疾病、特定神经系统疾病、遗传疾病、肌肉骨骼系统疾病、中度至重度智力发育障碍、行为障碍及社会心理问题）

→否 不符合DCD：进一步检查是否有其他疾病

↓是

排除合并症

↓是

合并症：根据相关指南进行临床检查 ← 标准②：日常生活和活动因运动功能障碍而受到明显影响 →否 不符合DCD：进一步检查是否有其他疾病

↓是

合并症与日常生活和活动受影响的相关性 ← 标准①：运动协调技能的掌握和执行能力远低于预期年龄水平 →否 不符合DCD：进一步检查是否有其他疾病

↓是

合并症：根据相关评估标准进行临床验证 ← 年龄≥5岁 →否 年龄≤5岁，间隔≥3个月后重新评估

↓是

治疗DCD和/或其他合并症

（贾飞勇）

243

参考文献

[1] First MB. Diagnostic and statistical manual of mental disorders. 5th ed. and clinical utility. J Nerv Ment Dis, 2013, 201 (9): 727-729.

[2] Zwicker JG, Missiuna C, Harris SR, et al. Developmental coordination disorder: a review and update. Eur J Paediatr Neurol, 2012, 16 (6): 573-581.

[3] Caravale B, Herich L, Zoia S, et al. Risk of Developmental Coordination Disorder in Italian very preterm children at school age compared to general population controls. Eur J Paediatr Neurol, 2019, 23 (2): 296-303.

[4] van Hoorn JF, Schoemaker MM, Stuive I, et al. Risk factors in early life for developmental coordination disorder: a scoping review. Dev Med Child Neurol, 2021, 63 (5): 511-519.

[5] Cacola P. Physical and Mental Health of Children with Developmental Coordination Disorder. Front Public Health, 2016, 4: 224.

[6] Nicolson RI, Fawcett AJ. Automaticity: a new framework for dyslexia research? Cognition, 1990, 35 (2): 159-182.

[7] Biotteau M, Danna J, Baudou E, et al. Developmental coordination disorder and dysgraphia: signs and symptoms, diagnosis, and rehabilitation. Neuropsychiatr Dis Treat, 2019, 15: 1873-1885.

[8] Hua J, Du W, Dai X, et al. International clinical practice recommendations on the definition, diagnosis, assessment, intervention, and psychosocial aspects of developmental coordination disorder -Chinese (Mandarin) translation. Dev Med Child Neurol, 2020.

[9] Iversen S, Berg K, Ellertsen B, et al. Motor coordination difficulties in a municipality group and in a clinical sample of poor readers. Dyslexia, 2005, 11 (3): 217-231.

[10] Sumner E, Leonard HC, Hill EL. Overlapping Phenotypes in Autism Spectrum Disorder and Developmental Coordination Disorder: A Cross-Syndrome Comparison of Motor and Social Skills. J Autism Dev Disord, 2016, 46 (8): 2609-2620.

［11］Hamstra-Bletz L,Blote AW. A longitudinal study on dysgraphic handwriting in primary school. J Learn Disabil,1993,26(10):689-699.

［12］Prunty M,Barnett AL,Wilmut K,et al. Visual perceptual and handwriting skills in children with Developmental Coordination Disorder. Hum Mov Sci, 2016,49:54-65.

［13］Wilson BN,Crawford SG,Green D,et al. Psychometric properties of the revised Developmental Coordination Disorder Questionnaire. Phys Occup Ther Pediatr,2009,29(2):182-202.

［14］Brown T,Lalor A. The Movement Assessment Battery for Children-Second Edition(MABC-2):a review and critique. Phys Occup Ther Pediatr,2009,29 (1):86-103.

［15］Okuda P,Pangelinan M,Capellini SA,et al. Motor skills assessments:support for a general motor factor for the Movement Assessment Battery for Children-2 and the Bruininks-Oseretsky Test of Motor Proficiency-2. Trends Psychiatry Psychother,2019,41(1):51-59.

［16］Smits-Engelsman BC,Blank R,van der Kaay AC,et al. Efficacy of interventions to improve motor performance in children with developmental coordination disorder:a combined systematic review and meta-analysis. Dev Med Child Neurol,2013,55(3):229-237.

［17］Farhat F,Hsairi I,Baati H,et al. The effect of a motor skills training program in the improvement of practiced and non-practiced tasks performance in children with developmental coordination disorder(DCD). Hum Mov Sci, 2016,46:10-22.

［18］Polatajko HJ,Mandich AD,Miller LT,et al. Cognitive orientation to daily occupational performance(CO-OP):part Ⅱ-the evidence. Phys Occup Ther Pediatr,2001,20(2-3):83-106.

［19］Thornton A,Licari M,Reid S,et al. Cognitive Orientation to(Daily)Occupational Performance intervention leads to improvements in impairments,activity and participation in children with Developmental Coordination Disorder. Disabil Rehabil,2016,38(10):979-986.

[20] Ferguson GD,Jelsma D,Jelsma J,et al. The efficacy of two task-orientated interventions for children with Developmental Coordination Disorder: Neuromotor Task Training and Nintendo Wii Fit Training. Res Dev Disabil, 2013,34(9):2449-2461.

[21] Farhat F,Masmoudi K,Hsairi I,et al. The effects of 8 weeks of motor skill training on cardiorespiratory fitness and endurance performance in children with developmental coordination disorder. Appl Physiol Nutr Metab,2015,40 (12):1269-1278.

[22] Mai JN,Jin XK. Diagnosis and treatment of developmental motion coordination disorder. Zhonghua Er Ke Za Zhi,2010,48(2):115-117.

[23] Wann J. Current approaches to intervention in children with developmental coordination disorder. Dev Med Child Neurol,2007,49(6):405.

[24] Laszlo JI,Bairstow PJ. Kinaesthesis:its measurement,training and relationship to motor control. Q J Exp Psychol A,1983,35(Pt 2):411-421.

[25] Mai JN,Jin XK. Diagnosis and treatment of developmental motion coordination disorder. Zhonghua Er Ke Za Zhi,2010,48(2):115-117.

[26] Miller LT,Polatajko HJ,Missiuna C,et al. A pilot trial of a cognitive treatment for children with developmental coordination disorder. Hum Mov Sci,2001, 20(1-2):183-210.

[27] Wann J. Current approaches to intervention in children with developmental coordination disorder. Dev Med Child Neurol,2007,49(6):405.

[28] Niemeijer AS,Schoemaker MM,Smits-Engelsman BC. Are teaching principles associated with improved motor performance in children with developmental coordination disorder? A pilot study. Phys Ther,2006,86(9):1221-1230.

[29] Wilson PH,Thomas PR,Maruff P. Motor imagery training ameliorates motor clumsiness in children. J Child Neurol,2002,17(7):491-498.

[30] Wilson PH,Adams IL,Caeyenberghs K,et al. Motor imagery training enhances motor skill in children with DCD:A replication study. Res Dev Disabil, 2016,57:54-62.

[31] Flapper BC,Houwen S,Schoemaker MM. Fine motor skills and effects of

methylphenidate in children with attention-deficit-hyperactivity disorder and developmental coordination disorder. Dev Med Child Neurol, 2006, 48(3):165-169.

[32] Schoemaker MM, Flapper BC, Reinders-Messelink HA, et al. Validity of the motor observation questionnaire for teachers as a screening instrument for children at risk for developmental coordination disorder. Hum Mov Sci, 2008, 27(2):190-199.

二、刻板运动障碍

【概述】

刻板运动障碍(stereotypic movement disorders, SMD)是指一种以随意的、反复的、无意义的、节律性运动为主要临床表现的神经发育障碍性疾病。SMD 通常起病于 3 岁前,部分可持续到成年。SMD 可发生于发育正常儿童,也可继发于存在躯体疾病、遗传病或神经发育障碍疾病的儿童,常伴有其他心理行为障碍,如孤独症谱系障碍、焦虑症、强迫症、注意缺陷多动障碍、抽动障碍等。在发育正常的儿童中,简单 SMD 患病率大约 20%~70%,复杂 SMD 患病率大约为 3%~4%。在发育障碍性疾病中,SMD 患病率为 61%。SMD 病因及发病机制尚不明确,目前认为是遗传、生物、心理环境因素共同作用所致。大多数原发性 SMD 症状轻,不引起严重的功能损害,无须特殊治疗。若刻板运动严重、频繁,造成躯体损伤者或共患精神行为障碍,影响学习、生活或社交功能,需要予以心理行为干预和药物治疗。

【病因及发病机制】

SMD 的病因及发病机制尚未明确,可能是遗传因素、生物因素、心理环境因素等相互作用的结果。

1. **遗传因素** SMD 存在家族聚集性,其一级亲属患病率为 17%~39%。尽管存在明显的遗传易感性,但尚未发现与 SMD 相关的明确遗传标记。

2. **生物因素** SMD 患者脑结构改变存在异质性,目前研究主要集中在基底节、纹状体,但研究报道并不一致。有报道指出 SMD 患者基底节、纹状体体积增大,也有报道指出 SMD 患者额叶白质、基底节、纹状体尾状核体积减小。SMD 的发生可能与皮质-纹状体-丘脑-皮质回路的功能失调有关。研究表明 SMD 患儿前额叶背侧纹状体多巴胺分泌过多,纹状体和前扣带皮层 Y-氨基丁酸水平降低。

3. 心理环境因素　一种假说认为在刺激不足的环境中,刻板运动是应对无聊的一种方式;在过度刺激的环境中,刻板运动是身体表达或处理兴奋的一种方式。因此心理环境因素如压力大、焦虑、兴奋、注意力集中、无聊、疲劳时通常会诱发或加重刻板运动。

【诊断】

1. 临床表现　SMD 通常发生于 3 岁前,80% 患儿 2 岁前起病,发病高峰在 12 个月左右,部分患者可以持续到青春期和成年。其主要临床表现为摇摆躯体、摇摆头、拔毛、捻发、咬指甲、吮拇指或挖鼻孔等。持续时间一般在数秒到数分钟,可在睡眠时消失。当患者压力大、焦虑、兴奋、注意力集中、无聊、疲劳时通常会诱发或加重刻板运动。刻板运动可给儿童带来愉快的体验,其往往不愿意被父母、老师或其他人打断。年长儿童或者成年人在别人面前可能会刻意压抑刻板运动,或者做其他动作来掩盖刻板运动。但与抽动障碍不同,SMD 患者在出现刻板运动之前通常不会有先兆冲动,因此无法利用这种感觉来抑制他们的运动。

SMD 有以下几种分类:

(1) 根据刻板运动的复杂程度可以分为简单刻板运动和复杂刻板运动。简单刻板运动又称生理刻板行为或者习惯行为,包括抖腿、转头发、吸吮拇指、咬指甲、咬牙/磨牙。复杂刻板运动是更为复杂的运动,例如拍手、手/手臂挥舞、旋转或开合双手、手指摆动、张嘴、口面部运动、自残行为等,自残行为往往不是单一存在,多与其他刻板运动并存。复杂刻板运动的发病也与额颞痴呆、精神分裂症、肿瘤,感染或自身免疫性疾病,以及抗精神病药,苯丙胺或可卡因等药物相关。在发育正常的儿童中,简单刻板运动患病率大约 20%~70%,复杂刻板运动患病率大约为 3%~4%。

(2) 根据是否继发于其他神经系统疾病,SMD 可分为原发性和继发性两类。原发性 SMD 多发生于没有潜在神经发育障碍疾病风险和智力正常的儿童。继发性 SMD 多继发于其他神经系统疾病,如孤独症谱系障碍,智力障碍,感觉缺失(如失明)或遗传疾病(Rett 综合征)等。在发育障碍性疾病儿童中,SMD 患病率为 61%,在孤独症谱系障碍儿童中 SMD 的患病率高达 88%,且 ASD 患者刻板运动程度越重,其社交功能损害、智力水平损害越明显、社会适应性越差。失明等感觉缺陷的儿童发生 SMD 的概率较高,70% 的失明儿童患有 SMD,刻板运动表现为:身体摇晃(30%),重复把弄物体(31%),手和手指的运动(28%),眨眼、戳眼(31%)。

(3) 根据疾病严重程度,SMD 可分为轻度、中度及重度。轻度指症状很容易被感觉的刺激或分神抑制住。中度指症状需要明确的防护措施和行为矫正。重度指需要持续的监控和防护措施以防止发生严重的伤害。

2. **辅助检查**　与其他儿童神经发育障碍性疾病一样,本病常会合并一种甚至多种发育行为问题,因此,临床工作中不但要关注原发病,也要兼顾共患病,只有做到全面评估,才能正确诊断、治疗,使患者获得长期良好的预后。因此不仅要对刻板运动进行评估,对认知、行为及社会适应能力等进行评估,对与 SMD 相关的神经/精神疾病共患病的评估也是评估过程中的重要部分。神经影像学检查(头部 CT 或核磁共振等)及脑电图检查可除外有无器质性病变以及癫痫发作。

(1) 刻板运动的评估:刻板运动评估量表主要包括刻板运动严重程度量表(Motor Stereotypy Severity Scale,MSSS)、刻板行为量表(Repetitive Behavior Scale,RBS)和行为问题清单(Behavior Problems Inventory,BPI)。MSSS 用于评估刻板运动的数量、频率、强度和整体损害。RBS 包括 6 个子量表,分别评估刻板行为、自残行为、仪式行为、强迫行为、单调行为、受限行为。BPI 包含三个子量表,分别评估自残行为、刻板行为、攻击/破坏性行为。

(2) 认知、行为及社会适应能力评估:认知、行为及社会适应能力的评估包括韦氏幼儿智力量表中文版(Wechsler preschool and

primary scale of intelligence，WPPSI）、韦氏儿童智力量表第 4 版中文版（Wechsler Intelligence Scale for Children Ⅳ，WISC-Ⅳ）、格赛尔发育量表（Gesell Developmental Scale）、格里菲斯发育评估量表中文版（Griffiths Development Scales-Chinese Edition，GDS-C）、儿童行为量表（Child Behavior Checklist，CBCL）和婴儿-初中生社会生活能力量表等。

（3）共患病的评估：SMD 可与其他神经发育障碍性疾病（如注意缺陷多动障碍、抽动障碍、发展性协调障碍、孤独症谱系障碍）或精神障碍（如强迫障碍、焦虑障碍）共患。常用的注意缺陷多动障碍评估量表有 Conners 儿童行为量表（教师版本和父母版本）、注意缺陷多动障碍筛查量表（Swanson Nelon and Pelham，SNAP-Ⅳ）和 Vanderbilt 注意缺陷多动障碍评定量表（教师版本和父母版本）等。抽动障碍评估包括 Tourette 综合征严重程度量表（Tourette Syndrome Severity Scale，TSSS），Tourette 综合征综合量表（Tourette Syndrome Global Scale，TSGS），YGTSS 等。发展性协调障碍的评估包括发展性协调障碍问卷（developmental coordination disorder questionnaire-revised，DCDQ-R），儿童运动评定量表 2（movement assessment battery for children 2，MABC-2），Bruininks-Oseretsky 动作熟练度评测第 2 版（Bruininks-Oseretsky test of motor proficiency，BOTMP-2）等。常用的孤独症谱系障碍的评估包括交流与象征性行为量表（communication and symbolic behavior scales，CSBC），改良婴幼儿孤独症量表修订版（modified checklist for autism in toddlers，M-CHAT），孤独症行为检核表（autism behavior checklist，ABC），儿童孤独症评定量表（childhood autism rating scale，CARS），孤独症诊断观察表（autism diagnostic observation schedule，ADOS），孤独症诊断改良问卷（autism diagnostic interview-revised，ADI-R），社会反应量表（social responsiveness scale，SRS）和社会交往问卷（social communication questionnaire，SCQ）等。强迫障碍、焦虑障碍评估包括耶鲁布朗强迫症状量表（Yale-Brown Obsessive-Compulsive Scale，YBOCS）、儿童版 Y-BOCS 量表（Children's Yale-Brown Obsessive-Compulsive Scale，CY-BOCS）、焦虑抑郁自评量表（Self-Rating Anxiety Scale，SAS 和 Self-Rating Depression Scale，SDS）、汉密尔斯焦虑抑郁量

表(Hamilton Anxiety Scale HAMA，Hamilton Depression Scale，HAMD)等。

3. **诊断标准** 依据《美国精神疾病诊断与统计手册》第 5 版(giagnosticand statistical manual of mental disorders 5th，DSM-5)的诊断标准，具体如下：

A. 重复的、看似被驱使的、显然是漫无目的的运动行为(例如，手或挥手、摆动身体、撞头、咬自己、打自己的身体)；

B. 重复的运动行为干扰了社交、学业或其他活动，可能导致自我伤害；

C. 症状发生于发育早期；

D. 重复的运动行为不能归因于某种物质的生理效应或神经疾病，也不能用其他神经发育或精神障碍来更好地解释(例如，拔毛障碍、强迫症)；

与已知的躯体疾病或遗传病或神经发育障碍或环境因素有关的刻板运动障碍，记录为与(疾病、障碍的名称或因素)有关的刻板运动障碍(例如，与 Lesch-nyhan 综合征有关的刻板运动障碍)。

4. **共患病** 90% 的 SMD 患儿共患一种或多种心理行为障碍，如注意缺陷多动障碍(63%)、抽动障碍(22%)、强迫障碍(35%)、焦虑障碍(73%)、发展性协调障碍(33%)等。共患病增加了疾病复杂性和严重性，影响了患儿生活、学习、社会适应能力、社交活动的健康发展。

【鉴别诊断】

1. **抽动障碍** 刻板运动的发病年龄(小于 3 岁)早于抽动发病年龄(平均 5~7 岁)。抽动之前往往会有一个先兆感觉，一旦动作完成，先兆感觉会减轻。SMD 没有先兆感觉，且刻板运动会给患者带来愉悦感，被别人打扰时候经常会出现沮丧或烦恼的情况。抽动单次发作持续的时间较短，一般为几秒钟，而刻板行为持续的时间较长，可由几秒钟至几分钟。与抽动不断发展的模式相比，SMD 运动的模式相对比较固定。在治疗方面，两者均可以通过行为疗法得到缓解，药物可以改善抽动症状，SMD 尚无特效药物。

2. **孤独症谱系障碍** 常见有刻板运动，表现为手部或手指活动、头或躯体摇旋转动作等，但孤独症有显著的社会交往损害和语言交流障碍,两者可鉴别。

3. **癫痫** 癫痫发作可有摇头、撞头等症状,发作时往往伴随意识障碍、大小便失禁,且脑电图见癫样放电,抗癫药可减少发作。SMD通常在兴奋或无聊时诱发,可人为中断。而癫痫发作通常不能由注意力、情绪等诱发且不能人为中断。通过仔细询问病史通常可以鉴别。

4. **特殊习惯** 是正常活动所附加的手势(例如在等球时棒球运动员的习惯动作)。这些运动通常是个人所独有的,很少重复,不会成簇出现,持续时间短,并且不像刻板运动那样复杂。

5. **强迫症** 是一种较为常见的精神疾病,以反复出现的强迫观念、强迫冲动或强迫行为等为主要表现,常见的强迫症状包括反复洗手、检查仪式、强迫要求对称和反复触摸等。多数患者认为这些观念和行为不必要或不正常,违反了自己的意愿,但无法摆脱,为此深感焦虑和痛苦。仔细询问病史,一般可与 SMD 鉴别。

【治疗】

大部分 SMD 症状较轻,不会引起严重的身体损害或功能障碍,无须特殊治疗。若刻板运动严重、频繁,造成躯体损伤或共患精神行为障碍,影响其学习、生活或社交活动,需给予心理行为干预和药物治疗。

1. **心理行为干预** 医护人员帮助患儿及家长正确认识本病,为患儿创造轻松愉快、稳定、安全的生长环境,合理安排好患儿日常生活,鼓励引导患儿参加各种有趣的游戏和活动,转移其注意力,避免过度劳累及紧张疲劳。

习惯逆转训练(habit reversal training,HRT)可有效减少患儿刻板运动的频率。HRT 主要包括觉察训练、对抗反应、激发动机和泛化训练四部分,其中觉察训练和对抗反应是 HRT 的核心疗法。HRT 是通过教会患者意识或辨别出自己的刻板运动,并运用引起刻板运动肌肉的拮抗肌完成对抗反应,取代原有的刻板运动,从而抑制刻板运动的产生。家长及老师需积极鼓励患者取得的成就,激发动机,并逐渐将已学会的对抗反应行为泛化至家庭、学校、公共场所等多情景中。行为治疗需要患者积极参与,所以患者必须具有一定的认知理解能力,故对于智力障碍、年小患者效果欠佳。

2. 药物治疗 针对 SMD,尚无特效药物。对影响日常生活、学习或社交活动的重度或继发性刻板运动障碍患儿,心理行为干预效果不佳时,可试用药物治疗。证据表明抗精神病药(如氟哌啶醇、氯氮平、利培酮、奥氮平、阿立哌唑等)可减少孤独症谱系障碍儿童的刻板动作。对共患注意缺陷多动障碍或者品行障碍的复杂性 SMD 患者,给予药物治疗(如哌甲酯、托莫西汀等)后,刻板运动严重程度无明显变化。

> 附:刻板运动障碍的诊治流程图

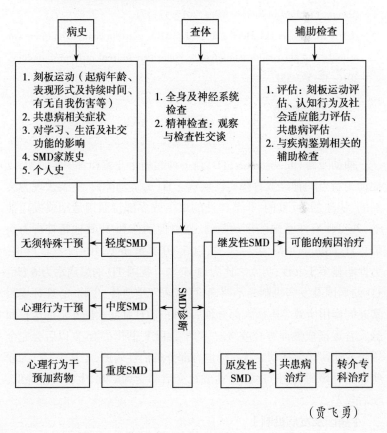

(贾飞勇)

参考文献

［1］Katherine M. Stereotypic Movement Disorders.Semin Pediatr Neurol,2018, 25:19-24.

［2］Singer HS. Stereotypic movement disorders.Handb Clin Neurol,2011,100: 631-639.

［3］Martino D,Hedderly T.Tics and stereotypies:A comparative clinical review. Parkinsonism Relat Disord,2019,59:117-124.

［4］Péter Z,Oliphant ME,Fernandez TV.Motor Stereotypies:A Pathophysiological Review. Frontiers in Neuroscience,2017,11:171.

［5］Harris AD,Singer HS,Horska A,et al. GABA and Glutamate in children with primary complex motor stereotypies. American Journal of Neuroradiology, 2016,37:552-557.

三、抽动障碍

【概述】

抽动障碍(tic disorders,TD)是一种起病于儿童和青少年时期,以抽动为特点的神经发育障碍性疾病。TD 为运动障碍,主要表现为突然的、快速的、反复的、非节律性的单一或多部位肌肉运动或发声抽动,并可伴有注意缺陷多动障碍、强迫性动作和/或其他精神行为疾病。TD 的起病年龄为 2~21 岁,以 5~10 岁最多见,10~12 岁最严重;男性明显多于女性,男女之比为(3~5):1。我国 TD 的患病率为 6.1%。TD 的病因及发病机制尚不明确,目前认为是遗传、生物、心理环境因素共同作用所致。本病大部分预后良好。TD 症状会随年龄的增长和脑发育逐渐成熟而减轻或缓解,约半数以上患儿在 16 岁以后会完全缓解或遗留轻微抽动症状。但也有部分难治性病例,尤其伴发行为症状和精神障碍者,其学习、生活或社交活动受到影响,生活质量降低,预后较差。

【病因及发病机制】

TD 的病因及发病机制尚未完全明确,其病因复杂,与遗传因素、神经生化因素、心理因素和环境因素等有关,可能是多种因素在发育过程中相互作用的综合结果。

1. **遗传因素**　在有 TD 先证者的家庭中,TD 的发生率约为40%~50%。但目前关于 TD 的遗传方式仍不清楚,也未发现明确的致病基因。

2. **神经生化因素**　TD 与神经生化因素之间的关系非常复杂,且尚无最后定论。患儿可能存在以下异常:多巴胺活动过度或受体超敏;苍白球等部位谷氨酸水平增高;去甲肾上腺素功能失调;5-羟色胺水平降低;乙酰胆碱不足,活性降低;γ-氨基丁酸抑制功能降低;基底节和下丘脑内啡肽功能障碍。神经递质发生紊乱,从而出现神经功能障碍。

3. **心理环境因素**　抽动症状明显与心理因素相关。惊吓、情绪激动、忧伤、惊恐电影、精神创伤(家庭、学校、社会)、精神压力过大(如学习、工作压力等)、疲劳(剧烈体育运动、长时间接触电子屏幕)等均可诱发或加重抽动。

4. **其他因素**　神经免疫因素(A 组 β 溶血性链球菌等)、围产期因素(母孕期情绪不良、吸烟、饮酒、新生儿宫内窒息、宫内感染等)、过敏因素、饮食因素(食用含有咖啡因、精制糖、甜味剂、辛辣食物等)、药物因素(氯氮平、卡马西平、哌甲酯等)、维生素 D_3 缺乏等可能与 TD 的发病及加重有关。

【诊断】

1. **临床表现**

(1) 起病年龄:抽动障碍的起病年龄为 2~21 岁,以 5~10 岁最多见,10~12 岁最严重;男性明显多于女性,男女之比为(3~5):1。

(2) 抽动分类:抽动的表现复杂多样,根据抽动的表现形式将抽动症状分为运动性抽动和发声性抽动。根据抽动的临床特点将运动性抽动和发声性抽动分别分为简单运动性抽动和复杂运动性抽动,简单发声性抽动和复杂发声性抽动。抽动的分类见表 5-5。

1) 简单运动性抽动:一块或几块肌肉快速无意义的收缩,如眨眼、扬眉、张嘴、动鼻子和耸肩等。

表 5-5 抽动的分类

抽动类型	简单抽动	复杂抽动
运动性抽动	眨眼、斜眼、皱眉、扬眉、张口、伸舌、噘嘴、歪嘴、舔嘴唇、皱鼻、点头、仰头、摇头、转头、斜颈、耸肩、动手指、搓手、握拳、动手腕、举臂、伸展或内旋手臂、动脚趾、伸腿、抖腿、踮脚、蹬足、伸膝、屈膝、伸髋、屈髋、挺胸、收腹、扭腰等	挤眉弄眼、扮"鬼脸"、眼球转动、旋钮手指、甩手、拍手、挥舞上臂、刺戳动作、四肢甩动、用拳击胸、弯腰动作、下颌触膝、扭动躯干、跳动、下蹲、跪姿、踢腿、靠膝、跺脚、蹦、跳、扔、触打、嗅、修饰发鬓、走路转圈、后退动作等
发声性抽动	单音、吸鼻音、吼叫、哼哼声、清嗓子、咳嗽声、吱吱声、尖叫声、喊叫声、咕噜声、吐唾沫、吹口哨声、吸吮声、犬吠声、鸟叫声等	单词、词组、短语、短句、重复单词或短语、重复语句、模仿言语、秽语等

2）复杂运动性抽动：看似有目的的动作，动作较慢，时间较长，动作看起来更协调，可能包含一组动作。如：挤眉弄眼、扮"鬼脸"和四肢甩动等。

3）简单发声性抽动：突然出现的无意义的噪音或声音，如吸鼻子，清嗓子和鸟叫声等。

4）复杂发声性抽动：为突然出现的，听似有意义的单词、音节或短语，可表现为重复言语（快速重复自己的话或短语）、模仿言语（重复别人的话或短语）、秽语（强迫说出淫秽的话或短语）。

40%~55% 的患儿于运动性抽动或发声性抽动之前有身体局部不适感，称为感觉性抽动，被认为是前驱症状。年长儿尤为多见，包括压迫感、紧绷感、烧灼感、痒感、热感、冷感、疼痛感或其他异样感觉。

（3）抽动特点：抽动表现为一种突然的、快速的、反复的、非节律性的肌肉收缩。抽动特点总结如下：

1）抽动障碍通常以眼部、面部或头部的抽动首发，如眨眼、歪嘴动作或摇头等，而后逐步向颈、肩、肢体或躯干发展。以眼部抽动作为首发症状者占 38%~59%,眨眼是最常见的首发症状。发声性抽动作为 TD 的首先症状者占 12%~37%,通常由清嗓子、干咳、嗅鼻、犬吠声或尖叫等发声组成,其中以清嗓子最为常见。可从简单运动性抽动发展为复杂运动性抽动。

2) 抽动症的频率和强度在病程中呈现波动性特征,时好时坏,可以暂时或长期自然缓解,也可以因某些诱因而使抽动症状加重或减轻。紧张、焦虑、情绪低落、生气、惊吓、兴奋、疲劳等可诱发或加重抽动症状。注意力集中、放松、情绪稳定可减轻抽动症状。

3) 抽动的表现形式可以从一种形式转变为另一种形式,新的抽动症状可以代替旧的抽动症状,或在原有抽动症状的基础上又出现新的抽动症状。

4) 抽动可以暂时压抑,却无法持续克制,且可能在暂时压抑后有报复性抽动频率增加。

(4) 严重程度判定:根据抽动症状对患儿生活、学习和社交活动的影响,分为轻度、中度、重度。轻度:抽动症状轻,对患儿生活、学习和社交活动无明显影响。中度:抽动症状较重,但对患儿生活、学习和社交活动影响较小。重度:抽动症状重,明显影响了患儿生活、学习或社交活动等。评估抽动严重程度也可采用耶鲁综合抽动严重程度量表(Yale Global Tic Severity Scale,YGTSS)进行量化评定,抽动严重程度判定标准:YGTSS 总分 <25 分属轻度;25~50 分属中度;>50 分属重度。

2. **辅助检查** 对 TD 的病情评估,须进行全面的评估,不仅要对抽动症状进行评估,还要评估抽动的性质、病程、当时的功能状况,共患病的情况以及对社交、家庭、学校生活的影响程度等。详细询问病史是正确诊断的前提,体格检查包括神经、精神检查。TD 病情严重程度评定量表是基于医生在临床访问时的直接观察或者从患者及其家属那里所获得的资料判定的。应用较多的有以下几种:Tourette 综合征严重程度量表(Tourette Syndrome Severity Scale,TSSS)、Tourette 综合征综合量表(Tourette Syndrome Global Scale,TSGS)、YGTSS 等。心理测验如注意缺陷多动障碍 SNAP-IV评定量表(Chinese version of Swan-

son Nolan and Pelham,Version Ⅳ,SNAP-Ⅳ)、Conners 量表、儿童行为量表(Child Behavior Checklist,CBCL)、婴儿-初中生社会生活能力量表等评估共患病及患儿社会适应能力。实验室检查如微量元素、钙磷碱性磷酸酶、维生素 D_3 等检测患儿营养状况。神经影像学检查头部 CT 或磁共振等及脑电图检查除外有无器质性病变以及癫痫发作。

3. **诊断标准**　根据临床特点和病程长短,TD 分为短暂性 TD、慢性 TD 和 Tourette 综合征(Tourette syndrome,TS)3 种类型。其诊断依据《美国精神疾病诊断与统计手册》第 5 版(Diagnostic and statistical manual of mental disorders 5th,DSM-5)的诊断标准,具体如下:

短暂性 TD:①单一或多种运动性抽动和/或发声性抽动;②自第一次抽动发生起持续少于 1 年;③于 18 岁之前发生;④这种障碍不能归因于某种物质(例如,可卡因)的生理效应或其他躯体疾病(例如,亨廷顿舞蹈症、病毒后脑炎);⑤不符合慢性 TD 或 TD 的诊断标准。

慢性 TD:①单一或多种运动性抽动或发声性抽动持续存在于疾病的病程中,病程中只有 1 种抽动形式出现;②抽动的频率可以增多或减少,但自第一次抽动发生起持续至少 1 年;③于 18 岁之前起病;④这种障碍不能归因于某种物质(例如,可卡因)的生理效应或其他躯体疾病(例如,亨廷顿舞蹈症、病毒后脑炎);⑤不符合 TS 的诊断标准。

TS:①具有多种运动性抽动及 1 种或多种发声性抽动,但二者不一定同时出现;②抽动的频率可以增多或减少,但自第一次抽动发生起持续至少 1 年;③于 18 岁以前起病;④这种障碍不能归因于某种物质(例如,可卡因)的生理效应或其他躯体疾病(例如,亨廷顿舞蹈症、病毒后脑炎)。

有些患儿不能归于上述任一类型诊断,属于尚未界定的其他类型 TD,如成年期发病的 TD(迟发性 TD)。而难治性 TD 是近年来临床逐渐形成的新概念,尚无明确定义,通常认为是指经过盐酸硫必利、阿立哌唑等抗 TD 药物足量规范治疗 1 年以上无效,病程迁延不愈的 TD 患者。

4. 共患病　50%~60% 的 TD 患儿伴有 1 种或 1 种以上心理行为障碍,包括注意缺陷多动障碍(35%~80%)、强迫障碍(25%~60%)、学习障碍(24%~50%)、睡眠障碍(12%~44%)、情绪障碍(21%)、自伤行为(17%~53%)等。其中最常见的是注意缺陷多动障碍和强迫障碍。共患病增加了疾病复杂性和严重性,影响了患儿生活、学习、社会适应能力、社交活动的健康发展。

【鉴别诊断】

1. 神经发育障碍性疾病

(1) 注意缺陷多动障碍:多动症是儿童时期常见的行为障碍,主要表现为与其年龄不相称的明显的注意力不集中、活动过多、任性冲动和学习困难。与 TD 是两种截然不同的疾病。

(2) 刻板运动障碍:刻板运动障碍没有先兆感觉,且刻板运动往往会给患者带来愉悦感,被别人打扰时候经常会出现沮丧或烦恼的情况。另外,年龄也可以作为鉴别要点。抽动症往往发生于 3 岁以上儿童,而刻板动作往往发生于 3 岁之前。

2. 局部疾病

(1) 慢性传染性结膜角膜炎:结膜炎除反复眨眼外,可有畏光、结膜充血等表现。当疑似慢性传染性结膜角膜炎患儿经过正规治疗 1 个月后,仍反复不自主眨眼,并出现新的抽动症状时需考虑 TD 可能。

(2) 咽炎:咽炎有"干咳、清嗓子"表现,咽炎有咽部异物感,可伴咽充血、扁桃体大等体征,抗感染有效。

(3) 过敏性鼻炎:过敏性鼻炎除有"耸鼻子、吸鼻声"表现,还伴有鼻痒、水样鼻涕等症状,可呈季节性,且抗过敏治疗有效。

3. 发作性疾病　癫痫:发作突发突止,无法用意识控制,脑电图检查有痫样放电;而 TD 能受意志控制一段时间,脑电图检查无痫样放电。

4. 感染继发疾病

(1) 链球菌感染相关的儿童自身免疫性神经精神障碍(PANDAS):3~15 岁起病,存在抽动和强迫症状,可伴有多动、舞蹈样运动、精神障碍。

(2) 感染后脑炎：病毒侵犯了基底节区，出现抽动症状，可同时伴发热、头痛、呕吐、意识障碍等。

(3) 风湿性舞蹈症：舞蹈样动作呈不自主、不规则的快速运动，四肢动作较多，以肢体远端为著，多涉及面部（似做鬼脸状），能够波及全身，动作幅度相对较大，可伴构音不全及咽下困难，但不会出现不自主发声或秽语。精细动作不能完成，常不能持物及解纽扣。可合并有风湿性心脏病，实验室检查可见红细胞沉降率增快、C-反应蛋白效价增高、类风湿因子阳性、血清链球菌溶血素"O"升高，抗风湿治疗有效。

5. 遗传性疾病、神经变性病

(1) 肝豆状核变性：常有肝损害症状，可见黄疸、肝大、腹水等肝病症状。颅脑 CT 或 MRI 检查可见基底神经节异常病变。实验室检查可见肝功能损害，血清铜蓝蛋白降低，24 小时尿酮增高。裂隙灯检查眼角膜 K-F 环，有特异性诊断价值。

(2) 亨廷顿舞蹈症：又称慢性进行性舞蹈症，是基底神经节和大脑皮质变形的一种常染色体显性遗传病，临床表现为运动功能障碍、认知功能障碍及精神行为异常三联征。患儿常发生在有舞蹈症的家庭中，表现出进行性舞蹈样动作，主要累及躯干及肢体近端，并逐渐发生手足徐动、僵直及共济失调。还表现有进行性智力低下及因构音困难而口吃。颅脑 CT 及 MRI 检查因尾状核严重萎缩而显示脑室扩大，且侧脑室的形态呈特征性的蝴蝶状。TD 患儿无此影像学异常。

(3) Hallervoeden-Spatz 病：又称苍白球黑质色素变性或泛酸激酶相关神经变性，是由于铁盐沉积在苍白球和黑质所引起的一种遗传运动障碍性疾病，呈常染色体隐性遗传。主要临床表现为渐进性肌张力障碍、肌强直、舞蹈样动作、构音障碍、精神智力异常改变，以及视觉障碍等。颅脑 CT 检查可见脑萎缩，在基底神经节（特别是苍白球）有高密度病灶（铁的沉积）。TD 患儿无相关临床表现及影像学异常。

(4) 神经棘红细胞病：神经棘红细胞病患者血清肌酸激酶（CK）活

性增高,部分患儿肌电图可表现为失神经支配肌电图改变,颅脑 CT 和 MRI 可显示明显尾状核局灶性萎缩伴侧脑室前脚扩大,周围血象可找到棘红细胞;而 TD 患儿无上述异常。

【治疗】

TD 患儿的治疗涉及抽动症状的控制及共患病的治疗。治疗的总体目标不是为了完全控制症状,而是减轻症状和不再产生进一步的心理社会功能损害。治疗原则是心理行为治疗和药物治疗并重,注重治疗的个性化。目前的治疗手段包括心理教育和支持治疗、饮食和生活方式的调整、行为治疗、药物治疗、神经调控治疗、手术治疗等,应根据 TD 患儿的具体病情选择使用。

1. 心理教育和支持治疗

(1) 对 TD 儿童或青少年的支持治疗:帮助患儿消除因抽动而产生的紧张和自卑心理。告知患儿抽动症状虽起伏波动,但大多数预后良好。症状在青春期会逐渐消失,即使不能痊愈,遗留部分症状也不会影响正常工作和学习。鼓励患儿主动战胜疾病,提高信心。

(2) 家庭环境的干预:医务人员可通过家长培训等相关手段帮助家长正确认识本病。一方面让家长知晓患儿的抽动表现并不是调皮或有意所为,是不能自我控制的;帮助家长认识到抽动症状的自然病程、波动性,告诫家长不要打骂、呵斥他们;也不要以"患病"为借口过分迁就患儿。另一方面帮助家长消除不必要的思想顾虑,改善家长的过分紧张与焦虑,引导家长为患儿创造轻松愉快的环境,合理安排好患儿的日常生活。

(3) 学校环境的干预:倡导学校老师理解包容 TD 患儿,理解患儿的行为不是故意捣乱。老师也要教育其他同学,不要取笑和歧视患儿,帮助其改善伙伴关系,帮助 TD 患儿更好地适应学校生活。

2. 生活方式和饮食的调整 合理安排好 TD 患儿日常生活和学习,做到生活规律,减轻学业压力,适当参加体育运动。劳逸结合,提高孩子应对应激的能力等都可改善抽动发作的频率。患儿的饮食最好给予富含营养易于消化的食物,适当增加清淡富含维生素的蔬菜和水果,避免辛辣、刺激性食物,勿暴饮暴食。

3. **行为治疗** 多种行为治疗方法已被用于治疗 TD,并已取得不同程度疗效。TD 的行为治疗方法主要包括:习惯逆转训练(habit reversal training,HRT)、综合行为干预(comprehensive behavioral interventions for tics,CBIT)、暴露与回应阻止(exposure and response prevention,ERP)、认知行为疗法(cognitive behavioral therapy,CBT)、密集消退训练(massed negative practice)、自我监督(self-monitoring)、放松训练(relaxation therapy)、自信心训练(assertiveness training)、基于功能或情境管理(function-based/contingency management procedures)等。对同一个患者可以联合使用一种以上的方法。

HRT 主要包括意识或觉察训练、对抗反应、激发动机和泛化训练四部分,其中意识训练和对抗反应是 HRT 的核心疗法,通过教会患者意识或辨别出自己的抽动症状以及发生抽动前的先兆冲动,并运用引起抽动肌肉的拮抗肌完成对抗反应,取代原有的抽动或冲动行为,从而抑制抽动症状的产生,家长及老师需积极鼓励患儿取得的成就,激发动机,并逐渐将已学会的对抗反应行为泛化至家庭、学校、公共场所等多情景中。

CBIT 是一种新型的综合性干预方法,于 2008 年由 Woods 首次提出。其干预理论基础除考虑到 TD 的生物学基础外,还对影响抽动严重程度的环境因素进行功能分析和管理,是 HRT 的补充和延伸。CBIT 干预内容除意识训练和对抗反应练习外,还包括放松训练,对影响抽动严重程度的事件及环境因素进行相应心理教育干预等。

ERP 是使患儿持续暴露于先兆感觉冲动或精神性先兆冲动中,通过打破先兆冲动与抽动本身的正强化循环,使个体逐渐适应并习惯这种冲动,从而减少抽动症状的发生。与 HRT 相同的是两者均可使患儿习惯先兆冲动,不同的是 ERP 不是通过对抗反应减少抽动,而是使患儿容忍抽动前的不适,从而抑制抽动产生。

CBT 是将认知疗法和行为治疗相结合的方法。与其他干预方法不同的是,CBT 可使患者意识到自己的负性认知,如抽动前的不适感等先兆冲动,并逐步将其改变。

密集消退训练是指让患儿主动反复重复靶抽动症状,从而引起反应抑制或疲劳,最终至症状消退的方法。自我监督是让患者不断记录抽动的频率,提高对抽动症状的自我觉察,从而减少抽动。放松训练主要是让患者缓解焦虑、放松肌肉,从而起到减轻抽动的目的。自信心训练并不针对抽动本身,而是试图教会病人如何自信地对他们的抽动症状做出反应。基于功能或情境管理理论基础是通过控制和改善环境因素从而减少抽动的产生,如当患儿没有发生抽动时父母给予其适当鼓励,从而使患儿积极对待抽动,但相比于家庭环境,社会和学校环境的管理仍有困难,目前多与其他干预方法综合使用。针对自我监督、放松训练、自信心训练、基于功能或情境管理的研究多为个案或非常小的样本研究,其单一使用时疗效不确切,目前多与其他方法综合应用。

4. **药物治疗** 对于影响日常生活、学习或社交活动的中至重度TD患儿,应用心理行为治疗效果不佳时,需要加用药物治疗。

药物治疗方案:①首选药物:可选用硫必利、阿立哌唑、可乐定等。从最低剂量起始,逐渐缓慢加量(1~2周增加一次剂量)至目标治疗剂量。②强化治疗:病情基本控制后,需继续强化治疗剂量至少1~3个月,予以强化治疗。③维持治疗:强化治疗阶段病情控制良好,仍需维持治疗6~12个月,维持剂量一般为治疗剂量的1/2~2/3。强化治疗和维持治疗的目的在于巩固疗效和减少复发。④停药:经过维持治疗阶段后,若病情完全控制,可考逐渐减停药物,减量期至少1~3个月。若症状再发或加重,则恢复用药或加大剂量。⑤联合用药:当使用单一药物仅能使部分症状改善,或有共患病时,考虑联合用药。

治疗TD的常用药物见表5-6。表中标签外用药包括超病种适应证范围用药和超年龄适应证范围用药,用药前应与患儿家长进行有效的沟通,并注意监测药物的不良反应。常用药物主要包括以下6类:①维生素D_3:TD患儿普遍存在维生素D_3不足或缺乏,维生素D_3不足或缺乏可能是TD发病的诱发因素。针对维生素D_3不足和缺乏的患儿给予维生素D_3 300IU/kg,每一次,口服,每日最大剂量不超过

表 5-6　常用抗抽动障碍药物

药品名称	作用机制	起始剂量	治疗剂量	常见副作用	备注
硫必利(泰必利)	D2 受体拮抗剂	50~100mg/d	150~500mg/d	嗜睡、胃肠道反应	一线药物，有 TD 适应证
匹莫齐特	D2 受体拮抗剂	0.5~1mg/d	2~8mg/d	锥体外系反应、心电图改变	一线药物，有 TD 适应证
舒必利	D2 受体拮抗剂	50~100mg/d	200~400mg/d	嗜睡、体重增加	一线药物，标签外用药
阿立哌唑	D2 受体部分激动剂	2.5mg/d	5~20.00mg/d	嗜睡、胃肠道反应	一线药物，标签外用药
可乐定	α_2 受体激动剂	0.025~0.05mg/d	0.1~0.3mg/d	嗜睡、低血压、心动过缓	一线 (TD+ADHD)，标签外用药
胍法辛	α_2 受体激动剂	0.25~0.5mg/d	1~3mg/d	嗜睡、低血压、心动过缓	一线 (TD+ADHD)，标签外用药
菖麻熄风片	不清	0.53~1.59g/d	1.59~4.77g/d	无明显副作用	一线药物
九味熄风颗粒	不清	6.0~12.0g/d	12.0~24.0g/d	无明显副作用	一线药物
氟哌啶醇	D2 受体拮抗剂	0.25~0.5mg/d	1~4mg/d	嗜睡、锥体外系症状	二线药物，同服等量安坦，有 TD 适应证
利培酮	D2 受体拮抗剂	0.25~1.00mg/d	1~3mg/d	体重增加、锥体系症状	二线药物，标签外用药
奥氮平	D2 受体拮抗剂	2.5mg/d	2.5~15mg/d	体重增加、静坐不能	二线药物，标签外用药
托吡酯	增加 GABA 作用	0.5mg/(kg·d)	1~4mg/(kg·d)	体重下降、认知损害	二线药物，标签外用药
丙戊酸钠	增强 GABA 作用	5~10mg/(kg·d)	15~30mg/(kg·d)	体重增加、肝功异常	二线药物，标签外用药

5 000IU。②中成药:菖麻熄风片,主要作用平肝熄风、安神化痰。用法用量:4~6岁,1次1片,一天3次,口服;7~11岁,1次2片,一天3次,口服。12~14岁,1次3片,一天3次。不良反应:偶有头晕、头痛。九味熄风颗粒,主要作用滋阴平肝、熄风化痰。4~6岁,一次一袋,一天2次;7~9岁,一次一袋半,一天2次;10~14岁,一次2袋,一天2次。③多巴胺受体拮抗剂:是TD治疗的经典药物。常用药物如下:氟哌啶醇常用治疗剂量为1~4mg/d,每天2~3次,通常加服等量苯海索(安坦),以防止氟哌啶醇可能引起的药源性锥体外系反应;硫必利又称泰必利,常用治疗剂量为150~500mg/d,每天2~3次,副作用少而轻,可有头昏、乏力、嗜睡、胃肠道反应等;舒必利常用治疗剂量为200~400mg/d,每天2~3次,以镇静和轻度锥体外系反应较常见;利培酮常用治疗剂量为1~3mg/d,每天2~3次,常见副作用为失眠、焦虑、易激惹、头痛和体重增加等;阿立哌唑试用于治疗TD患儿,取得较好疗效,推荐治疗剂量为5~20mg/d,每天1~2次,常见副作用为恶心、呕吐、头痛、失眠、嗜睡、激惹和焦虑等。该类药物还有很多,如匹莫齐特、奥氮平、氟奋乃静和三氟拉嗪等,均具有一定的抗抽动作用。④中枢性α受体激动剂:常用可乐定,系α受体激动剂,特别适用于共患ADHD的TD患儿;常用治疗剂量为0.1~0.3mg/d,每天2~3次;对口服制剂耐受性差者,可使用可乐定片治疗;该药副作用较小,部分患儿出现镇静,少数患儿出现头痛、乏力、口干、易激惹,偶见直立性低血压及P-R间期长。胍法辛也是用于TD共患ADHD治疗的一线药物,常用治剂量为1~3mg/d,每天2~3次,常见副作用有轻度镇静、疲劳和头痛等。⑤选择性5-羟色胺再摄取抑制剂:为新型抗抑郁药,如氟西汀、帕罗西汀、舍曲林等,有抗抽动作用,与利培酮合用可产生协同作用,还可用于TD共患强迫障碍的治疗。⑥其他药物:氯硝西泮、丙戊酸钠、托吡酯、肌苷片等药物具有抗TD作用,其中氯硝西泮治疗剂量为1~2mg/d,每天2~3次,常见副作用为嗜睡、头昏、乏力、眩晕等;丙戊酸钠治疗剂量为15~30mg/(kg·d),注意肝功能损害等副作用;托吡酯治疗剂量为1~4mg/(kg·d),应注意食欲减退、体重下降、泌汗障碍、认知损害等副作用。肌酐片治疗剂量为每次0.2~0.6g,每天2次,与硫必利联用,可减少硫必利用量。对于难治性 TD 患儿,可及时转诊至精神科或功能神经外科,进行进一步的药物或神经调控治疗。应用多受体调节药物联合治疗或探索新药,已成为难治性 TD 治疗的趋势。

5. **共患病的治疗**　TD 常伴有一种或多种共患病,包括注意缺陷多动障碍、强迫障碍和情绪障碍等,这些共患病增加了 TD 病情的复杂性和严重性,对患者社会功能的影响程度有时超过抽动症状本身。因此,全面分析患儿的临床表现,在控制运动性和发声性抽动的同时,必须重视共患病的治疗。

(1) 共患 ADHD:ADHD 是最常见的 TD 共患病。一线治疗首选 α_2 受体激动剂(可乐定)或托莫西汀。可乐定具有抗抽动和改善注意力的作用。托莫西汀不会诱发或加重抽动,可用于共患 ADHD 的 TD 患儿。二线药物采用常规剂量多巴胺受体拮抗剂(如硫必利)与小剂量中枢兴奋剂(如哌甲酯,常规用量的 1/4~1/2)合用,可有效控制 ADHD 症状。

(2) 共患强迫障碍:可 5-羟色胺再摄取抑制剂(氯米帕明、氟西汀、舍曲林、氟伏沙明等)与治疗抽动症状的药物联合应用。

(3) 共患其他行为障碍:如学习困难、强迫障碍、自伤行为等,在治疗 TD 的同时,应采取教育训练、心理干预、联合用药等方法治疗,并及时转诊到专科进行综合治疗。

6. **其他治疗**　随着对 TD 研究不断深入,尤其是对于药物难治性 TD 患儿,神经调控治疗(脑生物反馈、深部脑刺激、经颅磁刺激、经颅微电流刺激)、手术治疗、生物反馈治疗、免疫调节治疗、激素治疗等正日益受到国内外许多研究者关注。

➤ 附：抽动障碍的诊疗流程图

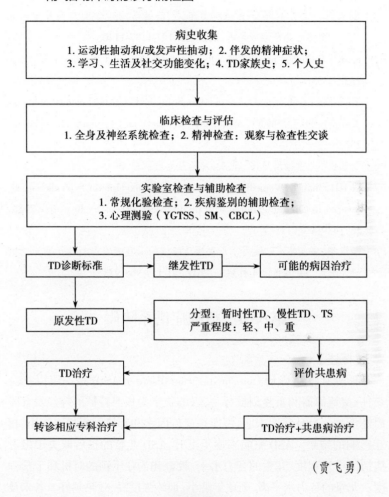

（贾飞勇）

参考文献

[1] Yang C, Zhang L, Zhu P, et al. The prevalence of tic disorders for children in China: A systematic review and meta-analysis. Medicine, 2016, 95(30): 4354.

[2] Groth C, Mol Debes N, Rask CU, et al. Course of Tourette syndrome and comorbidities in a large prospective clinical study. J Am Acad Child Adolesc

Psychiatry, 2017, 56(4):304-312.

［3］中华医学会儿科学分会神经学组.儿童抽动障碍诊断与治疗专家共识.中国实用儿科临床杂志, 2017, 32(15):1137-1140.

［4］Kurlan R.Clinical practice.Tourette's Syndrome.N EngI J Med, 2010, 363(24): 2332-2338.

［5］American Psychiatric Association.Diagnostic and statistical manual of mental disorders 5th(DSM-5). Arlington, VA:American Psychiatric Association, 2013.

［6］刘智胜.儿童抽动障碍.北京:人民卫生出版社, 2015.

［7］Li HH, Shan L, Wang B, et al. serum 25-hydroxyvitamin D levels with tic severity in Chinese children with tic disorders, Psychiatry Research, 2018, 267:480-484.

［8］李洪华,董涵宇,王冰,等.儿童抽动障碍的心理教育与行为干预治疗的研究进展.中国当代儿科杂志, 2018, 20(11):968-973.

第八节　孤独症谱系障碍

【概述】

孤独症谱系障碍(autism spectrum disorder, ASD)是一组以社会交往、交流障碍和重复刻板行为、兴趣狭窄为核心特征的神经发育障碍性疾病。ASD病因未明,可能是遗传因素和环境因素相互作用、相互影响的结果。ASD患病率逐年上升,ASD儿童的预后取决于患者病情的严重程度、儿童的智力水平、教育和治疗干预的时机和干预程度。儿童的智力水平高、干预年龄小、训练强度高,效果越好。若未及时科学干预,多数ASD儿童预后不良,成年后多不具备独立生活、学习和工作能力,需终生照顾,成为家庭和社会的沉重负担。

【病因】

迄今为止,ASD的病因依然不完全清楚。多国学者普遍认为, ASD儿童是遗传因素和环境因素相互作用、相互影响的结果。ASD儿童的病因及危险因素可以遗传因素、病毒与免疫学因素、围产期因素、脑神经生化因素、肠道维生素、环境因素等各方面进行分析。

1. **遗传因素** 遗传因素在 ASD 的发病中发挥重要作用。早期研究发现同卵双胎的 ASD 同患率高于异卵双胎同患率,遗传度为 60%~90%。ASD 患儿家族中 2%~8% 的同胞患本病。ASD 的遗传因素主要包括染色体异常、拷贝数变异、短序列的插入和缺失以及单核苷酸变异等。与 ASD 有关的致病候选基因大多位于性染色体、7 号、15 号、16 号和 17 号染色体,可能与 5-羟色胺系统基因、儿茶酚胺系统基因、脆性 X 综合征基因、免疫系统基因及脑源性神经营养因子基因有关。

2. **病毒与免疫学因素** ASD 患儿的免疫功能失调已经被证实,多数学者认为 ASD 存在免疫学功能的异常,如 T 淋巴细胞、辅助性 T 细胞和 B 细胞数量减少,自然杀伤细胞活性降低等。围产期的病毒感染可引起个体免疫缺陷,干扰或损害中枢神经系统正常发育。另外,慢性炎症所致的氧化应激也与 ASD 的发生具有相关性。

3. **围产期因素** ASD 患病与母亲孕产期的高危因素有关,如母亲孕龄偏大,母孕期有抑郁、吸烟、感冒、风疹感染、高热、泌尿道感染和孕早期服药史(沙利度胺、丙戊酸钠)等,可导致子代患 ASD 的风险增加。

4. **神经生化因素** ASD 患儿脑部结构存在一定的异常,与 ASD 异常症状有关的大脑区域较广泛,其中最受关注的是大脑的额叶、扣带回、海马、杏仁核等。与 ASD 关系密切的神经递质有 5-羟色胺、多巴胺、γ-氨基丁酸、谷氨酸等。

5. **肠道微生物** 婴幼儿发育关键期肠道微生物失调可通过神经内分泌、免疫、代谢产物途径影响儿童神经发育,进而增加 ASD 患病风险。研究发现,与正常儿童相比,ASD 儿童拟杆菌门相对丰度降低、拟杆菌/厚壁菌比率降低,乳酸菌和脱硫弧菌数量与 ASD 的严重程度呈正相关。

6. **环境因素** 研究发现空气污染、电子辐射、压力过大、营养元素的缺乏(维生素 A、维生素 D、叶酸等)等会增加 ASD 患病风险。

【诊断】

1. 临床表现

(1) 社会交往、交流障碍:社会交往、交流障碍是 ASD 患儿的核心症状。主要表现在与发育年龄不相称的不(少)看、不(少)指、不(少)应、不(少)语、不(少)参照、不(少)炫耀、不(少)寻求安慰等。

不(少)看:ASD 儿童目光接触异常,患儿在早期即表现出对有意义社交刺激的视觉注视缺乏或减少,尤其是对人眼部的注视减少。

不(少)指:ASD 儿童在运动躯体语言方面落后,缺乏恰当的肢体动作,如需要时拉着父母的手到某一地方,不能用手指指物,患儿可能早在 12 月龄时就表现出肢体动作的缺如,如不会点头表示需要、摇头表示不要、有目的的指向、手势比划等;

不(少)应:ASD 患儿对父母的呼唤声充耳不闻,对父母的多数指令不听从;

不(少)语:多数 ASD 患儿语言发育落后于同龄儿童,患儿常常是因为语言发育落后前往医院就诊。不同患儿因病情轻重存在不同程度的语言发育落后,通常在 2 岁和 3 岁时仍然不会说话,部分患儿在正常语言发育后出现语言倒退或停滞,部分患儿具备语言能力,但是语言缺乏交流性质,表现为难以听懂的言语、无意义语言、重复刻板语言或是自言自语,语言内容单调,有些语言内容奇怪难以理解,模仿言语,不能正确运用"你、我、他"等人称代词;拥有语言的患儿多使用"指令"语句,例如"打开""要吃饼干"等,很少会使用疑问句或征询意见的语句;少数患儿语言过多,显得滔滔不绝,但是语言多数为单向交流,自我中心特征明显。

不(少)参照、不(少)炫耀、不(少)寻求安慰:儿童喜欢独自玩耍,不愿意或不懂得如何与小朋友一起玩,不能与父母或小朋友共同注意周围发生的事情,按照特定方式独自玩耍,不能参加合作性游戏,不会显示或炫耀自己,通常不怕陌生人,与父母之间似乎缺乏安全依恋关系或是表现出延迟的依恋,多数儿童对亲人的离去和归来缺乏应有的悲伤与喜悦等。需要指出,社会交往、交流障碍存在程度差异,从严重的无交流状态到愿意交流但交流技巧欠缺呈轻重程度不一谱系分布。

（2）刻板行为、狭隘兴趣：主要表现身体动作的刻板、对物件或玩具的不同寻常的喜好以及思维模式的刻板等方面。例如反复转圈、来回奔走、双手舞动、玩弄开关、排列玩具和积木、特别依恋某一种东西（如车轮、风扇或其他圆形物体）、反复观看电视广告或天气预报、爱听某一首或几首特别的音乐、反复乘坐电梯、走固定路线、吃固定的食物、重复提问等。往往在某一段时间有某几种特殊兴趣和刻板行为，并非一成不变。

（3）感知觉异常：多数 ASD 儿童存在感知觉异常，ASD 患儿的敏感性差异较大，可以从低度敏感到高度敏感，不同的患儿敏感的内容也不尽相同。如对某些声音特别恐惧或是喜好；对某些视觉图像恐惧或喜欢用特殊方式注视某些物品；有的患儿不喜欢被人拥抱，有的患儿喜欢反复触摸物品或是有痛觉迟钝；有的患儿喜欢长时间坐车或摇晃，有的患儿特别惧怕乘坐电梯等。这些异常与一些异常情绪表现可能存在密切关系。

（4）智力异常：ASD 患儿的智力可以是正常平均水平，也可以具有轻度、中度或重度智力水平，其中智力障碍患儿占 ASD 患儿的40%~50%。尽管智力水平各异，但 ASD 儿童在机械记忆以及音乐艺术能力方面表现超常，尤其是在机械记忆数字、时刻表、车牌、标志和日历计算等方面，往往给人留下很深的印象。

（5）其他表现：除上述症状外，ASD 患儿还常存在自笑、情绪不稳定；特定的学习方式（图形记忆、注重细节、执行功能差等）；认知发育落后；36%~48% 的患儿存在过度活动、冲动攻击、自伤以及便秘等异常行为。以上症状和伴随疾病使患儿病情复杂，增加了诊断的难度。

2. **辅助检查** 典型 ASD 诊断不难，但是对于低年龄、轻型和不典型病例，即使专业人员诊断也存在困难。因此，全面的病史询问、体格检查以及认真细致的行为观察十分重要。结构化或半结构化 ASD 筛查和诊断量表可以帮助医师获得全面的信息。

ASD 筛查量表包括孤独症行为量表（Autism Behavior Checklist，ABC），孤独症筛查量表修订版（Modified Checklist for Autism in Toddlers，M-CHAT），社交沟通量表（Social Communication Questionnaire，SCQ），

儿童发育筛查量表(Accident Sequence Quantification,ASQ),社会反应量表(Social Responsiveness Scale,SRS),ASD筛查量表STAT(The Screening Tool for autism,SCQ)等。

ASD诊断量表包括儿童孤独症评定量表(Childhood Autism Rating Scale,CARS),孤独症诊断观察量表(The Autism Diagnostic Observation Schedule,ADOS),孤独症诊断访谈量表(Autism Diagnostic Interview Revised,ADI-R)。

其他访谈量表如注意缺陷多动障碍SNAP-Ⅳ评定量表(Chinese version of Swan-son Nolan and Pelham,Version Ⅳ,SNAP-Ⅳ)、Conners量表、儿童行为量表(Child Behavior Checklist,CBCL)、6项胃肠道症状严重程度指数量表(6-Gastrointestinal Severity Index,6-GSI)、儿童睡眠习惯问卷(Children's Sleep Habits Questionnaire,CSHQ)、发育评估量表中文版(Griffiths Development Scales-Chinese Edition,GDS-C),婴儿-初中生社会生活能力量表等可评估共患病、患儿发育水平及社会适应能力。

实验室检查如微量元素、钙磷碱性磷酸酶、叶酸、维生素 A、D、K等检测患儿营养状况。头部 CT 或磁共振、脑电图、血尿代谢检查除外有无器质性病变、癫痫发作及遗传代谢性疾病。染色体、基因等遗传学检查明确遗传因素。

3. **诊断标准** 依据《美国精神疾病诊断与统计手册》第 5 版(Diagnostic and statistical manual of mental disorders 5th,DSM-5)中规定ASD 诊断必须符合以下 A、B、C、D、E 标准:

A. 在多种场合下,社交交流和社交互动方面存在持续性的缺陷,表现为目前或过去的所有下列轻、中、重的不同情况(以下为示范性举例,而非全部情况,详细见表 5-7):

① 社交情感互动中的缺陷,例如,从异常的社交接触和不能正常地来回对话;分享兴趣、情绪或情感的减少;到不能启动或对社交互动作出回应。

② 在社交互动中使用非语言交流行为的缺陷,例如,语言和非语言交流的整合困难;异常的眼神接触和身体语言,或在理解和使用手势方面的缺陷;面部表情和非语言交流的完全缺乏。

表 5-7　ASD 严重程度分级

ASD 严重程度	社会交流	狭隘兴趣和重复刻板行为
三级(重度)"需要非常多的支持"	在语言和非言语社交交流技能方面的严重缺陷导致功能上的严重损害,极少启动社交互动,对来自他人的社交示意的反应极少。例如,个体只能讲几个能够被听懂的字,当他与人互动时会有不寻常的举动以满足社交需要,仅对非常直接的社交举动作出反应	行为缺乏灵活性,应对变化极其困难,或其他受限的/重复性行为显著影响了各方面的功能。改变专注的能力或行动很困难/痛苦
二级(中度)"需要多的支持"	在语言和非语言社交交流技能方面的显著缺陷;即使有支持仍有明显社交损害;启动社交互动有限;对他人社交示意反应较少或异常。例如,个体只讲几个简单的句子,其互动是局限在非常狭隘的特定兴趣方面,且有显著的奇怪的非言语交流	行为缺乏灵活性,应对变化困难,或其他受限的/重复性行为对普通观察者来说非常明显,且影响了不同情况下的功能。改变注意力或行动痛苦/困难
一级(轻度)"需要支持"	在没有支持的情况下,社交交流方面的缺陷造成可观察到的损害。启动社交互动存在困难,明显的例子是对他人的社交示意有非典型的或不成功的反应。可表现为对社交互动方面的兴趣减少。例如,个体能够讲出完整的句子和参与社交交流,但其与他人的往来对话是失败的,他们试图交友的方式是奇怪的,且通常是不成功的	缺乏灵活性的行为,显著地影响了一个或多个情景下的功能。难以转换不同的活动。组织和计划的困难妨碍了其独立性

③ 发展、维持和理解维持和理解人际关系的缺陷，例如，从难以调整自己的行为以适应各种社交情境的困难；难以分享想象的游戏或交友的困难；对同伴缺乏兴趣。

B. 有限的、重复的行为模式、兴趣或活动，表现为目前的或过去的下列 2 项情况（以下为示范性举例，而非全部情况）：

① 刻板或重复的躯体运动，使用物体或言语（例如，简单的躯体刻板运动，摆放玩具或翻转物体，模仿言语，特殊短语）。

② 坚持相同性，缺乏弹性地坚持常规或仪式化的语言或非语言的行为模式（例如，对微小的改变极端痛苦，难以转变，僵化的思维模式，仪式化的问候，需要走相同的路线或每天吃同样的食物）。

③ 高度有限的固定的兴趣，其强度和专注度方面是异常的（例如，对不寻常物体的强烈依恋或占有观念，过度的局限或持续的兴趣）。

④ 对感觉输入的过度反应或反应不足，或在对环境的感受方面不寻常的兴趣（例如，对疼痛/温度的感觉麻木，对特定的声音或质地的不良反应，对物体过度地嗅或触摸，对光线或运动的凝视）。

C. 症状必须存在于发育早期（但是，直到社交需求超过有限的能力时，缺陷可能才会完全表现出来，或可能被后天学会的策略所掩盖）。

D. 这些症状导致社交、职业或目前其他重要功能方面的损害。

E. 这些症状不能用智力障碍（智力发育障碍）或全面发育迟缓来更好地解释。智力障碍和孤独症谱系障碍经常共同出现，作出孤独症谱系障碍和智力障碍的合并诊断时，其社会交流应低于其总体发育水平。

4. **共患病**　大多数患儿在诊断 ASD 之前、同时或之后还发现共患各种其他发育障碍、营养问题、躯体疾病、心理行为问题，甚至精神障碍等疾病，且多数患儿共患两种及以上疾病。这些共患问题不仅增加了干预、治疗、教育以及喂养的难度，同时也对患儿的预后产生重大影响。

（1）ASD 共患发育相关问题

1）智力障碍：智力障碍是由于各种原因导致的 18 岁以前出现的智力显著落后，同时伴有社会适应行为的显著缺陷。智力障碍和 ASD 是两个高度共患的发育障碍，在既往报道中典型 ASD 共患智力障碍的比率高达 75%，而在目前 ASD 中共患智力障碍的比例也有约 50%。

2）言语和语言发育障碍：依据 DSM-5 关于 ASD 的诊断要点，言语和语言发育障碍不再是 ASD 的核心症状，却是多数 ASD 患儿就诊的主要原因。ASD 患儿中语言发育的水平差异较大，从完全没有口语，到有完整的语言结构但在实际交流上有语言沟通缺陷，表现各异。除了语用问题，临床上许多 ASD 患儿同时合并言语和语言发育障碍，比如语言理解能力落后、语言表达困难、构音障碍以及语调异常等。目前尚无 ASD 与言语和语言发育障碍共患率的确切报道。

3）注意缺陷多动障碍：文献报道 ASD 共患注意缺陷多动障碍（attention deficit hyperactivity disorder，ADHD）的比例为 41%~78%。ASD 共患 ADHD 时，一方面容易造成漏诊、误诊，另一方面加大了养育和教育上的困难，损害了患儿的学习、社会适应功能。对于部分 ASD 患儿尤其是高功能 ASD 的患儿来说，注意缺陷、多动、冲动的症状对他们的影响有时甚至超过了 ASD 本身的症状，在学校及家庭生活中产生的负面影响更大。因此，识别和处理 ASD 患儿是否共患 ADHD 有着重要的现实意义。

（2）ASD 共患躯体问题

1）营养问题：由于饮食上的刻板性、营养不良、超重和肥胖等现象在 ASD 患儿中均可见到，ASD 患儿超重的患病率为 14.8%，肥胖的患病率为 23.3%，且随着年龄的增长超重和肥胖的风险明显增加。另外，较多 ASD 患儿外周血中存在营养素水平异常，如泛酸、生物素、叶酸、维生素 B_{12}、维生素 D、维生素 A 低于正常水平；血浆二十碳五烯酸/花生四烯酸、亚油酸/花生四烯酸、α-亚麻酸/二十二碳六烯酸增高。

2）饮食行为问题：约 70% 的 ASD 患儿有喂养和/或饮食行为问

题,其中 36% 问题较为严重。常见的饮食行为问题有:挑食(挑餐具、颜色等),只吃某种食物;抗拒新种类食物;不喜欢咀嚼,含在口中,不会吐核;不会用餐具;吃饭时走来走去;吃得慢,要家长喂等。

3) 胃肠道问题:ASD 患儿出现一种或多种胃肠道问题的比例为普通儿童的 8 倍,可表现为便秘、腹痛、嗳气、腹泻和大便恶臭等。

4) 睡眠问题:50%~80% 的 ASD 患儿罹患一种或多种慢性睡眠问题,包括入睡困难、经常或长时间的夜醒、过度早起、日夜节律紊乱等。睡眠问题常伴随日间疲劳、刻板行为、交流困难、多动、易激惹、攻击和注意缺陷等问题行为,这些均影响学习和整体生活质量。

5) 癫痫:ASD 患儿癫痫的患病率高达 11%~39%,远高于普通人群患病率(1%~2%)。ASD 伴发严重智力障碍和运动障碍的患儿发生癫痫的比例更高,为 42%。同时癫痫发作也是 7%~30% 的 ASD 患儿的致死原因。另外,ASD 患儿可以出现各种类型癫痫发作,但是有时候临床表现不典型,容易和重复性行为、刻板动作等混淆,需要仔细鉴别。

(3) ASD 共患情绪行为障碍

1) 问题行为:这里所指的"问题行为"是指攻击性行为,造成对他人、对自己或对财产的伤害或损失的行为。ASD 患儿的攻击行为包括打、踢、咬、扔东西等伤害性、破坏性行为,68% 的 ASD 患儿有攻击行为,远高于智力障碍患儿。ASD 的自伤行为常常表现为:撞头、打自己、抓挠自己、拔头发等,严重者的自伤行为可导致不可逆的损伤或死亡。25% 以上的 ASD 患儿有自伤行为,在同等智力损害水平上,ASD 患儿的自伤和他伤行为高于其他人群。

2) 焦虑、抑郁:焦虑、抑郁是青春期 ASD 患儿最常见且功能损害明显的共患疾病,多见于智能正常的高功能 ASD 患儿。ASD 的情绪问题不仅严重影响患儿的社会功能,而且给照养者带来极大的困扰和困难,需要得到充分的关注。

3) 紧张症:ASD 患者合并紧张症的症状通常出现在青春期和成年早期,但也可能出现在一生中不同的时间,病例报告中最小年龄是 6 岁。研究报道 ASD 青少年中紧张症的患病率高达 20%。

【鉴别诊断】

1. **言语和语言发育障碍** 该障碍患儿主要表现为言语理解或表达能力显著低于应有水平。ASD 早期被关注的主要问题往往是语言障碍,比较容易与言语和语言发育障碍相混淆,鉴别要点在于 ASD 儿童同时合并有非语言交流的障碍和刻板行为,而后者除语言障碍外,其他基本正常。

2. **智力障碍** 智力障碍患儿的主要表现是智力低下和社会适应能力差,但仍然保留与其智力相当的交流能力。可以根据 ASD 儿童的社交障碍、行为特征以及部分特别认知能力加以鉴别。

3. **儿童精神分裂症** ASD 儿童多数在 2~3 岁出现行为症状,而精神分裂 5 岁前起病少见,有人甚至指出,5 岁前不存在精神分裂症。此外,尽管 ASD 某些行为方式类似精神分裂症,但是不存在妄想和幻觉,鉴别不难。

4. **ADHD** ADHD 的主要临床表现为活动过度、注意缺陷和冲动行为。部分 ASD 儿童也常有注意力不集中、多动等表现,有时可能成为家长关注的核心问题,因而容易与 ADHD 混淆,但是 ADHD 儿童不存在明显的交流障碍和刻板行为,可以鉴别。

5. **听力障碍** 较多 ASD 儿童被疑诊为聋哑,而事实上 ASD 儿童听力通常过度敏感,通过细心观察或听力检查可以鉴别。

其他需要与 ASD 鉴别的疾病还有严重的学习障碍、选择性缄默症和强迫症等。

【治疗】

1. **家长心态的调整** 当医生首次诊断孩子为 ASD 后,大部分家长的心态都是震惊、迷茫、甚至质疑的。发育行为儿科医师首先需帮助家长学习 ASD 相关知识,帮助家长进行自我调整,平复焦虑情绪,建立信心与希望。希望家长能在充分学习 ASD 知识的基础上,切切实实地做到——读懂孩子的行为、熟悉孩子特点、做到理解孩子、保护孩子、引导孩子、培养孩子,成为孩子最贴心的老师的引路人。

2. **建立良好的生态系统** ASD 患儿始终生活在有微系统、中间系统、外在系统和宏系统等多个系统组成的生态系统中,家庭、社区、学校及社会等要素融入其中,各系统与孩子的相互作用影响着孩子的发展。为了使孩子有更好的发展,我们要理解、容忍、接纳、尊重并赏识我们的孩子,组织一支强而有力的支持队伍,为孩子的康复营造良好的内外环境。当父母对孩子患 ASD 的现实接受之后,可以一种平和、寻求支持的态度告诉家庭其他成员,取得家人的支持,彼此包容、理解,站在同一阵线上,共同为训练治疗的开展出谋划策,每个人尽可能地发挥自己的作用,争取最大的合力。学校是 ASD 儿童学习和发展的重要场所。特殊训练学校、融合教育和主流学校的特殊教育资源配置等,都是 ASD 儿童发展所必不可少的部分。学校及老师需掌握相应的教学方法,理解和关爱这些孩子,包容 ASD 儿童一定程度的我行我素、自我中心的行为方式。学校需与家庭建立互助合作的态度和机制,在同学及其家长中形成接纳、支持和帮助的良好风气,为 ASD 儿童营造良好的学校环境。社会各级政府或公益组织可向 ASD 儿童及家庭伸出援手,给予经济、物质、心理或教育方面的帮助,给予 ASD 儿童与正常儿童一样的学习工作机会,使 ASD 儿童及其家庭得到更多的关怀并减轻他们的压力。国家政策和法律法规也要给予 ASD 儿童充分的权力,出台更多的政策帮助这些儿童,培养更多的专业人员,建立更多的训练教育机构,构建更有保障的社会福利制度。

3. **干预**　教育干预的目的在于改善核心症状,同时促进智力发展,培养生活自理和独立生活能力,减少不适应行为,减轻残疾程度,改善生活质量,缓解家庭和社会的精神、经济和照顾方面的压力。力争使部分患儿在成年后具有独立学习、工作和生活的能力。教育干预的原则如下:

(1) 早期干预:尽可能实现早期诊断、早期干预、对可疑的患儿应及时进行教育干预。

(2) 科学性:使用有循证医学证据的有效方法进行干预。

(3) 系统性:干预应该是全方位的,既包括对 ASD 核心症状的干预训练,也要同时促进儿童身体发育、提高智能、提高生活自理能力、减少问题行为和改善社会适应性方面。

(4) 个性化:针对 ASD 患儿在症状、智力、行为、运动、身体等诸多方面的不同,在充分评估疾病和各项功能的基础上开展有计划的个体化。

(5) 长期高强度:保证每天有干预,每周的干预时间在 20 小时以上,干预的整体时间以年计算。

(6) 家庭化和社会化:强调家庭在训练中的重要性。通过对家长的全方位支持和教育,实现以社区为基地、家庭积极参与的干预模式。

国内外 ASD 教育干预方法众多,很多干预方法在理论基础和具体操作方面有互相重叠之处,一些干预方法也有互相学习和融合的趋势。以下简单介绍主要的干预方法:

(1) 应用行为分析疗法(applied behavioral analysis,ABA):ABA 采用美国行为主义心理学大师斯金纳所发展的操作性条件作用(反射)原理,以正性强化、负性强化、消退、惩罚等技术为主矫正 ASD 儿童的各类问题和异常行为,同时促进 ASD 儿童各项能力发展。

(2) 结构化教学(treatment and education of autistic and related communication handicapped children,TEACCH):TEACCH 是由美国北卡罗来纳大学建立的一套主要针对 ASD 及其相关障碍儿童的结构化教育方法。该方法根据患儿的学习特点,有组织、有系统的安排学习环境、学习材料及学习程序,让儿童按照设计好的结构,从中学会学习、改善情绪和行为、建立良好的日程常规的一种教学方法。它的基本思想是把教学空间、教学设备、时间安排、交往方式、教学手段等方面作系统安排,形成一种模式,全方位地帮助 ASD 患儿进行学习。

(3) 早期介入丹佛模式(early start Denver moder,ESDM):ESDM 是一套适用于 12~48 个月 ASD 患儿编制的综合性强化干预方案。其理论基础和基本方法是将丹佛模式、人际发展模式、社交攻击障碍模式和核心反应训练技术这四种不同但互补的方法组合在一起,通过高强度教学,弥补 ASD 儿童因过去缺乏进入社交世界而导致的社交学习能力缺陷,带领 ASD 患儿参与日常生活中的合作和互动性社会活动,以便建立良好的人际关系和象征性沟通,形成社交知识和社交经验的传递,帮助 ASD 儿童逐渐步入正常发育轨道。ESDM 干预团队包括医生、治疗师、其他专业人士和家庭成员,特别强调家长作为团队中的成员之一,直接参与整个干预过程的评价和实施,并发挥重要作用。

(4) 人际关系发展干预(relationship development intervention,RDI)由美国临床心理学家史提芬·葛斯丁博士提出的以家庭为基地的 ASD 训练方法。该方法着眼于 ASD 儿童人际交往和适应能力的发展,强调父母的"引导式参与",在评估儿童当前发展水平的基础上,采用系统的方法循序进地触发 ASD 儿童产生运用社会性技能的动机,进而使其习得的技能运用在不同的情境中,最终让患儿发展出与他人分享经验、享受交往乐趣及建立长久友谊关系的能力。该方法认为儿童人际关系发展的规律和次序是:目光注视-社会参照-互动-协调-情感经验分享-享受友情,他据此为 ASD 儿童设计了一套由数百个活动组成的训练项目,活动由父母或训练老师主导,在自然的生活环境或特定的学校环境中进行一对一的训练。

(5) 自然情景下家庭结构化社交行为干预模式:中山大学附属三院邹小兵教授团队基于儿童发展心理学和 ASD 文化理念,提出自然情景下家庭结构化社交行为干预模式,即在自然情景下以行为疗法(behavioral therapy)作为干预的基本手段,以结构化教育(structured education)作为干预的基本框架,以人际发展社会交往(relationship-focused intervention)作为干预的基本内容,简称 BSR 模式。其中指出了 ASD 教育三原则:①理解、宽容、接纳、尊重与赏识;②快乐、适度和巧妙的改善问题行为、提升社交技巧和情绪管理能力;③特殊兴趣和能力的发现、培养和转化利用。

(6) 以游戏为基础的交流与行为干预(play-based communication behavior intervention,PCBI):PCBI 是南京脑科医院柯晓燕教授团队研发的以培训家长技能为目标的 ASD 超早期综合性干预模式,适用于 8~30 个月的确诊或高危的 ASD 幼儿,教授家长在评估儿童游戏水平的基础上,使用恰当的游戏方式在与儿童共同参与中建立并拓展游戏常规,提升儿童游戏能力的同时提升儿童的言语及非言语沟通技能;教授家长通过强化与辅助帮助儿童建立正确的行为模式,增加儿童的适应性行为。经过多年的临床研究及应用,已证实 PCBI 超早期干预可以显著提高家长的训练技能,从而改善 ASD 患儿核心症状。

(7) 其他干预方法,如地板时光、社交故事、游戏与文化介入、图片交换沟通系统、SCERTS 模式等均是以上述理念为基础建立的教育训练课程。

4. 药物治疗 ASD 病因至今不明,因此没有完全针对本症治疗的药物,但对于 ASD 患儿出现的共患病如 ADHD、行为障碍、情绪障碍、睡眠问题、躯体问题,药物的合理运用可以显著改善 ASD 儿童的训练和教育效果,提高患儿的生活质量,促进儿童正常生活和学习。盐酸哌甲酯缓释长效制剂、可乐定、托莫西汀改善患儿的注意缺陷多动问题,择思达也可用于合并抽动和情绪障碍的患儿。利培酮不仅能治疗多动行为,还能有效改善 ASD 儿童的情绪不稳、兴奋、暴躁、自伤、攻击、刻板行为、睡眠障碍等症状。氟哌啶醇可改善攻击行为;纳曲酮可用于治疗儿童自伤和攻击行为,疗效较好,还可改善多动和刻板行为。氟西汀(百忧解)可治疗 ASD 的重复刻板行为。对于合并抑郁的情绪障碍可首选氟西汀,也可使用丙咪嗪、去甲替林和去甲丙咪嗪。如果有躁狂,可使用锂剂。

5. 营养补充治疗 由于 ASD 患儿广泛存在营养素缺乏,营养补充剂作为一种补充和替代治疗,为 ASD 治疗和预防提供了新的策略。已有证据表明口服补充维生素 A、维生素 D、维生素 B_6、矿物质、叶酸和益生菌等有利于改善 ASD 患儿的营养及代谢水平,但对核心症状的改善尚需进一步研究证实。

6. 其他治疗 其他治疗如经颅磁刺激治疗、中医治疗、音乐治疗、感觉统合治疗、挤压疗法、海豚疗法、宠物疗法、沙盘疗法等其对 ASD 的疗效说法不一,尚需进一步证实。

➤ 附:孤独症谱系障碍的诊治流程图

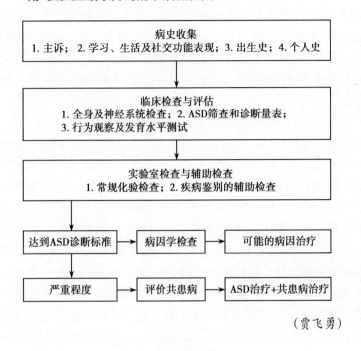

病史收集
1. 主诉；2. 学习、生活及社交功能表现；3. 出生史；4. 个人史

临床检查与评估
1. 全身及神经系统检查；2. ASD筛查和诊断量表；
3. 行为观察及发育水平测试

实验室检查与辅助检查
1. 常规化验检查；2. 疾病鉴别的辅助检查

达到ASD诊断标准 → 病因学检查 → 可能的病因治疗

严重程度 → 评价共患病 → ASD治疗+共患病治疗

（贾飞勇）

参考文献

[1] 杨玉凤、杜亚松. 儿童孤独症谱系障碍康复训练指导. 北京:人民卫生出版社,2020.

[2] 中华医学会儿科学分会发育行为学组. 孤独症谱系障碍儿童早期识别筛查和早期干预专家共识. 中华儿科杂志,2017,55(12):890-897.

[3] 邹小兵. 孤独症谱系障碍干预原则与 BSR 模式. 中国儿童保健杂志,2019,27(1):1-6.

[4] 中华医学会儿科学分会发育行为学组. 孤独症谱系障碍患儿常见共患问题的识别与处理原则. 中华儿科杂志,2018,56(3):174-178.

第九节 排泄障碍

排泄障碍为儿童期常见的问题,与发育水平密切相关。一般来说,2~3 岁的儿童开始具有稳定的自主控制排泄功能,并能在合适的场所进行排泄。排泄障碍可以分为遗尿症和遗粪症。本节着重介绍的是在排除了显著的神经系统或其他器质性疾病后的功能性遗尿或遗粪症的诊断及治疗方法,以行为治疗为重点进行介绍。

一、遗尿症

【概述】

国际小儿尿控协会将遗尿症定义为≥5 岁儿童夜间睡眠过程中间断性发生尿失禁。调查显示,国内儿童遗尿症发病率为 4.6%,并且发病率逐年上升。遗尿症在男孩的发生率明显高于女孩,但其原因尚不清楚。但这一疾病在不同文化背景、不同种族间以及在不同社会经济状况下,其发生率无显著差异。遗尿症(enuresis)分为原发性(功能性)遗尿症和继发性(器质性)遗尿症两大类,按发生的时间又分为日间遗尿和夜间遗尿。临床上 85% 以上为原发性夜间遗尿症。

遗尿症的原因包括生理、心理和社会等多种因素等。除了一些器质性疾病,如泌尿道感染、泌尿道畸形、膀胱不稳定性、隐性脊柱裂、癫痫、糖尿病、尿崩症和睡眠呼吸暂停等可以引起遗尿以外,大多数功能性遗尿的发生因素主要包括:

(1) 遗传因素:遗传是遗尿症病因学中最主要的因素。如果双亲中有一方有遗尿病史,则儿童罹患遗尿症的概率为 44%;若双亲中双方都有遗尿病史的,则儿童罹患遗尿症的概率为 77%。一些研究表明,与遗尿相关的染色体主要有 13、12、22 和 8 号染色体的长臂。但是,目前为止遗传检测仍然不是诊断遗尿症的主要方法。此外,人体内适量的一氧化碳可以调节水钠排泄和肾小球毛细血管管压,Balat 等人发现神经元型一氧化氮合酶基因的多态性,尤其是 CC 基因型与 PNE 发病有关。

(2) 膀胱因素:遗尿症发生的另一个重要原因是功能性膀胱容量

减少。功能性膀胱容量指的是膀胱在开始收缩和排空前所容有的尿量，功能性膀胱容量减少使得膀胱无法容纳正常产生的尿液量。在正常的生理节律中，机体在夜晚的产尿量要少于白天，在一些儿童中会出现夜尿量未明显减少，从而使得膀胱无法容纳大量的夜尿而最终导致遗尿发生。研究表明，遗尿症儿童的功能性膀胱容量通常为非遗尿症同龄人的50%。功能性膀胱容量减少的儿童其症状表现为，小便较频繁，排尿量比非遗尿症同龄人少。一般儿童膀胱容量的计算方法是 $30 \times [$ 年龄（岁）$+1]$ml，遗尿症儿童的平均尿量每次小于10ml/kg。

（3）抗利尿激素的缺乏：正常情况下，抗利尿激素在夜间升高，使尿液浓缩，儿童在睡眠中尿量减少。有一些仅夜间遗尿的儿童因为抗利尿激素缺乏正常的昼夜分泌节律，致使夜间尿量增多，超过膀胱的容量，造成遗尿。患儿常在入眠后不久即遗尿，一般在夜眠最初1/3的时间发生遗尿，且尿渍大，如家长唤醒儿童排尿，则可无遗尿现象。这些人群可能在使用去氨加压素治疗时效果会比较显著。

（4）睡眠因素：睡眠因素在遗尿的发生中也得到较多关注。从睡眠分期来看，遗尿通常发生在非快速眼动睡眠期，而极少发生在快速眼动睡眠期。在睡眠与遗尿的研究中，更多研究关注遗尿与唤醒度的关系。例如，有研究发现，同样一个刺激在对照组可以唤醒40%的人，而在遗尿组只唤醒了9%的人群，这一现象在男孩中尤其明显。

（5）发育因素：近年来中枢神经系统发育与遗尿症的关系研究进展很大，目前普遍认为大脑-膀胱对话（brain-bladder dialogue）功能的发育迟缓是夜遗尿症的核心问题，导致儿童在睡眠中不能因膀胱涨满而觉醒，当这一功能得到发展成熟，便不再遗尿。另外，遗尿症也与多数发育障碍有关，如注意缺陷-多动障碍，智力障碍，ASD，学习困难以及睡眠障碍等。

（6）便秘：遗尿症儿童常有便秘的问题，特别多见的是日间遗尿的儿童，这是因为便秘时，直肠壶腹部的粪块强烈地刺激感觉神经，影响大脑对膀胱的充盈的感知而造成遗尿。也有人认为严重的便秘会间接引起膀胱容量减少。

（7）心理及社会因素：强烈的外界应激因素，如早期的不良遭遇

（父母离异、亲人死亡、儿童与父母突然分离、因病住院或意外事故）、不适应新的学习环境等，均可导致儿童在控制排尿的关键时期因心理紧张而遗尿。

【诊断】

（一）临床分类及表现

遗尿症可以有 3 种分类方式。一种是传统的分类，也就是遗尿症分为原发性遗尿和继发性遗尿。原发性遗尿指从未连续 3 个月以上的不尿湿床（或裤子）现象；继发性遗尿是指在已经至少有 3 个月以上没有该类症状情况下，再次出现尿湿床（或裤子）现象。另一种分类方式将遗尿分为单一症状性遗尿和非单一症状性遗尿。单一症状性遗尿是指患者除了夜间睡眠中遗尿以外，没有白天任何排尿方面异常，包括尿频、尿急以及白天排尿控制问题等。而非单一症状性遗尿指除了夜间遗尿以外，还有白天排尿方面异常。另外，遗尿症可根据发生的时段分为日间遗尿症，夜间遗尿症以及日夜遗尿症。患儿日间遗尿常表现为尿频、尿急、尿细、排尿困难等症状；夜间遗尿主要是熟睡时不自主地尿床。此外，患儿常伴有心理和性格的变化。焦虑、多动症、抑郁症在遗尿症患儿中的发生率明显高于同龄期正常儿童。部分患儿体格检查时常存在扁桃体肥大、包皮过长、包皮龟头炎；脊髓发育不良，如背部包块、色素沉着；神经病变体征，如脊柱畸形等。

详细的病史询问是遗尿症诊断的基础。应当详细地采集病史，包括遗尿发生的时间段，是白天还是夜间遗尿，发生的频率，是否有 3 个月以上的无症状期等。白天是否有尿频等，因功能性膀胱容量偏低的儿童常会有尿频以及夜间多尿的情况，但是也有些功能性膀胱容量低的儿童没有白天尿频的症状。这主要与这些孩子在白天饮水比较少有关，如果给予相应的水量，小便频率会明显增加。为了更加明确地了解病史，最好的方法是让家长记录儿童的排尿日记，日记内容应该包括每次排尿的时间和量、饮水的时间和量、进餐时大概水量、排尿与一些日常活动的关系（如吃饭、活动等）、是否有尿急或者白天尿湿裤子等情况。

许多遗尿的儿童都同时伴有便秘，而便秘的存在对治疗效果有显著的影响，因此需要对孩子的排便情况进行询问，最好能记录 2~4

周的排便记录,包括排便次数、大便量及粗细以及大便的软硬程度。

此外,病史中还需了解有关社会心理方面的问题,包括儿童的以及家长的心理情况。了解家族史、疾病史以及既往治疗史等。

(二)体征

体格检查需要进行腹部的触诊,了解大便情况,检查骶尾部皮肤是否有凹陷、窦道或者毛发等,评估肛门括约肌的收缩情况,同时还需要进行生殖器的检查、神经系统检查以发现一些肌力,肌张力,反射异常及软体征,注意排查遗尿症的器质性病因。

(三)辅助检查

所有的遗尿症儿童都需要进行尿常规检查,主要是排除尿路感染以及尿糖增高的情况,同时要检查上午尿和夜间尿比重,上午尿比重明显增高的儿童,提示白天饮水量偏低。夜间尿比重偏低的提示夜尿量过多。腹部B超在遗尿症诊断中也有重要价值,一般需要进行两次B超检查。第一次在儿童膀胱充盈的情况下进行的B超检查可以了解膀胱容量,而在排尿后再次的检查则可以评估膀胱壁厚度(正常值排尿后应在5mm以下)以及残余尿量(正常值5ml以下),上述两项检查指标异常提示可能为非单一症状遗尿症。体格检查有异常者行腰骶部X线摄片及磁共振检查,排除脊髓栓系综合征等问题。

(四)诊断标准

1. 目前临床中多用国际儿童尿控协会(ICCS)遗尿症的诊断标准,具体为:

(1)儿童年龄与智龄≥5岁。

(2)不自主的尿床或尿湿裤子,每月至少1次。

(3)病程至少3个月。

2. 遗尿症的DSM-5诊断标准。

【鉴别诊断】

原发性遗尿症需要与下列疾病进行鉴别诊断:

1. **特异性日间尿频** 特异性日间尿频(extraordinary daytime urinary frequency,EDUF)是一种良性自限性症候群,门诊常见,发病率为0.98%,又称单纯性日间尿频、日间尿频尿急综合征。特点为突然出现的日间尿急、尿频，但尿失禁罕见。一般十几分钟排尿一次，每次尿量很少，绝大部分患儿夜间膀胱行为正常。症状可持续数天至数月不等，具有自限性，可自行消失。病因不明，部分患儿有心理紧张。尿检、B超、VCUG、尿流率检查均正常。治疗以观察及缓解心理紧张为主。

2. **膀胱过度活动症** 2003年，国际尿控协会公布标准化术语，正式定义膀胱过度活动症(overactive bladder, OAB)为尿急，伴或不伴急迫性尿失禁，通常伴随尿频及夜尿增多。膀胱过度活动症是仅次于遗尿症的常见的膀胱功能障碍。最典型的症状是尿急，在儿童中常表现为尿频、尿急、白天急迫性尿失禁和夜间遗尿。有时可观察到受累儿童有特殊的憋尿姿势，如文森特屈膝礼。膀胱测压可测到膀胱充盈期有逼尿肌过度活动引起的单个或多个振幅不一的压力波，压力超过15cmH$_2$O。一般膀胱容量小于正常，但无膀胱排空障碍，残余尿阴性。可予以抗胆碱药物治疗，如奥昔布宁。

3. **尿崩症** 患有尿崩症的儿童也可表现为遗尿，但饮水量明显多于正常，尿色清，尿比重明显降低，垂体加压素实验可发现异常。

4. **糖尿病** 患有糖尿病的儿童也可表现为遗尿，但常表现为多饮、多食、消瘦，血糖和尿糖常可发现异常。

5. **癫痫** 患有癫痫的儿童也常伴有不自主排尿症状，但常表现为抽搐发作，脑电图常可发现异常。

【治疗】

遗尿症的治疗原则应强调综合性治疗，包括心理支持和健康教育、报警器治疗、排尿功能训练、行为治疗、药物治疗和中医治疗，对遗尿症个体进行详细的评估，选择针对性治疗措施是成功的关键。在排除了显著的神经系统或其他器质性疾病后，排泄障碍大多可以在门诊进行治疗。行为治疗的原则是通过反复训练，让身体能够感受到需要排便或者排尿的信号并及时进行排泄，同时通过行为治疗缓解儿童及家长对排泄障碍产生的焦虑情绪。治疗过程必须充分考虑帮助儿童克服因排泄障碍而产生的羞愧感或自责情绪，因为这些情绪因素会明显阻碍治疗的进程。

1. **心理支持和健康教育** 首先，要对患者及其家庭提供适当的心理支持和健康教育,使其了解尿床不是故意行为,而是在遗传因素的作用下身体支配排尿部分的功能尚未发育完善。帮助儿童及家长建立治疗的信心非常重要。

2. 报警器治疗 报警器治疗是目前功能性遗尿症的一线治疗方法,其原理是通过条件反射方法让遗尿症儿童在夜间睡眠中达到因膀胱涨满而觉醒。报警器治疗至少持续 2~3 个月。每当报警器响的时候,父母和孩子都应该被唤醒,父母应该要求孩子自己把报警器关掉,同时去厕所排尿,然后再回来睡觉。刚开始治疗时会比较困难,需要给家长和儿童提供足够的支持,并增加随访频率。同时使用正性强化的行为疗法加以配合。通常报警器治疗失败的最主要的原因是孩子没有在报警器响了以后被唤醒,包括没有被父母唤醒。据报道,2/3的遗尿儿童使用报警器治疗有效,其复发率比较低。

3. 行为治疗 行为治疗的目的是在膀胱达到充盈时帮助放松膀胱以及盆底肌肉,从而改善儿童白天尿频、尿急以及白天尿湿裤子的症状,最终帮助儿童养成良好的排尿、排便习惯。行为治疗的方法包括:鼓励儿童养成每天早晨起床后排尿的习惯,平时尽量不要憋尿,可以做尿意-放松训练,白天至少每 2 小时排尿一次,保证每天有 7 次左右的排尿,以避免尿急和白天尿湿裤子,当然治疗期间需要和老师沟通并取得配合。每天保证一定量的饮水,饮水时间饮水应主要集中于早晨和午后早些时候,水温 37℃左右,这样有利于膀胱的训练。晚餐后则尽量避免或者减少饮水。此外,一定要保持大便通畅,多吃一些软化大便的食物,鼓励养成每天早餐后排便的习惯。还要多鼓励孩子适度运动,而不是经常坐在电脑前或者电视前。

4. 药物治疗 目前用于遗尿症治疗的药物主要有去氨加压素、三环类药物、抗胆碱能药物以及中药,但是有循证依据的目前主要集中于去氨加压素和三环类药物。但是鉴于三环类药物的副作用较大,所以只在所有药物无效情况先作为三线药物使用,而去氨加压素是药物治疗中的一线用药,尤其适用于膀胱容量正常、夜间明显多尿的儿童。去氨加压素主要是用于减少夜间尿量,使用方法是睡前 1 小时口服 100~400μg。其副作用主要是水中毒症状,如乏力、头痛、呕吐、呼吸困难、甚至呼吸衰竭等,因此必须注意在服药前 1 小时至服药后 8 小时期间应尽量避免喝水。抗胆碱能药物的机制是增加膀胱容量,减少逼尿肌过度收缩,现作为遗尿症药物治疗的二线药物,如奥昔布宁,睡前 5mg,需要注意的是该药会引起便秘的副作用,而便秘本身会加重遗尿症状,所以需要密切观察。中国传统中医在遗尿的治疗方面也积累了不少经验。中医认为,遗尿与膀胱不能固摄有关,多为肾与膀胱虚冷所致,以温补肾阳、补中益气、泻肝清热为治法。也有用针灸、贴耳穴及推拿进行治疗,有一定的效果。

➢ 附:遗尿症的诊治流程图

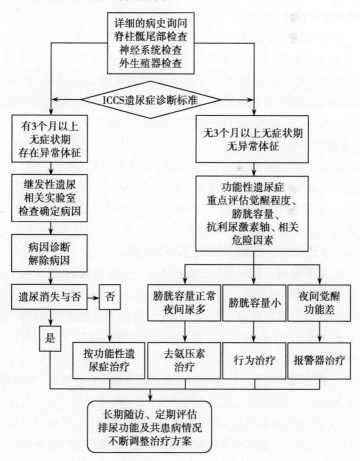

二、睡眠遗尿

【概述】

睡眠遗尿(sleep enuresis,SE)的特点是在睡眠期间反复出现不能控制的排尿。原发性睡眠遗尿是指年龄 5 岁以上的儿童,睡眠遗尿每周至少 2 次,并且连续 6 个月持续存在睡眠遗尿。儿童此前有过睡眠遗尿,但已经至少 6 个月无睡眠遗尿发生,又出现睡眠遗尿至少每周 2 次的症状,则为继发性睡眠遗尿。无论是原发性还是继发性睡眠遗尿,均要求症状存在至少 3 个月。遗尿可发生在睡眠的任何阶段,大多数发生在前半夜。

原发性睡眠遗尿随年龄的增长而逐渐减少,每年的自然缓解率约为 15%。大约 30% 的 4 岁儿童,15%~20% 的 5 岁儿童,10% 的 6 岁儿童,7% 的 7 岁儿童,5% 的 10 岁儿童,3% 的 12 岁儿童,1%~2% 的 18 岁青少年都有过遗尿经历。男孩是女孩的 3 倍。继发性睡眠遗尿占比不到 25%。尿床的频率越高,就越有可能持续。

【病因和危险因素】

睡眠遗尿的病因复杂。有理论提出了 3 个相关因素的假说:夜间尿液生成量较大、夜间膀胱过度活跃、从睡眠中觉醒困难。很多研究提出从睡眠中难以觉醒是原发性睡眠遗尿的最重要的因素,而膀胱不稳定/过度活跃在继发性睡眠遗尿中更为重要。

(一) 原发性睡眠遗尿的病因和危险因素

1. **发育迟缓**　夜间维持膀胱控制是一个发育过程,遗尿与中枢神经系统发育迟缓有关。

2. **较低的觉醒阈值**　遗尿的孩子觉醒能力可能降低,膀胱充盈的反应不能使他们醒来。这可能与睡眠呼吸障碍有关,或者与睡眠片段化或其他机制有关。

3. **遗传因素**　原发性遗尿的儿童可能存在阳性家族史。据报道,如果父母童年时曾遗尿,孩子患病率为 77%;如果父母一方曾童年遗尿,孩子患病率为 44%;如果父母双方都没有童年遗尿,孩子患病率为 15%。此外,父亲有童年遗尿,孩子遗尿风险高 10.1 倍,而母亲有童年遗尿,孩子遗尿的风险仅高 3.6 倍。研究推测不同家庭中的同源染色体 22q、13q 和 12q 区域与睡眠遗尿相关。

4. **神经发育状况**　注意缺陷多动障碍患者遗尿的风险增加 3 倍,遗尿在神经发育障碍(如发育迟缓和智力障碍)患者中更为普遍。

5. **夜间膀胱容量减少**　遗尿可能是由于膀胱功能减退和夜间不能憋尿所导致。膀胱容量随年龄增长,5 岁时的 170.1ml,10 岁时增加到 311.85ml。若存便秘或膀胱炎影响膀胱容量情况的发生时会导致遗尿增多。

6. **睡眠期间抗利尿激素分泌减少**　一些儿童在睡眠期间抗利尿激素分泌没有典型的增加,导致尿量超过膀胱容量。如果孩子对膀胱充盈的感觉没有引起反应,就会发生睡眠遗尿。

(二)继发性睡眠遗尿的病因和危险因素

1. **尿液浓缩障碍**　包括糖尿病、尿崩症、原发或药物性肾性尿崩症(如服用碳酸锂)、镰状细胞病等。

2. **尿液生成过多**　摄入咖啡因、利尿剂等导致尿液生成过多。

3. **尿路病变**　包括尿路感染、刺激性膀胱或泌尿生殖系统畸形。

4. **长期便秘、大便失禁**　50% 以上继发性夜间遗尿患儿有便秘症状。

5. **癫痫或神经源性膀胱等神经系统疾病**

6. **睡眠障碍**　阻塞性睡眠呼吸暂停与原发性和继发性睡眠遗尿有关。研究表明,8%~47% 的阻塞性睡眠呼吸暂停患儿存在睡眠遗尿,其机制被认为是由于阻塞性睡眠呼吸暂停相关睡眠片段破坏了正常夜间抗利尿激素加压素的分泌模式。阻塞性睡眠呼吸暂停的患儿腺扁桃体切除术后遗尿消失的发生率为 44%~77%。研究发现遗尿儿童周期性肢体运动和觉醒障碍也有增加。

7. **精神社会压力**　如父母离异、被忽视、经受躯体或性虐待、在照护机构生活或家庭成员死亡等。

【诊断】

1. **病史**　继发性遗尿应确定发病年龄、持续时间、遗尿严重程度和遗尿时间。还应评估有无日间遗尿、便秘和泌尿生殖系统症状,以及其他与继发性遗尿相关的症状。

2. **发育史**　虽然遗尿可能与发育迟缓有关,但病史通常正常。

3. **家族史**　通常呈阳性家族史。

4. **认知、情绪和行为评估**　认知、情绪和行为问题在原发性遗尿患儿中不常见,在继发性遗尿患儿中很常见。主要包括抑郁、焦虑、行为问题和注意缺陷多动障碍等。

5. **体格检查**　应包括尿检。如果存在白天遗尿,应考虑对泌尿系统异常进行评估。可以对糖尿病、尿崩症、癫痫、镰状细胞病和神经系统疾病进行评估。

6. **实验室检查**　进行尿液分析和尿液培养以评估糖尿和尿崩症,特别是继发性遗尿。

7. **排尿日记**　记录尿床事件频率,完成排尿日记。

8. **多导睡眠监测**　夜间遗尿儿童应进行临床筛查,以确定是否存在共病睡眠障碍,如果怀疑有睡眠呼吸障碍或周期性肢体运动障碍,可进行夜间多导睡眠监测,但不作为遗尿评估的常规部分。

9. **睡眠遗尿(睡眠障碍国际分类,第3版)**

原发性睡眠遗尿

必须满足 A~D

A. 年龄在 5 岁以上。

B. 睡眠时反复出现不能控制的排尿,出现频率至少 2 次/周。

C. 症状存在至少 3 个月。

D. 患者睡眠期间遗尿症状从未消失。

继发性睡眠遗尿

必须满足 A~D

A. 年龄在 5 岁以上。

B. 睡眠时反复出现不能控制的排尿,出现频率至少 2 次/周。

C. 症状存在至少 3 个月。

D. 此前至少 6 个月无睡眠遗尿。

【鉴别诊断】

1. **引起继发性睡眠遗尿的内科和神经系统疾病**　包括糖尿病、

尿崩症、镰状细胞病、肠道或膀胱功能异常、尿道解剖异常或感染、神经疾病、神经发育障碍等。

2. 夜间癫痫 夜间癫痫发作可能导致遗尿,但通常伴有癫痫发作的其他特征(例如,刻板的运动、意识改变)。

3. 睡眠疾病 包括睡眠呼吸暂停、周期性肢体运动障碍、觉醒障碍等。

【治疗】

鉴于遗尿的普遍性以及自限性,如果遗尿不困扰孩子,可不进行治疗。一般不推荐对年幼的儿童(5~7岁)进行治疗。睡眠遗尿的治疗方法主要包括基础治疗、行为治疗和药物治疗。如果孩子的动机是治愈夜间遗尿,并有家庭支持,建议首先尝试行为治疗。如果只是需要一个短期的解决方案,或者没有足够的动机和家庭支持来进行行为治疗,可首先尝试药物治疗。总的来说,连续14个夜晚没有出现遗尿,则认为治疗成功。遗尿症状减少少于50%被认为是治疗不成功,减少50%~90%被认为是治疗部分成功。

1. 基础治疗

(1)健康宣教:虽然遗尿本身并没有什么问题,但它会对儿童及其家庭产生重大影响。很多孩子因为尿床感到非常尴尬,父母经常因此而责罚他们。因此,对儿童和家庭进行安抚和教育是治疗睡眠遗尿的第一步。家庭需认识到夜间尿床不是孩子的错,避免指责惩罚患儿,鼓励其正常学习和生活、树立治疗信心,减轻心理负担,积极参与治疗。

(2)共患病的治疗:睡眠遗尿可能由很多内科、神经系统疾病、睡眠障碍和精神心理压力导致。当合并有其他系统疾病时,建议及时转诊。

2. 行为治疗

(1)警铃疗法:是治疗睡眠遗尿的一线治疗方案和最有效的方法,但需要注意的是,这需要孩子和家庭的共同努力和长期坚持。遗尿警铃有很多种类型,包括放在床上的垫子或附着在孩子内衣上的警铃,所有这些警铃的设计都以湿气传感器为基础,湿气传感器会在孩子尿床时被触发,最终会使孩子对膀胱充盈的感觉做出反应。警铃需要连续使用 2~4 个月或使用到连续 14 个晚上不尿床。遗尿警铃对患儿初始反应率约为 60%,治愈率约为 40%。警铃治疗的优点在于其具有短期和长期的疗效,同时它是无创的。其缺点是在长期治疗过程中需要家庭的积极参与和配合。

(2) 养成良好的排尿习惯:应该鼓励孩子定时排尿(每 2~3 小时)。增加白天(主要集中在上午和下午早些时候)的液体摄入量。晚饭后尽量少喝水。建议孩子就寝时间和晚上醒来时上厕所。在孩子遗尿发生时或父母上床睡觉前叫醒孩子可以减少遗尿的发生。

(3) 膀胱训练:可以让孩子喝更多的水,并逐步延长等待排空的时间。

(4) 建立奖励系统:家庭可以为孩子能够控制的行为建立奖励系统,比如白天喝水和经常排尿。没有遗尿可奖励孩子贴贴纸等。

3. 药物治疗　药物治疗不能治愈遗尿,但可以暂时解决遗尿事件。7 岁以下的儿童通常不建议药物治疗,若行为治疗失败,可考虑使用药物[8,11]。

(1) 去氨加压素:是美国食品及药物管理局批准用于治疗遗尿的药物。去氨加压素是抗利尿激素类似物,可减少尿量。去氨加压素应使用口服制剂。需要注意的是,去氨加压素鼻内制剂已不再被批准用于治疗低钠血症引起的原发性夜间遗尿,可能导致癫痫发作和死亡。研究表明,60%~70% 的儿童对治疗有反应(30% 是完全反应,40% 是部分反应),80% 在停药后复发。去氨加压素片(0.2~0.4mg)应在睡前 1 小时前服用,溶解片(120~140μg)在睡前 30~60 分钟口服。用药后若疗效不佳可增加剂量。停药时逐渐减量可以降低复发概率。如果选择每晚用药,应安排药物空白期,以评估是否仍然需要药物。

(2) 丙咪嗪:对顽固性遗尿有一定疗效。剂量范围从 6 岁以上儿童(20~25kg)的 25mg 到 11 岁以上儿童的 50~75mg。建议睡前 1 小时服用,以 25mg 为起始剂量,持续 1 周,根据需要增加剂量。大约 20% 的儿童在治疗过程中会摆脱遗尿症状。停药后通常会复发。其作用机制尚不清楚。其最严重但是罕见的并发症有心脏毒性和肝毒性,开始使用之前应检查心电图是否有心律失常。通常不作为一线药物。

(3) 抗胆碱能药物(底特律,迪特罗潘):减少膀胱肌肉痉挛,对那些膀胱过度活跃和膀胱功能容量小的儿童和青少年最有效。通常不作为一线药物。

三、遗粪症

【概述】

遗粪症(fecal incontinence)或(encopresis)是指儿童在生理和心理年龄 4 岁以后仍经常在不恰当的地点自主或不自主排出正常粪便到内裤的现象,遗粪对个人和家庭造成较大的不良影响,易使儿童产生病耻感,遭受社会拒绝和受欺凌,久之形成社交退缩。通常情况下,儿童在 2 岁左右应该具备较为完善的排泄控制能力,因此 4 岁若尚无法控制排便就被认为异常。事实上,大部分遗粪症的儿童在 7 岁以前都已经开始出现症状。来自荷兰的一项基于人群的流行病学研究发现,遗粪症的患病率不同年龄阶段略有不同,5~6 岁为 4.1%,6 岁为 1.9%,10~12 岁为 1.6%,有随年龄下降趋势。在有心理及行为问题的儿童中,患病率更高,且男孩比女孩患病更多,约为 3~6:1。在功能性遗粪症中,可分为与便秘密切相关的保留性遗粪症(retentive fecal incontinence)和与便秘不相关的非保留性遗粪症(nonretentive fecal incontinence)。保留性遗粪症的发生率约为非保留性遗粪症的 4.5 倍,在临床上更为常见。

遗粪的病因分为器质性和功能性两大类。器质性病因主要包括直肠肛门先天发育不全、先天性巨结肠术后后遗症、先天性脊柱裂、脊髓损伤、脊髓肿瘤、脑瘫,以及影响盆底肌群和肛门外括约肌的肌病。

临床上功能性遗粪症占绝大多数。功能性遗粪症的病因又分为保留性功能性遗粪症(functional retentive fecal incontinence,FREI)和非保留性功能性遗粪症(functional nonretentive fecal incontinence,FNREI)。75%~90% 的遗粪症与便秘有关,即 FRFI。由便秘引起的 FRFI 可发生在白天,也可发生在夜间,临床上白天发生的遗粪症占绝大多数,只有当直肠内大便潴留非常严重时才会发生夜间遗粪症。FRFI 发生前数月或数年,儿童常出现主观拒绝排便,强忍大便或大便疼痛的问题,当儿童感觉大便时疼痛或不适等不良心理体验,便会刻意强忍大便,不断收缩肛门外括约肌,臀肌和盆底肌群,使大便长期贮存于直肠中并不断增多,导致一系列的生理和病理反应。大脑有意抑制排便久之引起结肠蠕动减慢,便秘不断加重,可导致大便充满整个结肠(后天性巨结肠),肠腔扩张又通过反射抑制使乙状结肠等上段肠蠕动受到抑制,从而使人体正常排便功能抑制性损害。肠黏膜不断吸收水分又使大便变得很干硬,久之直肠黏膜神经敏感性不断下降,正常排便反射减弱或消失,最终直肠壁渗出黏液于肠腔和干硬的大便之间,当肛门括约肌稍松弛时,大便即滑出体外,通常只是玷污内裤,量比较少。

　　FNRFI 临床较少见,对其发病机制目前了解较少。该类型粪通常与便秘无关,多数情况下排出较多的大便在内裤中,目前对 FNRFI 儿童的排便动力学(defecation dynamics)及直肠肛门测压研究均显示正常,粪便潴留,结肠蠕动,直肠顺应性和肠壁敏感性均在正常范围。目前学术观点更多认为 FNRFI 与中枢神经系统排便功能发育异常有关,多种社会心理因素影响 FNRFI 的病程进展,对 FNRFI 的病因及发病机制需要进一步深入研究。

　　功能性遗粪症的危险因素包括社会环境、心理、生物学多个方面,见图 5-4,描绘了功能性遗粪症的多种危险因素。

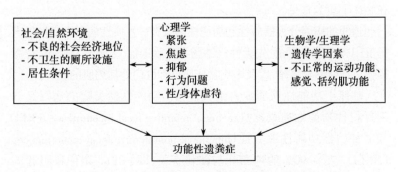

图 5-4　功能性遗粪症的生物心理社会模型

【诊断】

(一) 临床表现

遗粪症的主要临床症状就是在不恰当的时间和地点排泄大便。每月至少有 1 次以上,持续 3 个月,虽经家长、老师指正亦难以改正。儿童常伴有便秘等排便困难。但是有些家长可能并不是特别关注到儿童的便秘问题,认为只要孩子每天都有大便,便认为儿童并无便秘。但事实上,每天排便的儿童可能每次并未有效排空直肠中的粪便,日积月累粪便堆积便可造成遗粪。儿童可能出现强忍大便姿势,便血,大块状干硬大便排出。50%~60% 遗粪症儿童会有腹痛症状,这是大便潴留较严重的症候,腹胀和食欲缺乏症状也常见。有 22%~40% 的儿童伴有遗尿症。此外,遗粪症还可能导致儿童反复尿路感染,尤其女孩中多见。

(二) 体征

一般情况下,儿童的外观无明显异常,有时体检可以发现儿童有腹胀或左下腹扪及无痛性腊肠状肿块(粪团)。肛指检查可以感觉肛门括约肌张力较低、直肠有扩张,内有大量粪团。体检和辅助检查的过程中,尚应注意儿童肛周有无瘢痕、瘘管、异位肛口和脊柱裂等。

(三) 诊断标准

1. **遗粪症的 Rome Ⅳ 诊断标准**　年龄至少 4 岁,反复发生不能控制的粪质排出。(近 3 个月符合以上诊断标准,以研究为目的时,症状出现至少 6 个月,近期大便失禁 2~4 次,超过 4 周)

2. **遗粪症的 DSM-5 诊断标准**

【鉴别诊断】

1. **先天性巨结肠**　先天性巨结肠儿童由于顽固性便秘可伴有遗粪症状。与遗粪症的鉴别要点是,先天性巨结肠儿童常常是:①遗粪症状出现早,有时有胎粪排出延迟;②排出的大便为细小柱状,遗粪症则多为粗柱状粪条;③常伴有营养不良、发育迟缓,而遗粪症儿童外观大多健康;④便秘、腹胀等症状较遗粪症重;⑤肛门直肠测压压力较高,而遗粪症压力多正常或下降。

2. **伴有遗粪症状的精神疾病**　多以其他精神障碍为主要表现,

如精神分裂症,但是这些儿童遗粪发生的频次常达不到上述诊断标准。

3. **遗尿症** 遗粪症和遗尿症两者同时伴存时可下双重诊断。

【治疗】

遗粪症治疗首先需要帮助家长和儿童正确认识这一问题,让其了解这不是罕见的问题,也不需要为之感到特别的羞愧。另外,与其他发育和行为障碍性问题一样,对遗粪症也应采用综合治疗措施,只有行为治疗和药物治疗综合实施才能达到最优效果。

1. **心理支持和健康教育** 遗粪症的儿童往往同时有生理和心理的问题,因此要向儿童和家长阐明本病的起因和病理生理过程,使他们理解问题的起源和必要对应治疗的合理性。改变和去除本节病因中所述的各种致病因素。

2. **习惯培养** 治疗遗粪症非常重要且关键的因素就是帮助儿童养成定时排便的习惯,因为遗粪症的儿童常常因为肠腔长期扩张后无法感知正常的排便信号,所以定时排便的习惯必须要坚持直到这种正常排便信号感知能力恢复。通常要求儿童每餐饭后 30 分钟定时排便,至少坐 10 分钟以上。年幼儿童可以通过奖励粘纸等方法鼓励其养成良好的习惯。此外,还要鼓励儿童多吃富纤维素的饮食等。

3. **药物治疗** 凡确定为保留性遗粪症伴有便秘的患者,对肠道潴留的大便应予导泻。可在第 1 天用灌肠排便、第 2 天给予栓剂通便、第 3 天服轻泻剂,进行 3 天为一周期的治疗,连续 4 个周期后观察疗效。使用轻泻剂和大便软化剂通便促使直肠处于相对空虚状态,同时有利于直肠壁重新恢复其正常的结构状态,使儿童对便意的敏感性得以加强,从而能控制大便的排泄。大便失禁伴便秘的患儿有必要长期使用这类药物,直至完全恢复正常。对于非保留性遗粪症,不适用大便软化剂,反而可能加重症状。目前,对非保留性遗粪症治疗手段较少,主要治疗方法是排便训练,辅助使用阿片受体激动剂洛哌丁胺可缓解症状。

遗粪症是一个慢性问题,其症状较顽固且易复发,有报告在严格实施有效的治疗措施 1 年后,有 63%~94% 的病例症状可获改善。若未得到适当的治疗,有15%~33%遗粪症患者在成年期仍有遗粪发生。但治疗结果显示:治疗时间越长,症状改善越明显。

➤ 附:遗粪症的诊治流程图

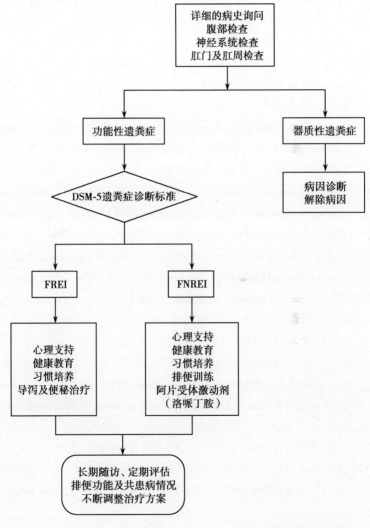

（马骏　秦岭）

参考文献

[1] Austin PF, Bauer SB, Bower W, et al. The standardization of terminology of lower urinary tract function in children and adolescents : Update report from the standardization committee of the International Children's Continence Society. Neurourol Urodyn, 2016, 35 (4) : 471-481.

[2] Ma J, Li S, Jiang F, et al. Co-sleeping and childhood enuresis in China. J Dev Behav Pediatr, 2014, 35 (1) : 44-49.

[3] 金星明, 静进. 发育与行为儿科学. 北京 : 人民卫生出版社, 2014.

[4] American Psychiatric Association. Diagnostic and Statistical Manual of Mental Disorders, Fifth Edition. Washington, DC : American Psychiatric Pub, 2013.

[5] 夏正坤, 徐虹. 儿童遗尿症诊疗规范. 北京 : 人民卫生出版社, 2018.

[6] Nevéus T, Fonseca E, Franco I, et al. Management and treatment of nocturnal enuresis-an updated standardization document from the International Children's Continence Society. J Pediatr Urol, 2020, 16 (1) : 10-19.

[7] Voigt RG, Macias MM, Myers SM, et al. American Academy of Pediatrics Developmental and Behavioral Pediatrics. 2nd edition. The United States of America. America Academy of Pediatrics, 2018.

[8] Mindell JA, Judith A. A Clinical Guide to Pediatric Sleep. 3rd ed. Lippincott Williams & Wilkins, 2015.

[9] Berry RB, Albertario CL, Harding SM, et al. The AASM Manual for the Scoring of Sleep and Associated Events : Rules, Terminology and Technical Specifications. Version 2.5. Darien : American Academy of Sleep Medicine, 2018.

[10] 高和. 睡眠障碍国际分类. 3 版. 北京 : 人民卫生出版社, 2017.

[11] 中华医学会小儿外科学分会小儿尿动力和盆底学组和泌尿外科学组. 儿童遗尿症诊断和治疗中国专家共识. 中华医学杂志, 2019, 99 (21) : 1615-1620.

[12] Rajindrajith S, Devanarayana NM, Benninga MA. Review article : faecal incontinence in children : epidemiology, pathophysiology, clinical evaluation

and management. Aliment Pharmacol Ther,2013,37(1):37-48.

[13] 方秀才. 罗马Ⅳ:功能性胃肠病. 第 2 卷. 4 版. 北京:科学出版社,2016.

[14] Koppen IJ,von Gontard A,Chase J,et al. Management of functional nonretentive fecal incontinence in children:Recommendations from the International Children's Continence Society. J Pediatr Urol,2016,12(1):56-64.

第十节 睡 眠 障 碍

一、睡眠的概述

【概述】

大脑的功能是处理信息,大脑有两个主要的状态:抑制与觉醒。觉醒状态下大脑的功能主要是认知功能,也是大脑处理外环境信息主要过程;正常的抑制状态就是睡眠,有关睡眠是什么,不同的学者有不同的解析,经过脑科学多年的研究,睡眠更加倾向于定义为指机体与外界环境互动及反应水平降低,机体内部各子系统间信息交换依然活跃,并可恢复清醒的一种生理和行为状态,表现为身体活动度降低、闭眼、卧位等特征。以此定义而言,我们更加强调了睡眠状态下发生的是机体内环境各个子系统间的信息交流和大脑对各个内环境系统上传给大脑信息的处理与反馈,从而不要狭义认为睡眠是大脑"休息"了或"不工作"了,而应该理解为大脑的另一个重要工作状态。从临床上,睡眠是生理和行为过程的复杂混合体,这样的理解则有利于医师和不同合作者的沟通。

(一)儿童睡眠发展的规律

儿童的睡眠是儿童大脑发育过程的主要活动,不同年龄阶段的儿童的睡眠时间是不相同的,总的来说,年龄越小,需要更长的睡眠时间,这与儿童生长发育,尤其是大脑发育的需要是一致的。

1. **新生儿(0~2个月)正常睡眠模式** 每天总睡眠时间为 9~18 小时(平均 14.5 小时),早产儿的睡眠时间可能更高。睡眠时间间隔为 1~2 小时。睡眠在白天和夜间均匀分布。饥饿感、饱腹感以及可能存在的疾病很大程度上决定了 2 个月内新生儿的睡眠-觉醒周期；昼夜节律和环境因素对新生儿睡眠节律影响比婴儿期小。

2. **婴儿(2~12 个月)正常睡眠模式**　每天平均总睡眠时间为12~13 小时(注意婴儿期的睡眠时间有很大的个体差异)，婴儿的每天平均小睡时间为 3~4 小时，大多数婴儿在 6 个月大时会有较长的早睡/午睡时间。

3. **幼儿(12 个月 ~3 岁)正常睡眠模式**　每天平均总睡眠时间为11~13 小时(注意幼儿的睡眠时间有个体差异)，这个阶段幼儿每天平均小睡时间为 2~3 小时。

4. **学龄前儿童(3~5 岁)正常睡眠模式**　每天平均总睡眠时间为平均11.5~12 小时；午睡次数从 1 次减少到不午睡。从学龄前到 12 岁，熄灯后入睡的平均时间(睡眠潜伏期)似乎相当稳定，大约为 17~19分钟。

5. **学龄儿童(6~12 岁)正常睡眠模式**　每天平均总睡眠时间为9~10 小时每天，不同的地区的儿童由于环境和文化影响有中午小睡的习惯。

6. **青少年(12~18 岁)正常睡眠模式**　每天平均总睡眠时间为8~9 小时每天，不同的地区的青少年由于环境和文化影响有中午小睡的习惯。

(二)儿童睡眠障碍流行病学

不同年龄阶段儿童的睡眠障碍发生率是不一样的，发生睡眠障碍的类型也不尽相同。6~12 个月龄的孩子大约 25%~50% 存在睡眠问题；1~3 岁孩子有 30% 存在睡眠问题；3~5 岁儿童入睡困难和梦游发生率在 15%~30%；6~12 岁学龄儿童 15%~25% 有入睡抵抗，10% 有睡眠延迟和睡前焦虑，10% 有白天嗜睡；13~18 岁青少年严重睡眠问题的患病率很高，多个研究表明其发生率在 20% 以上，且多伴有情绪问题。

(三)儿童睡眠障碍的病史采集

1. **睡眠问题**　详细记录主诉的睡眠问题的主要表现，以及发病情况、可能的诱发因素、持续时间、发作频率等。

2. **睡眠史**　记录上学日和非上学日的睡眠模式、睡眠时间表和睡眠习惯。需要同时评估夜间睡眠和日间小睡的情况。包括个体从就寝、入睡、觉醒到起床的睡眠全过程，如：晚间活动、睡前例行活动、就寝时间、睡眠潜伏期、睡眠时间、觉醒时间、觉醒次数、觉醒后至再次入睡情况等。在采集病史中，就寝时间、睡眠时间、觉醒时间和睡眠潜伏期是从复杂行为学来描述睡眠的术语。就寝指的是个体为进入睡眠状态做准备的行为，一般包括上床、躯体以舒适的姿势躺在床上和头部枕在枕头上等行为；就寝时间指的是发生着这一系列为睡眠做准备的行为起始时间；觉醒就是和睡眠相对的大脑的工作状态。我们复习睡眠的定义就理解了觉醒的定义。记录就寝和觉醒时间在临床上精确到"分"。记录睡眠相关行为在既往和最近发生变化的时间节点，每周出现的频率等。

3. **夜间行为**　记录夜间睡眠异常行为，包括觉醒障碍、梦呓、磨牙、噩梦、睡眠瘫痪、骨骼肌抽搐和震颤、打鼾与其他呼吸事件、心脏事件、消化系统事件、遗尿、梦游、汗液分泌等。

4. **睡眠环境**

(1) 卧室和床：卧室的空间（如，单独的卧室）和位置（如，相对于父母房间的位置）；床的类型（如，梦游的患儿需要考虑床对其行为活动的限制）；床上用品（如，可能影响睡眠安全和导致环境过敏的物品）等。

(2) 光照：孩子睡眠时需要明亮的灯光可能提示其存在焦虑。晚上的"屏幕"光源（如电视、电脑、电子阅读器等）可能导致入睡延迟。

(3) 噪音：包括睡前、夜间、清晨以及来自其他家庭成员的噪声的数量、类型和声级（例如，父母为了工作早起产生的噪音等）。

(4) 温度：是否适宜可调（如，空调等）。

(5) 共睡问题：评估共睡类型（同房或同床等）、相关人员（兄弟姐妹、父母、祖父母等）、强度（整晚、半晚共睡等）、时间（从儿童的床上还是父母的床上开始等）、频率（每晚或间歇性等）等。

(6) 家庭成员的睡眠：家庭成员的睡眠节律、睡眠模式和睡眠问题不可避免的影响到儿童的睡眠。评估家庭成员睡眠相关情况有利于儿童睡眠问题的诊断与干预。另一个方面,成功地治疗儿童的睡眠问题不仅能使患儿获益,还可能影响整个家庭,还能鼓励家庭成员为自己的睡眠问题寻求医师给予必要的帮助。

5. 日间的生理和社会功能

(1) 觉醒水平:日间疲劳、白天嗜睡、使用兴奋剂和其他增强警觉的物质(如咖啡因、尼古丁等)。

(2) 认知功能:孩子完成游戏或在校内校外的学习任务过程中的表现,包括语言能力、注意力、记忆力、计算和非计算归纳和演绎能力、学业成绩等。

(3) 情绪:焦虑、抑郁情绪,以及孩子在不同时间、空间和不同事件下的情绪稳定性和调节能力。

(4) 运动与行为:孩子运动的准确性、持久性,孩子与伙伴、教师、家庭成员之间的关系,学校行为等。

(5) 自主神经系统:觉醒时不同状态下的心率、汗液分泌、平滑肌为主的血管、肠道、膀胱、呼吸道收缩情况等。

(四) 儿童睡眠障碍的评估

1. 睡眠日记　睡眠日记可由父母记录或者大龄儿童和青少年自行填写。睡眠日记通常记录两周的作息规律,收集关于就寝时间、睡眠潜伏期、夜间觉醒次数和持续时间、早晨醒来时间、总睡眠时间、睡眠效率、小睡时间等睡眠模式。

2. 睡眠量表　睡眠与睡眠障碍相关量表可以快速、准确的评估复杂的症状表现,是识别并判断睡眠障碍的重要工具。儿童睡眠和睡眠障碍相关量表主要分为两类,他评量表和自评量表。对于低龄儿童来说,量表通常有父母或监护人来进行的他评量表;对于大龄儿童和青少年,除他评量表外,还有由患儿自己进行评定的自评量表。我们需要根据不同的年龄、不同的睡眠障碍等临床工作的需要选择不同的量表。

3. 多导睡眠监测(polysomnography,PSG)　PSG检测内容包括脑电图(EEG)、肌电图(EMG)、眼动图(EOG)、心电图(ECG)和呼吸描记装置等,根据需要也可同时监测血压、脉搏等反映心血管功能的生理指标。PSG需要在睡眠实验室进行,主要用于睡眠相关呼吸障碍、周期性肢体运动障碍和发作性睡病等睡眠障碍的诊断和鉴别诊断。

4. **体动记录仪（actigraphy）**　体动记录仪是一种能够监测躯体活动的电子加速度传感器,基于便携、无创、便宜的优势被应用于如睡眠/觉醒模式的评估、日常活动强度监测、药物检测、行为遗传学及减肥等多个领域。体动记录仪允许在家庭睡眠环境中连续记录数天或数周,因此可以记录在睡眠实验室一个晚上没有捕捉到的信息。在评估昼夜节律紊乱和睡眠模式方面更有优势。与PSG相比,它更容易使用、更方便、更便宜。

5. **认知功能评估**　认知功能的评估在儿童睡眠障碍诊断中是必不可少的环节,儿童睡眠障碍个体的认知功能评估有利于判断睡眠障碍对大脑觉醒状态下认知功能的损伤程度,进而评估睡眠障碍的严重性,可以通过评估认知功能来评估睡眠障碍治疗的疗效,特别是在标准化认知信息加工实验室,应用Das-Naglieri认知功能评估系统（Das-Naglieri cognitive assessment system,DN：CAS）和持续操作测试（continuous performance test,CPT）进行的认知信息加工过程定量评估（具体方法方案见本书第二章第4节认知评估）,可以为儿童睡眠疾病的诊断和治疗效果的评估提供极强的定量证据。另外,语言功能的评估属于认知评估范围,对于6岁以前的儿童睡眠障碍患者,语言的评估尤为重要。

6. **其他客观检查**　神经系统检查、呼吸系统检查、心脏检查、内分泌系统检查、基因检查、血清化学检测等主要用于睡眠障碍的鉴别诊断以及共患疾病的诊断。

（五）儿童睡眠障碍的诊疗流程

鉴于目前对很多睡眠疾病的理解和认识尚不充分,睡眠疾病的诊断仍需要以症候为基础,全面详细的夜间睡眠史和日间功能评估尤为重要。此外,由于睡眠是大脑处理躯体内环境信息的模式,儿童睡眠障碍必然涉及儿童躯体其他系统的功能,所以儿童睡眠障碍诊断需要全面地考虑各个系统问题(如,共病)。总的来说,儿童睡眠障碍的诊疗需要多系统评估、多学科合作,联合诊断,及时转诊。

> ## 附:睡眠障碍的诊疗流程图

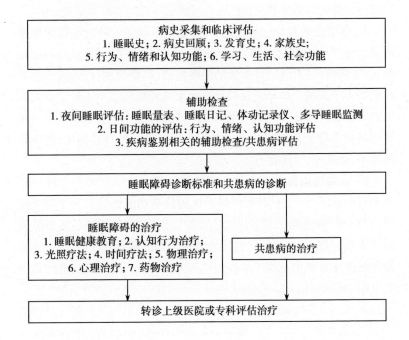

二、失眠

【概述】

儿童失眠(insomnia)被定义为尽管有合适其年龄的睡眠和机会,且睡眠环境条件合适的情况下,仍持续出现睡眠启动困难、睡眠时间减少、睡眠完整性破坏或睡眠质量下降,并导致儿童和/或家庭白天的功能障碍。儿童期失眠的患病率达30%。《睡眠障碍国际分类》第3版将失眠障碍分为三种类型:慢性失眠障碍,短期失眠障碍和其他失眠障碍。本节主要介绍慢性失眠障碍。

【病因和危险因素】

儿童青少年失眠可能是遗传易感性、共病精神疾病、睡眠环境及睡眠习惯不良等因素综合作用的结果。

1. **遗传因素** 目前认为儿童青少年慢性失眠障碍主要是基于习

得性不良睡眠习惯,但在某些情况下可能有遗传因素。比如有失眠障碍的儿童青少年,其一级亲属患有失眠障碍的概率更高。

2. **环境因素**　不良的睡眠环境,如嘈杂、强光照射以及电子设备的使用均会干扰睡眠,导致失眠发生。

3. **睡眠习惯**　包括:①不良睡眠行为:比如过多的床上时间,不规律的睡眠-觉醒时间表,白天小睡过多等;②不恰当的睡眠认知:比如"如果我今晚不能很快入睡,明早起床后会犯困,将影响明早的考试"等。

4. **精神心理因素**　急性压力可诱发失眠,共病神经发育障碍或精神障碍的儿童青少年,其失眠发生率更高。共病抑郁、焦虑等常伴随失眠症状。儿童入睡抵抗可能是潜在焦虑和恐惧的反映,导致这些儿童需要特定的条件入睡(如父母陪伴)或反复延迟就寝时间。

5. **躯体疾病**　慢性疼痛、胃食管反流等可破坏夜间睡眠的连续性。

【临床表现】

对于儿童来说,通常由其照护者报告失眠,主要表现为拒绝就寝,夜间频繁醒来和/或不能单独入睡。失眠的临床表现包括夜间失眠症状和日间功能障碍。

1. **夜间症状**

(1) 入睡困难:对于儿童和青少年,睡眠潜伏期超过20分钟考虑存在入睡困难。低龄儿童常需要特定条件入睡(如父母陪伴、摇晃、奶瓶等),当这些条件缺失时出现入睡抵抗,导致入睡显著延迟或不能入睡。

(2) 睡眠维持困难:夜间频繁醒来,需要照护者频繁干预以帮助其入睡或恢复睡眠。

(3) 早醒:较少见于儿童和青少年。

2. **日间症状**

(1) 认知障碍:注意力不集中、记忆力下降、学习成绩下降、学习效率不高等。

(2) 情绪行为问题:易激惹、紧张、情绪低落、焦虑、过度关注睡眠、多动、冲动等。

（3）其他：疲劳、胃肠功能紊乱、嗜睡、白天打盹，甚至危险驾驶等。

【诊断】

1. **病史**　回顾患儿既往睡眠史。在描述失眠症状时，应详细回顾失眠症状的起病时间、持续时间、严重程度、每晚差异性，以及任何可能的诱发因素等。评估是否合并其他睡眠障碍、急/慢性躯体疾病、精神障碍、兴奋剂等用药史等可能导致失眠的维持因素。可采用"BEARS 睡眠筛查工具"进行临床访谈。

2. **发育史**　通常是正常的。

3. **家族史**　儿童失眠障碍更多与家庭环境相关，比如父母的作息习惯、不良的睡眠关联、环境限制不足等。因此家族史应包括对育儿技巧和睡眠环境方面的评估。

4. **认知功能评估**　失眠患儿表现为注意力不集中、学习成绩下降等。由于神经发育障碍共病失眠的患病率很高，失眠对患儿的认知功能影响十分显著，进行认知功能评估是必要的。小于 3 岁儿童，进行语言功能评估，可使用《早期语言发育进程量表》；4~5 岁儿童在语言评估基础上进行韦氏智力量表评估；大于 5 岁儿童进行韦氏智力量表评估，同时应用 Das-Naglieri 认知功能评估系统（Das-Naglieri cognitive assessment system，DN:CAS）和持续操作测试（continuous performance test，CPT）进行认知信息加工过程定量评估。

5. **情绪评估**　包括抑郁、焦虑、学业压力、不良生活事件刺激等。

6. **行为评估**　学龄儿童可能存在日间多动、冲动、攻击行为，人际关系不佳。青少年可能存在危险驾驶等行为。

7. **体格检查**　一般无明显阳性体征。

8. **诊断性评估**

（1）睡眠量表：包括简明婴儿睡眠问卷、儿科睡眠问卷、儿童睡眠紊乱量表和儿童睡眠习惯问卷等。

（2）睡眠日记：以每 24 小时为单元，记录每小时的活动和睡眠情况，连续记录 2 周。睡眠日记可以揭示睡眠时长、夜间醒来情况。当怀疑失眠时,睡眠日记通常能提供关于不适当睡眠活动和行为的重要信息。

(3) 多导睡眠监测(polysomnography,PSG):失眠的 PSG 可表现为睡眠潜伏时间增加、睡眠效率低或入睡后清醒时间增加。可发现睡眠结构改变,浅睡眠增加,深睡眠减少等。除非怀疑有其他潜在的睡眠障碍,否则多导睡眠监测很少用于评估失眠。

(4) 体动记录仪(actigraphy):多数失眠患者会低估自己的睡眠时间,他们倾向于报告的自己睡眠时间比实际的要少,醒来的时间比客观记录的要长。当父母不清楚儿童的失眠的严重程度时,连续监测体动记录仪可提供一定的参考。

9. 诊断标准(睡眠障碍国际分类,第 3 版)

必须满足 A~F:

A. 患者主诉,或由患者家长或照护者发现,存在以下一项或多项症状:

1. 入睡困难。

2. 睡眠维持困难。

3. 比期望的时间早醒。

4. 在适当的作息时间拒绝就寝。

5. 无父母或照护者干预就入睡困难。

B. 患者主诉,或家长或照护者发现,存在以下一项或多项与夜间睡眠困难有关的症状:

1. 疲劳/不适。

2. 注意力、专注力或记忆力受损。

3. 社会、家庭、功能受损,或学业表现下降。

4. 情绪不稳/易激惹。

5. 白天嗜睡。

6. 行为问题(如多动、冲动、攻击性行为)。

7. 积极性、精力或动力不足。

8. 增加发生错误/事故的倾向。

9. 对睡眠关注或不满意。

C. 睡眠/觉醒困难主诉不能单纯以睡眠机会不充足(如分配了充足的睡眠时间)或睡眠环境不佳解释(如环境安全、黑暗、安静、舒适)。

D. 睡眠紊乱和相关日间症状每周至少出现 3 次。

E. 睡眠紊乱及相关日间症状持续至少 3 个月。

F. 睡眠-觉醒困难不能用另一种睡眠疾病来更好地解释。

【鉴别诊断】

1. **不良睡眠习惯** 不规律的睡眠作息,就寝时间和起床时间不规律,或者周末和非周末日的作息不一致,常常导致入睡困难。午后的小睡时间偏晚,比如下午四点以后的小睡,可能会造成晚上入睡困难。熬夜、看电视、做作业等可导致儿童青少年睡眠延迟。

2. **睡眠时相延迟障碍** 与失眠患者相比,睡眠时相延迟障碍患者的睡眠启动困难是由于个人内源性昼夜节律比实际需要的睡眠作息时间延迟所致。一旦在与内源性时相同步的时间段内睡眠,此类患者可恢复正常的入睡时间和睡眠时长。而对于慢性失眠障碍来说,无论选择何时卧床和起床,入睡困难的症状均无明显改善。进入青春期后,部分青少年可能出现睡眠时相延迟,当该年龄段患者出现入睡困难时,要考虑此诊断。

3. **夜间恐惧和分离焦虑** 夜间恐惧和分离焦虑可能会导致儿童入睡困难,或者睡眠中醒来后无法自主入睡。如果在父母陪伴下睡眠,入睡困难或睡眠维持困难将得到改善。

4. **睡眠环境问题导致的入睡困难** 在一个陌生的或不利(例如光线太亮,太吵,太热等)的睡眠环境,或睡眠时间表被打乱(例如旅行、时差等)时,可能导致入睡困难。

5. **不宁腿综合征(restless legs syndrome,RLS)和周期性肢体运动障碍(periodic limb movement disorder,PLMD)** RLS 的特征是有一种强烈、几乎不可抗拒的活动腿的冲动,在休息时出现,活动后减轻,可导致入睡困难。PLMD 可能与半夜醒来有关,导致睡眠维持困难。

6. **阻塞性睡眠呼吸暂停(obstructive sleep apnea,OSA)** 睡眠中由于呼吸暂停导致频繁觉醒。患有睡眠呼吸障碍的儿童和青少年可能会伴有其他症状,如打鼾、呼吸暂停等。

7. 药物相关入睡困难 包括治疗注意缺陷多动障碍的兴奋剂药物,或者治疗抑郁症状的药物,可能会导致睡眠启动延迟。

8. 短睡眠者 有些人需要更少的睡眠,那些需要较少睡眠的人白天的功能不会受到影响。

【治疗】

儿童青少年失眠障碍首选认知行为治疗,必要时辅助药物治疗和物理治疗。

1. **睡眠卫生习惯** 包括:

(1) 与年龄相符的合适的上床时间:早睡可能会导致睡眠延迟。

(2) 规律的作息:上学日、周末和节假日都能保持规律的作息。

(3) 睡眠环境:保持安静、黑暗、温度适宜的睡眠环境。

(4) 饮食管理:午后尤其是晚上避免摄入含咖啡因的食物。

(5) 控制电子产品的使用:睡前(晚上 9 点后)避免使用电子产品,包括看电视、电脑、手机等,避免睡前过度兴奋以及屏幕蓝光导致褪黑素分泌延迟。

2. **认知行为治疗** 失眠的认知行为治疗(cognitive behavioral therapy for insomnia, CBT-I)的目的是改变患儿和其父母不适当的睡眠认知,基于行为的强化和消退原则,教会儿童养成良好的睡眠习惯和消除导致失眠的不良刺激。包括:

(1) 刺激控制疗法:刺激控制疗法的具体内容包括:只有在有睡意时才上床;如果卧床 20 分钟不能入睡,应起床离开卧室,可以从事一些简单活动,等有睡意时再返回卧室睡觉;不要在床上做与睡眠无关的活动;不管何时入睡,应保持规律的起床时间;避免日间小睡。

(2) 睡眠限制疗法:睡眠限制疗法通过缩短卧床清醒的时间,增加入睡驱动能力以提高睡眠效率。限制卧床时间至少 1 个小时,通常是 6~7 小时,考虑到白天的潜在障碍,儿童和青少年睡眠时间限制不应少于 6 小时。

(3) 放松疗法:主要是渐进性的肌肉放松,以及深呼吸、视觉图像和冥想,都是有益的。

3. **药物治疗** 目前没有任何药物被 FDA 批准用于治疗儿童和青少年失眠,所以药物治疗不应作为儿童期失眠的一线治疗方法。尽管缺少适应证和安全性数据的支持,药物治疗仍是儿童和青少年失眠最常用的治疗方法。研究报道,临床上常用的治疗儿童青少年失眠的药物包括:褪黑素、可乐定、抗组胺药、抗抑郁药和苯二氮䓬类。使用药物治疗最常见的情况是失眠共患情绪障、注意缺陷多动障碍等神经发育障碍。尽管药物能迅速改善失眠,但长期用药的安全性和有效性还缺少循证研究的支持,建议尽可能短期使用药物治疗失眠。

三、阻塞性睡眠呼吸暂停

【概述】

睡眠相关呼吸障碍(sleep related breathing disorders,SRBD)以睡眠期间呼吸异常为特征。SRBD 分为阻塞性睡眠呼吸暂停(obstructive sleep apnea,OSA)、中枢性睡眠呼吸暂停(central sleep apnea,OSA)、睡眠相关肺泡低通气(sleep related hypoventilation)和睡眠相关低氧血症(sleep related hypoxemia)。儿童 OSA 是指儿童睡眠过程中频繁发生部分或完全上气道阻塞,干扰儿童的正常通气和睡眠结构而引起的一系列病理生理变化。儿童 OSA 的患病率为 1.2%~5.7%。

【病因和危险因素】

儿童 OSA 的主要原因为腺样体和/或扁桃体肥大造成上气道阻塞,肥胖、颅面畸形、神经肌肉疾病等因素也可能与儿童 OSA 的发病有关。

1. **年龄和性别** OSA 发生在所有年龄段,包括婴儿。2~8 岁之间的患病率相对较高,与生理性腺样体和扁桃体肥大有关。OSA 在男孩中更为常见,尤其是在青春期之后。

2. **肥胖** 虽然许多患有 OSA 的儿童体重正常,但随着儿童肥胖发病率的增加,体重已成为儿童 OSA 的相对危险因素。

3. **上气道解剖异常** 包括鼻部、鼻咽部、口咽部、喉部、气管和颅面部畸形等。最常见的原因有腺样体肥大、扁桃体肥大。其他常见的有慢性鼻炎(感染性、变应性)、鼻窦炎等。

4. 影响神经调控的因素　神经肌肉疾病(Arnold-Chiari 畸形、脑瘫、脊髓脑膜膨出、脑干损伤或肿块、唐氏综合征、重症肌无力、肌营养不良等),应用镇静药物等。

【临床表现】

儿童 OSA 的症状因年龄而异。对于婴幼儿特别是早产儿,其 OSA 症状可能包括呼吸"嘈杂"、夜间出汗、睡眠不宁、吮吸不良和生长不良。青春期的 OSA 的表现更接近成人 OSA。总的来说,儿童 OSA 的临床表现包括夜间症状、日间症状和相关的并发症。

1. 夜间症状

(1) 打鼾:是最常见的临床症状。睡眠时上呼吸道阻力增加,个体试图对阻力增加的上呼吸道进行呼吸时,口咽软组织壁振动的一种表现。鼾声的大小与上气道狭窄程度不一定相关,不是所有 OSA 儿童都会打鼾。

(2) 呼吸暂停:呼吸暂停在儿童 OSA 中发生率低于成人。父母通常描述夜间窒息、喘息和鼻音等。由于 OSA 儿童的呼吸暂停通常发生在整夜睡眠最后 1/3 时间段的快速眼动睡眠期,父母不太可能观察和注意到打鼾、呼吸暂停和睡眠障碍。

(3) 胸腹矛盾运动:当呼吸道阻塞需要增加呼吸努力时,会表现出肋间隙、胸骨上凹和锁骨上凹吸气性凹陷,肋缘张开,胸廓反常向内运动的胸腹矛盾运动。

(4) 夜间睡眠障碍:OSA 患儿夜间睡眠不宁、睡眠时身体活动增加。

(5) 睡眠姿势异常:OSA 患儿睡眠时常采用奇怪的睡姿以保持起到通畅,如颈项过伸、俯卧、半坐位、膝胸卧位等。

(6) 口呼吸:OSA 患儿睡眠时可伴有口呼吸,多数因扁桃体和/或腺样体肥大或鼻阻塞引起。口呼吸会影响面部发育,是造成"长面综合征"和"腺样体面容"的重要因素。

(7) 出汗:OSA 患儿睡眠时可伴有大量出汗。

2. 日间症状

(1) 日间过度嗜睡:与成人 OSA 患者相比,儿童 OSA 出现日间过度嗜睡并不常见。

（2）认知障碍：可出现 ADHD 的症状，如注意力不集中、注意力分散和执行功能损害。OSA 儿童常伴有学习问题和低学业成绩。

（3）情绪问题：OSA 儿童易怒，特别是情绪不稳定和情绪失调，低挫折耐受性，抑郁、焦虑，以及社会退缩表现。

（4）行为问题：包括冲动、多动、攻击性、对立违抗的行为。

（5）其他：日间口呼吸和口干、慢性鼻塞、频繁感染中耳炎和鼻窦炎等；由于扁桃体肥大出现吞咽困难；晨起头痛可能与二氧化碳潴留有关；食欲减退，可能与吞咽困难和慢性鼻塞有关。

3. 并发症

（1）遗尿（特别是继发性）：大约四分之一的 OSA 儿童存在遗尿，在腺样体扁桃体切除术后约一半的 OSA 儿童的遗尿消失。阻塞性睡眠呼吸暂停事件引起胸内压增加，由于负压环境引起心脏扩张导致心房利钠肽的释放，这种激素增加钠和水的排泄，导致遗尿事件。

（2）腺样体面容：是 OSA 特别是扁桃体和/或腺样体肥大儿童的常见并发症。具有颌面狭长、腭盖高拱、牙列不齐、上切牙突出、下颌角角度增大，同时鼻底长度过短、唇厚外翻、开唇露齿等特点。

（3）生长发育迟缓：OSA 患儿常身材矮小，体重偏低。目前认为与营养摄入少、热量消耗增加、低血氧和睡眠紊乱等综合因素影响了患儿的生长发育。

（4）癫痫发作频率增加：部分易感儿童癫痫发作频率的增加，这可能与觉醒增加和间歇性缺氧有关。

（5）共患其他睡眠障碍：部分易感儿童的睡眠障碍（如梦游、夜惊）发生增加，这与睡眠碎片化和慢波睡眠的代偿性增加有关。

（6）全身性并发症：随病情发展，OSA 患儿可出现全身性并发症，如胃食管反流、误吸、漏斗胸、神经系统症状、心血管系统症状等。其中以心血管系统并发症最为常见，包括肺动脉高压、肺源性心脏病等。

【诊断】

儿童睡眠障碍症状表现多样，其诊断标准也与成人不同，因此对儿童睡眠呼吸障碍的诊断及分期应当依靠病史、临床表现、PSG 监测，由医师综合各项检查结果作出全面评估和诊断。

1. **病史** 详细回顾 OSA 相关的夜间症状、日间症状和相关症状。回顾既往疾病史,尤其是上呼吸道(如过敏性疾病、慢性鼻炎鼻窦、扁桃体炎等)和下呼吸道(如哮喘等)疾病史,提示可能的病因和危险因素。

2. **发育史** 肥胖和生长发育迟缓的评估。

3. **家族史** 可发现患 OSA 的家庭成员。

4. **认知功能评估** 表现为注意力不集中、学习成绩下降等。OSA 儿童认知功能损伤十分明确,认知功能详细的检查是十分必要的,其可以帮助确定疾病对大脑的损伤程度,也是评估治疗效果的敏感指标。小于 3 岁儿童,进行语言功能评估,可使用《早期语言发育进程量表》;4~5 岁儿童在语言评估基础上进行韦氏智力量表评估;大于 5 岁儿童进行韦氏智力量表评估,同时应用 Das-Naglieri 认知功能评估系统(Das-Naglieri cognitive assessment system,DN:CAS)和持续操作测试(continuous performance test,CPT)进行认知信息加工过程定量评估。

5. **情绪评估** 包括抑郁、焦虑、学业压力等。

6. **行为评估** 学龄儿童可能存在日间多动、冲动、攻击行为,人际关系不佳。青少年可能存在危险驾驶等行为。

7. **体格检查** 包括身高、体重、血压,观察呼吸类型,是否口呼吸。检查颅颌面形态、鼻腔、口腔、咽喉部了解 OSA 儿童上气道阻塞平面和程度。检查呼吸系统了解下呼吸道疾病。检查心脏了解高血压、肺动脉高压症状。

8. **诊断性评估**

(1) 多导睡眠监测(polysomnography,PSG):PSG 是诊断 OSA 的金标准。阻塞性呼吸暂停低通气指数(obstructive apnea hypopnea index,OAHI)大于 1 次/h 作为儿童 OSA 的诊断界值,并以 OAHI 作为 OSA 患儿病情严重程度分级指标。轻度:1 次/h<OAHI≤5 次/h;中度:5 次/h<OAHI≤10 次/h;重度:OAHI>10 次/h。此外,呼吸暂停低通气指数(apnea hypopnea index,AHI)、氧减指数(oxygen desaturation index,ODI)

和最低血氧饱和度对儿童 OSA 的诊断也有重要参考意义。

(2) 便携式睡眠监测设备(脉氧仪):对于没有条件开展 PSG 的机构,建议临床医生使用脉氧仪等经过临床验证的便携式睡眠监测设备,并充分结合病史、体格检查及问卷等临床信息进行综合诊断,必要时转诊到上级医疗机构完善 PSG 进行确诊。

(3) 睡眠量表:可以使用儿童睡眠问卷(pediatric sleep questionnaire, PSQ)和阻塞性睡眠呼吸暂停-18 项生活质量调查表(OSA-18)作为儿童 OSA 的筛查和疗效评估的工具,但不建议单独应用睡眠问卷作为儿童 OSA 的诊断工具,需结合病史、体格检查以及睡眠监测设备以增加问卷的特异度。

(4) 上气道评估、颅颌骨发育状态评估:常用方法包括:①头影测量分析、三维 CT 或 MRI 上呼吸道重建分析等,可结合 Müller 测试判断呼吸道阻塞平面;②鼻咽纤维内镜检查,结合 Müller 测试可判断呼吸道阻塞平面;③食管压动态监测。

(5) 其他检查:检测并发症及确定严重性,对中重度 OSA 患儿应行心电图和超声心动图检查,CO_2 水平和血细胞比容测定有助于确定严重程度。

9. 诊断标准(睡眠障碍国际分类,第 3 版)

必须同时满足 A 和 B 标准

A. 至少存在以下一项

1. 打鼾。

2. 睡眠期间存在呼吸费力、矛盾或阻塞性呼吸。

3. 嗜睡、多动、行为问题或情绪问题。

B. PSG 证实存在以下一项或两项

1. 每小时睡眠发生阻塞型、混合型呼吸暂停或低通气事件≥1 次。

2. 阻塞性肺泡低通气形式:指至少 25% 睡眠时间内存在高碳酸血症($PaCO_2>50mmHg$),并伴随至少以下一项:

    a. 打鼾。

    b. 鼻压力信号吸气波扁平。

    c. 胸腹矛盾运动。

注释:呼吸事件定义依据最新版《AASM 睡眠及其相关事件判读手册》。

【鉴别诊断】

1. **单纯鼾症** 对于既打鼾又有 OSA 相关症状的儿童,应进一步评估是单纯打鼾还是 OSA。原发鼾症患儿 PSG 无呼吸暂停和反复觉醒。

2. **其他导致睡眠时呼吸障碍的疾病** 非阻塞性肺泡低通气患儿通常不打鼾,不存在吸气胸廓反常内陷。可根据中枢性呼吸暂停时无胸腹运动将中枢性呼吸暂停与 OSA 相鉴别。

3. **睡眠相关癫痫** 需要行脑电图检查以鉴别。

4. **其他导致嗜睡的疾病** 发作性睡病、特发性过度睡眠和睡眠不足等。

【治疗】

儿童 OSA 采用以手术为主的综合治疗方法,解除上气道梗阻因素,预防和治疗并发症。

1. **手术治疗**

(1) 扁桃体和/或腺样体切除术:确诊为 OSA 且临床检查符合扁桃体和/或腺样体肥大的患儿,无手术禁忌时,推荐扁桃体和/或腺样体切除术作为中、重度 OSA 患儿的首选治疗。确诊为 OSA 的患儿不符合扁桃体和/或腺样体肥大时,需综合评估口腔、鼻腔等上气道情况,建议进一步行其他方法治疗。

(2) 其他外科治疗:包括悬雍垂腭咽成形术、颅面正颌手术、下鼻甲减融术、严重的病例可行气管切开术。但悬雍垂腭咽成型术、气管切开术等可影响儿童的生长发育及生活质量,应谨慎选择。

2. **非手术治疗**

(1) 持续气道正压通气治疗(continuous positive airway pressure, CPAP):对于有外科手术禁忌证、腺样体扁桃体不大、腺样体扁桃体切除后仍然存在 OSA 以及选择非手术治疗的患儿,在完善上气道综合评估后,可以选择 CPAP。CPAP 的压力滴定必须在睡眠实验室完成,并且需要定期调整。

（2）鼻炎的治疗：鼻炎、过敏性鼻炎、鼻窦炎的 OSA 患儿在术前、术后均应系统、规律治疗。

（3）体重管理：对于超重或肥胖的 OSA 患儿，临床医师应建议行为和饮食干预以控制体重。对患有严重 OSA 的病态肥胖青少年可考虑进行减肥手术。

（4）口腔矫治器：对于可能合并口腔及颌面发育问题的 OSA 患儿，尤其是不伴有扁桃体和/或腺样体肥大、术后 OSA 持续存在、不能手术或不能耐受 CPAP 治疗的 OSA 患儿，需进行口腔评估，必要时进行口腔矫治器治疗。经口腔评估后，需行口腔矫治器治疗的 OSA 患儿，可根据牙𬌗畸形的类型和气道阻塞部位选用上颌扩弓治疗和下颌前导矫治。

（5）药物治疗：对于轻、中度 OSA 患儿，结合腺样体及扁桃体评估情况，可使用鼻用糖皮质激素联合孟鲁斯特钠进行治疗，以降低睡眠呼吸事件，并定期随诊评估药物疗效及不良反应。

四、发作性睡病

【概述】

发作性睡病（narcolepsy）是一种主要由下丘脑分泌素缺乏引起的中枢嗜睡性疾病，基本特征是严重的日间嗜睡和由此产生的显著功能障碍。发作性睡病的特征性病理改变是下丘脑外侧区分泌素神经元特异性丧失。

根据临床表现及脑脊液下丘脑分泌素-1（hypocretin, Hcrt）的含量，发作性睡病可以分为两型：①1 型发作性睡病，即 Hcrt 缺乏综合征，既往称为伴猝倒的发作性睡病，以脑脊液中 Hcrt-1 水平显著下降为重要指标；②2 型发作性睡病，既往称为不伴猝倒的发作性睡病，通常脑脊液中 Hcrt-1 水平无显著下降。

发作性睡病的全球患病率为 0.02%~0.18%，我国患病率约为 0.033%。儿童发作性睡病的患病率目前尚不清楚。我国发作性睡病发病的高峰年龄为 8~12 岁。大多数发作性睡病为散发性，家族性病例的发生率很低。

【病因与发病机制】

现有证据表明多基因易患性、环境因素和免疫反应共同参与发作性睡病的发病机制。

1. **遗传因素** 几乎所有伴猝倒的发作性睡病患者都携带人类特异性白细胞分化抗原（human leukocyte antigen，HLA）等位基因 HLA DQB1*0602，一些 2 型发作性睡病患者也携带这种基因。但在儿童中，仅存在该抗原可能不足以导致发作性睡病的发生，可能还涉及环境因素。

2. **环境因素** 虽然尚难以确定因果关系，一些研究提出了几个与发作性睡病相关的环境诱发因素，包括头颅损伤、长期睡眠剥夺、睡眠-清醒模式的突然改变、未明确的病毒感染、β 溶血性链球菌感染、甲型 H1N1 流感病毒感染及接种含 ASO3 佐剂的甲型流感疫苗等。

3. **免疫因素** 长期以来，自身免疫因素被认为是特异性下丘脑食欲素能神经元损伤的主要原因。HLA DQB1*0602 基因产物可形成一种特殊的异源二聚体，将抗原呈递给 $CD4^+$ 或 $CD8^+T$ 细胞受体，从而破坏下丘脑食欲素神经元。

【临床表现】

发作性睡病的 3 个主要临床表现为日间发作性过度嗜睡、猝倒发作和夜间睡眠障碍。然而，在诊断儿童发作性睡病时出现日间过度嗜睡以外症状的可能性相对较低，尤其是在那些无法准确描述这些症状的较年幼儿童中。

1. **日间过度嗜睡（excessive daytime sleepiness，EDS）** 绝大多数病例具有日间发作性过度睡眠，这是最主要的症状，也是诊断发作性睡病必须具备的症状。EDS 表现为：白天难以遏制的困倦或陷入睡眠；在单调、无刺激的环境中更容易入睡；一些患者可能在行走、吃饭、说话时突然睡眠发作，而呈现出一些无意识的行为或刻板动作，可能误认为是失神发作的表现；即使患者表面上处于清醒状态，仍会出现警觉性突然丧失，患者也可能自己都不能察觉到出现的短暂小睡，也可能表现为无反应的呆滞状态，可能被误认为与注意力缺陷多动障碍相关的注意力不集中表现;较年幼的儿童,可能以增加外在活动表现去抑制内在困倦的感觉,通常被认为是注意缺陷多动障碍;年幼儿童可能表现为夜间睡眠需求延长和白天小睡的增加。

2. **猝倒发作**(cataplexy attacks) 是发作性睡病最具特征性的临床表现。猝倒发作表现为清醒期突然发生的双侧骨骼肌肌张力下降而意识相对保留。猝倒发作通常在 EDS 出现后 1 年内发生,罕见病例先出现猝倒发作。猝倒发作通常由大笑、高兴等积极的情绪诱发。负面情绪如愤怒、悲伤等也可能触发猝倒发作。猝倒可仅表现为局部骨骼肌无力,如眼睑下垂、舌脱垂、面部松弛、甚至仅为视力模糊(眼肌受累),也可影响到颈部、上肢和下肢,引起头下垂、上肢下垂、膝盖弯曲、身体前倾、甚至跌到等,呼吸肌通常不受累。猝倒发作时间通常短暂,可以迅速得到完全恢复。猝倒发作频率从数月 1 次到每天数次不等。

3. **夜间睡眠障碍**(nocturnal sleep disturbance) 夜间睡眠障碍包括夜间睡眠中断、觉醒次数和时间增多、睡眠效率下降、睡眠瘫痪、入睡和觉醒前幻觉、梦魇、异态睡眠、睡眠呼吸暂停及快速眼动睡眠期行为障碍等。其中最具特征性的是与梦境相关的在入睡和觉醒前幻觉(hypnagogic hallucinations)和睡眠瘫痪(sleep paralysis)。入睡和觉醒前幻觉是发生于觉醒-睡眠转换期的梦境样体验,一般多为恐怖或不愉快的内容,可能被孩子们描述为"吓人的梦"。通常为视觉或体感幻觉(如"灵魂出窍"感),也可表现为听觉、平衡觉或多种感觉复合形式的幻觉。幻觉可伴随猝倒发生,也可发生于猝倒后或睡眠瘫痪时。

4. **睡眠瘫痪**(sleep paralysis) 是发生在入睡时或从睡眠向觉醒转换过程中,患者体验到运动不能的症状,此时患者虽然意识清醒,但无法自主运动或讲话,持续数十秒到数分钟,在有意识努力控制下或外界刺激(身体受到碰触)下可立即恢复正常。睡眠瘫痪时可伴有眼颤、呻吟、自主神经症状(如出汗等),或挣扎着移动或呼吸困难的主观感觉和各种形式的幻觉,多为恐怖性体验。睡眠相关的幻觉和睡眠瘫痪不是发作性睡病患者所特有,因为非发作性睡病的个体也可经历。

5. **其他** 发作性睡病患者其他的临床表现包括肥胖、性早熟、代谢综合征、注意缺陷、学习困难和焦虑抑郁等。

【诊断】

1. **病史** 因为发作性睡病可能继发于其他疾病,因此,完整的病史还应包括对 EDS 其他可能原因的评估,包括其他睡眠障碍(如睡眠呼吸暂停综合征等)、神经系统疾病(如头部损伤、中枢神经系统肿瘤、脱髓鞘疾病等)、精神疾病(如抑郁等)和镇静药物使用等。值得注意的是,在普通人群中,尤其是青少年中,EDS 最常见的原因是与环境和生活方式因素相关的慢性睡眠限制。

2. **发育史** 表现通常是正常的。但是继发于其他神经系统疾病的发作性睡病的儿童会有明显的发育延迟。

3. **家族史** 发作性睡病患者的一级亲属的患病风险比群体患病率增加 10~40 倍。据估计,高达 40% 的患者其家庭成员有 EDS 史。

4. **认知功能评估** 患有发作性睡病的大龄儿童和青少年通常有明显的学业问题,可能有提示注意力问题或有注意缺陷多动障碍病史。建议进行韦氏智力量表评估,同时应用 Das-Naglieri 认知功能评估系统(Das-Naglieri cognitive assessment system,DN:CAS)和持续操作测试(continuous performance test,CPT)进行认知信息加工过程定量评估。认知信息加工检查还可以提供疗效评估证据。

5. **情绪评估** 导致发作性睡病患者焦虑或抑郁的主要原因包括日间过度嗜睡、社会功能损害、认知缺陷等。

6. **行为评估** 学龄儿童可能存在多动、冲动等行为问题。

7. **体格检查** 大多数情况下,体格检查是完全正常的。体重指数(BMI)可能升高。如神经系统检查异常,提示继发性发作性睡病的可能性。

8. **诊断性评估**

(1) 睡眠量表:临床评估儿童和青少年日间过度嗜睡常用的量表包括:儿科日间嗜睡量表、Cleveland 青少年嗜睡量表、Epworth 嗜睡量表等。

(2) 睡眠日记:有助于记录 EDS 和午睡情况。

(3) 多导睡眠监测(polysomnography,PSG)和多次睡眠潜伏期试验(muhiple sleep latency test,MSLT):强烈建议对不明原因的重度日间嗜睡或疑似发作性睡患者进行 PSG 监测和 MSLT 检查。PSG 可以评估导致 EDS 的原发性睡眠障碍,如阻塞性睡眠呼吸暂停。在进行 PSG 前,尽可能停用任何可能干扰睡眠的物质和药物(如咖啡因、兴奋剂、抗抑郁药等)。在 MSLT 前夜应进行标准整晚 PSG 监测,以确保夜间睡眠时间充足。通常在整晚 PSG 监测后次日白天进行 4~5 次小睡试验。

(4) 觉醒维持试验(maintenance of wakefulness test,MWT):MWT 用于评估受试者在白天极少感觉刺激环境中保持觉醒的能力。

(5) 神经影像学(如磁共振成像等):不是常规检查,但如果 EDS 突然发作,出现神经系统症状和/或神经系统检查异常,或有近期头部损伤史,则应强烈考虑进行相关检查。

(6) 人类特异性白细胞分化抗原(HLA):HLA 测对于发作性睡病的诊断不是强制性的,但在某些情况下可能有所帮助。

(7) 脑脊液中下丘脑分泌素(Hcrt):对典型猝倒症患者具有较高的敏感性和特异性。尽管目前尚不广泛可用,将来可能会成为一个更标准的评估指标。

9. 诊断标准(睡眠障碍国际分类,第 3 版)

1 型发作性睡病诊断标准:

必须满足标准 A 和 B

A. 每日出现难以克制的困倦欲睡或非预期的白天入睡,至少持续 3 个月。

B. 出现下列 1 或 2 项:

1. 猝倒和依照标准技术流程进行的 MSLT 显示平均睡眠潜伏期≤8 分钟,出现两次或两次以上的睡眠起始快速眼球运动期(sleep onset REM periods,SOREMP)。前夜多导睡眠图中 SOREMP(睡眠起始 15 分钟内出现的快速眼球运动期)可以替代 MSLT 中的一次 SOREMP。

2. 经免疫反应测定的脑脊液下丘脑分泌素-1（Hcrt-1）水平或≤110pg/ml，或小于以同一标准检验正常者平均值的 1/3。

2 型发作性睡病诊断标准

必须满足标准 A~E

A. 每日出现难以克制的困倦欲睡或非预期的白天入睡，至少持续 3 个月。

B. 依照标准技术流程进行的 MSLT 显示：平均睡眠潜伏期≤8分钟，出现两次或两次以上的睡眠起始快速眼球运动期（sleep onset REM periods，SOREMP）。前夜多导睡眠图中 SOREMP（睡眠起始 15分钟内出现的快速眼球运动期）可以替代 MSLT 中的一次 SOREMP。

C. 无猝倒。

D. 或者未检测脑脊液下丘脑分泌素-1，或者经免疫反应测定的脑脊液下丘脑分泌素-1（Hcrt-1）水平或 >110pg/ml，或 > 经同一标准检验的正常者平均值的 1/3。

E. 嗜睡症状和/或 MSLT 结果不能以其他原因，如睡眠不足、阻塞性睡眠呼吸暂停、睡眠时相延迟及药物或物质的应用或撤除而更好地解释。

【鉴别诊断】

1. **睡眠不足综合征** 睡眠不足综合征是儿童青少年日间过度嗜睡的首要原因。睡眠不足综合征不出现猝倒，而且，只要保证充足的睡眠时间就可以消除白天嗜睡。

2. **特发性过度睡眠** 特发性过度睡眠与 1 型发作性睡病的鉴别点为特发性过度睡眠无猝倒，MSLT 中未出现两次或两次以上的SOREMP。

3. **导致日间过度嗜睡的其他疾病** 发作性睡病还需要与导致EDS 的其他疾病相鉴别，如 Kleine-Levin 综合征、慢性睡眠不足、原发性睡眠障碍（尤其是睡眠相关呼吸障碍、周期性肢体运动障碍、不宁腿综合征、昼夜节律紊乱等）、精神疾病相关的过度睡眠、药物或物质引起的过度睡眠精神障碍等。

【治疗】

目前,发作性睡病尚无治愈方法,但通常可控制症状,使发作性睡病儿童或青少年能够过上正常生活。个体化治疗计划通常涉及教育、行为改变和药物治疗。

1. **睡眠健康教育** 应该面向患者、家庭、老师、朋友、学校管理者和社会进行有关发作性睡病的健康教育,帮助全社会认识发作性睡病的症状和症状出现后的应对措施,针对患者的学业、职业、生活各方面给予更多的理解和帮助,有助于患者回归正常的社会生活;有助于增强患者信心,使其积极面对疾病。另外,发作性睡病患者应尽量避免从事驾驶、游泳、烹饪等高危险性活动。

2. **睡眠卫生** 日间规律性安排小睡可以持续改善觉醒水平;保持规律的睡眠-觉醒节律;避免睡眠剥夺;规律体育活动;控制体重。

3. **药物治疗** 药物主要用于改善 EDS 和猝倒等症状。需要注意的是,目前尚缺乏药物在儿童发作性睡病患者中应用的随机对照试验的研究数据,以下用于治疗儿童和青少年发作性睡病的药物的用药推荐建议大部分是基于成人研究。

(1) 治疗日间过度嗜睡和猝倒的药物:γ-羟丁酸钠(gamma-hydroxybutyrate,GHB):GHB 已被美国 FDA 批准用于治疗 16 岁以上发作性睡病患者 EDS 和猝倒症的唯一药物。目前尚无 GHB 在儿童发作性睡病患者中应用的随机对照试验,其作用机制尚不清楚。GHB 治疗发作性睡病儿童推荐剂量分别为 3~6g(<12 岁)和 4.5~9g(≥12 岁),分 2 次在睡前和半夜服用。常见不良反应有恶心、呕吐、体重下降、食欲不振、遗尿等。通过降低药物剂量、减缓增量速度,可以减轻或避免这些不良反应。

(2) 治疗日间过度嗜睡的药物:① 莫达非尼(modafinil):莫达非尼治疗低龄(<12 岁)儿童发作性睡病的初始剂量为 50mg/d,早晨顿服,根据需要每 5~7 天增加 25~50mg,最多可达 200mg/d;大龄(≥12 岁)儿童初始剂量为 100mg/d,如有需要,每周增加 100mg,最多可达 400mg/d,分 2 次在早晨和中午服药。常见的不良反应有头痛、神经质、胃肠道反应、鼻炎样症状、血压升高、食欲降低、体重减轻等,缓慢增

加剂量可减少不良反应。② 哌甲酯（methylphenidate）：用于治疗注意缺陷多动障碍儿童的中枢兴奋剂哌甲酯常用于治疗儿童 EDS。哌甲酯能阻断多巴胺和去甲肾上腺素的再摄取，提高多巴胺和去甲肾上腺素水平。哌甲酯治疗发作性睡病的剂量与治疗注意缺陷多动障碍的剂量范围相同。最常见不良反应包括胃肠道反应、头痛、失眠、体重减轻等。

（3）抗猝倒药物：抗猝倒药物主要为抗抑郁剂：包括 ①三环类抗抑郁剂（tricyclic antidepreaants，TCA）：包括氯米帕明（anafranil）和丙咪嗪（tofranil）。氯米帕明治疗发作性睡病儿童推荐剂量 3mg/（kg·d）（<12 岁）和 25~75mg（≥12 岁），早上或睡前服用。丙咪嗪治疗发作性睡病儿童推荐剂量 1.5mg/（kg·d），最大剂量 100mg。TCA 的副作用包括口干、出汗、便秘、视物模糊、尿潴留、恶心及直立性低血压；TCA 在心血管传导异常的受试者中是禁忌证。由于 TCA 在用药过量时具有显著的潜在毒性，不建议在青春期前儿童中使用这些药物。②选择性 5-羟色胺再摄取抑制剂（selective serotonin reuptake inhibitor，SSRIs）和选择性去甲肾上腺素再摄取抑制剂（selective norepinephrine reuptake inhibitor，SNRIs）：包括氟西汀、文拉法辛和度洛西汀。氟西汀治疗发作性睡病儿童推荐剂量 5~20mg/d（<12 岁）和 10~40mg/d（≥12 岁）。文拉法辛治疗儿童发作性睡病推荐剂量 25~37.5mg/d（<12 岁）和 37.5~150mg/d（≥12 岁），早上服用，最大剂量 300mg/d。建议从低于常规抗抑郁剂的剂量起始。突然停药可能引起猝倒反跳。副作用包括恶心、呕吐等。③托莫西汀（atomoxetine）：托莫西汀可选择性抑制去甲肾上腺素的突触前转运，增强去甲肾上腺素功能。有效治疗剂量为 10~60mg/d，最大剂量为 80mg/d，通常分 2 次服用。常见的不良反应为食欲减退、嗜睡、便秘等，需监测血压和心率[中国和美国指南有提到托莫西汀作为抗猝倒药物的使用，参考文献：中华医学会神经病学分会，中华医学会神经病学分会睡眠障碍学组，解放军医学科学技术委员会神经内科专业委员会睡眠障碍.中国发作性睡病诊断与治疗指南.中华神经科杂志，2015，48（6）：445-452.1. Mindell JA，Owens，Judith A. A Clinical Guide to Pediatric Sleep（3th）. Lippincott Williams &

Wilkins,2015.]

五、睡眠-清醒昼夜节律障碍

【概述】

睡眠-清醒时相延迟障碍（delayed sleep-wake phase disorder,DSWPD）在青少年和年轻人中最为常见,报道的患病率为 7%~16%。其特点是相对于常规或社会接受的作息时间,呈习惯性地睡眠时间延迟,通常超过 2 小时。最常见的临床表现是很难在社会接受的时间内入睡而导致失眠,很难在社会接受的起床时间内醒来,白天也会困倦嗜睡。当允许患者按照个人意愿安排作息时,患者的睡眠时点是延迟的。

【病因和发病机制】

DSWPD 的病因和确切机制尚未完全清楚。内源性昼夜节律和调节睡眠清醒的睡眠内稳态过程之间的异常相互作用可能在 DSWPD 的病理生理中可能起到至关重要的作用。多数 DSWPD 患者的作息规律属于晚睡晚起型。许多青少年在青春期会出现就寝时间后移的内源性改变。遗传因素,如昼夜节律时钟基因（clock gene）hPer3 多态性与 DSWPD 相关联。研究报道,约 40% DSWPD 患者具有阳性家族史。环境因素可能加剧昼夜时相的延迟。

【临床表现】

DSWPD 最常见的症状是失眠、早晨极其难以叫醒和白天嗜睡。

1. 总是在很晚的时候入睡,通常在午夜之后。

2. 因为只是生物钟的推迟,所以一旦他们入睡后,睡眠质量还是非常好,没有频繁的夜醒或其他症状。

3. 不能在应该醒来的时间起床,由于入睡时间晚,很多患儿早晨都无法按时起床去上学。

4. 尽管经过努力,患有 DSWPD 的患者可能暂时更早入睡,但其更喜欢和倾向于更晚的就寝时间。

5. 如果青少年试图早点睡觉,他们会抱怨自己"失眠",然而,如果是按照推迟的睡觉时间让其入睡,则患儿可以很快入睡。

6. 白天嗜睡为常见的日间症状,此外还可能出现日间打盹、情绪变化、注意力不集中等。

【诊断】

1. **病史**　需要同时评估患者上学日和非上学日的睡眠节律。还要评估昼夜节律失调对对社会功能的影响。学业问题很常见,对DSWPD患者,学业问题通常是睡眠障碍的结果。

2. **家族史**　其他家庭成员有明显的晚昼夜节律偏好。大约40%的DSWPD患者有阳性家族史。

3. **认知功能评估**　进行韦氏智力量表评估,同时应用Das-Naglieri认知功能评估系统(Das-Naglieri cognitive assessment system,DN:CAS)和持续操作测试(continuous performance test,CPT)进行认知信息加工过程定量评估。认知功能检查有助于鉴别诊断大脑是否存在认知功能损伤导致的学业问题。

4. **情绪评估**　包括抑郁、焦虑障碍、拒绝上学和学校恐惧症等。

5. **共病的评估**　评估可能的药物和物质使用,以及精神障碍是极其重要的。

6. **诊断性评估**

(1) 睡眠日记:睡眠-清醒模式的记录是评估DSWPD的一个非常重要的组成部分,可以补充临床病史,并为睡眠时相延迟提供更为量化的信息。应该让所有患者完成至少7天(最好是14天)的睡眠日记(包括上学日和休息日)。

(2) 睡眠问卷:采用问卷评估儿童和青少年人群的睡眠时相偏好,包括儿童作息类型问卷、儿童清晨型-夜晚型量表等。

(3) 体动记录仪(actigraphy):是标准化的睡眠客观评估工具,是一种类似手表的设备,用于测量受试者的昼夜节律活动参数。体动记录仪结合睡眠日记可以更客观地记录1~2周内的睡眠-清醒模式。体动记录仪不仅可用于诊断评估,还可以评估治疗效果。

(4) 多导睡眠监测(polysomnography,PSG):不作为常规,除非临床怀疑有共患其他睡眠疾病(如阻塞性睡眠呼吸暂停等)导致了睡眠相关主诉。

（5）昼夜节律生物学标记物测定:暗光线条件下褪黑素分泌和核心体温的测定有助于确定潜在的昼夜节律。

7. 诊断标准（睡眠障碍国际分类,第3版）

CRSWD 的总体标准

必须符合 A~C

A. 睡眠-清醒节律失调长期或反复发作,主要由于内源性昼夜节律定时系统改变,或者由于个人内源性昼夜节律与期待或需求的生理环境和/或社会/工作作息之间的不匹配所导致。

B. 昼夜节律失调导致失眠症状,或白天嗜睡,或两者兼有。

C. 睡眠-清醒节律紊乱导致有临床意义的痛苦或心理、生理、社会、教育和其他重要功能的损害。

所有的 CRSWD 均需符合以上标准,不同的 CRSWD 有各自具体诊断标准。

DSWPD 的诊断标准

必须符合 A~E

A. 主睡眠时段相对于期待或需要的睡眠-清醒时间而言出现显著延迟;经本人或照护者证实,在期待或需要的时间内难以入睡和难以保持清醒。

B. 症状至少出现 3 个月。

C. 如果患者能够根据个人意愿安排作息时间,其睡眠质量、与年龄相应的睡眠持续时间将得以改善,但是 24 小时睡眠-清醒模式仍呈现时相延迟。

D. 记录至少 7 天(最好 14 天)睡眠日记,尽可能同时进行体动记录仪监测,提示习惯性睡眠时段延迟。监测期间应包括上学日和休息日。

E. 睡眠障碍不能以其他睡眠疾病、内科或神经系统疾病、精神疾病、药物或物质应用更好地解释。

【鉴别诊断】

1. **生理偏好** DSWPD 需与"正常"的睡眠模式相区别,特别是青少年,他们经常或间断的出现作息规律延迟,但是没有构成困扰或功能受损。

2. 失眠 DSWPD 的儿童和青少年如果在他们喜欢的时间上床,就很少或没有入睡困难。而失眠患者无论什么时候上床都难以入睡,而且往往没有一个一致的入睡时间。然而,由于长时间躺在床上试图入睡,DSWPD 患者会经常出现失眠。

3. 不宁腿综合征(RLS) RLS 患者迫切想要活动腿部,同时伴有腿部不适的感觉,这种感觉在不活动时更糟,活动后缓解,可能表现为入睡延迟。

4. 睡眠卫生习惯不良 睡眠时间不规律,晚上使用咖啡因或其他物质,晚上电子产品的使用,增加屏幕光照时间可能会导致入睡困难,通过改善睡眠卫生习惯,睡眠问题往往得到改善。然而,对DSWPD 患者来说,即使建立了适当的睡眠作息表,DSWPD 患者仍然会延迟睡眠。

5. 睡眠不足 由于晚间社交活动、学习活动和深夜看电视等生活方式问题导致睡眠不足、早晨醒来困难和白天嗜睡,但这类患者通常不会出现“失眠”。

6. 精神疾病 共患心境障碍、焦虑障碍和双相障碍等精神心理疾病的患者常共患睡眠问题,这些精神疾病患者的睡眠问题通常会随着精神病症状的缓解而改善。

7. 物质滥用 某些处方药(如兴奋剂等)和酒精/毒品的使用可能导致睡眠不足,出现白天嗜睡和晨起困难等问题。

【治疗】

DSWPD 的治疗目标是将生物钟调整到正常的作息时间,并维持调整好的睡眠-清醒昼夜节律。要成功地调整青少年的睡眠时间并维持这种节律是很困难的,所以,成功治疗的关键首先需要患者和家庭的积极配合。DSWPD 的治疗方法包括时间疗法、光照治疗、睡眠健康教育、动机性访谈和药物治疗等。

1. 睡眠健康教育 重点是养成健康的睡眠习惯,包括避免晚上接触电子产品和咖啡因;减少或消除咖啡因、尼古丁和酒精的摄入;避免日间小睡;工作日和周末要保持一致的睡眠时间表等。

2. 时间疗法　主要是通过前移或延迟睡眠时相来改变睡眠-清醒昼夜节律,使睡眠开始和早晨醒来都在预期的时间。包括时相前移法和时相延迟法。

时相前移法:如果目前上床睡觉的时间比治疗目标晚 3 小时之内,可采用时相前移法,即有规律的将起床时间和就寝时间提前。如果患者通常在中午醒来,那么,在干预治疗的第一天醒来的时间设置为上午 11 点,第二天是上午 10 点,以此类推。就寝时间通常提前 15~30 分钟。最终实现向目标就寝时间和起床时间的转换。

时相延迟法:如果目前上床睡觉的时间比治疗目标晚 3 小时以上,可采用时相延迟法,即有规律的延迟起床时间和就寝时间 2~3 小时。如果患者通常凌晨 4 点上床睡觉,那么,在干预治疗的第一天就寝时间设置在早上 6 点(或 7 点),第二天 9 点,以此类推,直至达到预期的就寝时间。时相延迟法会出现每天熬夜而白天睡觉的情况,从而导致治疗期间缺课,因此时相延迟法通常作为二线选择,且最好在假期期间实施。

3. 光照疗法　对于 DSWPD 患者,建议晨起后进行光照治疗,睡前避免光照暴露。需要注意的是,在不恰当的时间进行光照疗法可能恶化时相延迟。

4. 药物治疗

(1)褪黑素:夜晚褪黑素的分泌与睡眠密切相关,褪黑素作用于下丘脑的视交叉上核,激活褪黑素受体,从而调节睡眠-清醒周期。虽然有研究显示服用外源性褪黑素(0.3~5mg)可提前睡眠-清醒时相,但是这些研究中褪黑素给予的时间和剂量各不相同,而且也缺乏大规模的 RCT 研究。与光照疗法相似,不恰当的时间给予褪黑素可能会恶化睡眠时相延迟。

(2)镇静安眠药:镇静安眠药可以改善入睡困难。但目前为止,还没有足够的证据证明这种治疗在 DSWPD 的有效性。

(3)共患病的治疗:患者若共患其他行为和精神心理健康问题,需要同时治疗共患病。

六、异态睡眠

异态睡眠(parasomnias)是指在入睡时、睡眠期间或是从睡眠觉醒时出现的不愉快事件或体验。异态睡眠包括睡眠相关的各种异常、复杂的身体活动、行为、情绪、感觉、梦境和自主神经系统活动。如果由此导致受伤、睡眠受扰、不良健康影响,损伤精神社会功能时,异态睡眠就属于临床睡眠疾病的范畴了。人类意识的三个基本状态包括:清醒、非快速眼球运动(non-rapid eye movement,NREM)睡眠和快速眼球运动睡眠(rapid eye movement,REM)睡眠。研究表明,某种或多种意识状态同时出现时,可能导致意识的不稳定,即异态睡眠。本章节主要介绍发生在 NREM 睡眠期的觉醒障碍(意识模糊性觉醒、睡行症、睡惊症)、REM 相关异态睡眠(梦魇症)和其他异态睡眠(睡眠遗尿)。

(一) 觉醒障碍(发生在 NREM 睡眠期)

发生在 NREM 睡眠期的觉醒障碍是由深睡眠中的不完全觉醒所致,包括意识模糊性觉醒(confusional arousals)、睡行症/梦游病(sleep walking)、睡惊症/夜惊症(sleep terrors)和睡眠相关进食障碍。

觉醒障碍患者无显著性别差异。一项大样本的研究显示 3~13 岁儿童中意识模糊性觉醒的患病率为 17.3%。瑞典针对 6~16 岁儿童睡行症发病率的报道为 40%。睡行症可能会持续到成年期,成人的患病率约为 4.3%。有报道儿童睡惊症的患病率为 1%~6.5%。觉醒障碍常见于儿童,通常青春期后消失,亦可持续至青少年或成年(频率减少或再次复发)。

【病因和危险因素】

1. **遗传因素**　所有觉醒障碍中,遗传都是重要因素。现有报道主要集中在睡行症方面,睡行症存在家族模式。对同卵和异卵双胞胎人群研究显示 65% 的睡行症患者存在遗传因素。

2. **发育因素**　在睡眠结构的发育中,年龄越小,慢波睡眠越深且持续时间越长,到了青少年期,慢波睡眠所占的比例明显减少,睡眠变浅,因此觉醒障碍在年幼儿童中普遍存在,至青少年期逐渐减少和消失。

3. 疾病因素　觉醒障碍在偏头痛和 Tourette 综合征患者中更为普遍，可能和血清素代谢的紊乱有关。许多精神疾患，如焦虑、抑郁会使睡眠结构发生变化，觉醒障碍的发生率增加。

4. 诱发因素　觉醒障碍几乎只发生在慢波睡眠阶段中。一般来说，任何干扰睡眠或缩短睡眠时间的情况都会增加易感个体发生部分觉醒的睡眠异常事件的可能性。常见的加重和诱发因素包括：

(1) 睡眠不足(急性或慢性)：父母常发现孩子的发作最多见于其非常累的晚上。因为在睡眠剥夺的恢复中，慢波睡眠反跳性地加深、延长，导致觉醒障碍的出现。很多父母在孩子发作中总是努力将其唤醒，反而使儿童的总体睡眠时间减少，在以后的睡眠中更容易发生觉醒障碍。

(2) 不规律的作息安排：睡眠-清醒节律的不规则，使从慢波睡眠出来进入下一个睡眠周期的外在时间标记与内在生理要维持慢波睡眠之间出现不同步，从而易发生觉醒障碍。

(3) 睡眠作息的改变，如中断一直的午睡习惯，开始参加日托班或上学。

(4) 睡眠干扰因素，如睡眠呼吸障碍和周期性肢体运动障碍。

(5) 发烧和生病。

(6) 服用增加慢波睡眠的药物(如锂等)或停药后导致慢波睡眠反弹(如苯二氮䓬类、三环类抗抑郁药等)。

(7) 咖啡。

(8) 憋尿睡觉。

(9) 睡眠环境的改变：如在不同的环境中睡觉，特别是在旅行时。

(10) 噪声和光线。

(11) 压力、焦虑：年长儿觉醒障碍的发作可能与压力和情绪有关，明确和减少潜在的压力能明显减少觉醒障碍发生次数和严重性。

【临床表现】

觉醒障碍通常发生在睡眠开始后的最初几小时，持续几分钟到半小时。发作频率范围从一次性事件到每晚发生一次，一些孩子可能在一个晚上有多次发作。发病可能是偶发性的,在几个晚上到几个星期的夜间循环中发生,随后是无发作期。

1. **意识模糊性觉醒** 其特征是意识混乱、迷失方向、昏昏沉沉,有时在慢波睡眠中醒来或强迫觉醒后出现明显的焦虑。患儿通常先从床上坐起来,茫然环顾四周,或是翻来覆去,并经常伴随激动和好斗行为。若出现离床,即为睡行症。

2. **睡行症** 睡行症通常出现在意识模糊性觉醒之后。某些患者也可以直接离床行走,甚至迅速离床奔跑。患者出现一些不寻常或奇怪的行为(半夜去兄弟姐妹的房间,在楼下游荡,在垃圾桶里小便等)。活动可自行终止,有时可无意识的自行回到床上继续睡眠。睡行者定向力受损、语速缓慢、反应迟钝、但患者发作时看起来是清醒的。通常有顺行性和退行性遗忘。

3. **睡惊症** 睡惊症通常是突然发作的,患者经常出现哭泣或尖叫,伴极度恐惧和自主神经功能亢进,如心动过速、呼吸急促、皮肤潮红、出汗、瞳孔扩大、肌张力紧张等。通常表现为从床上坐起,对外界刺激无反应;即使醒来,也是茫然迷惑的。患有睡惊症的孩子可能会摇晃、把父母推开,或者表现出其他奇怪的行为。

【诊断】

1. **病史** 病史可能揭示导致睡眠中断和/或睡眠不足的睡眠障碍的证据,包括阻塞性睡眠呼吸暂停、不宁腿综合征或周期性肢体运动障碍。询问病史也必须排除癫痫。怀疑癫痫的危险因素包括:有癫痫的病史和发作期的异常特征:刻板表现,夜间多次发作,出现年龄晚(青春期)。

2. **发育史** 表现通常是正常的。有发育落后现象时注意有癫痫的可能。

3. **家族史** 通常有阳性家族史。

4. **行为评估** 大多数儿童没有明显的行为问题。若觉醒障碍患者出现睡眠中断和日间困倦则属异常现象。

5. **体格检查** 一般无阳性体征。

6. 诊断性评估

(1) 多导睡眠监测(polysomnography,PSG):典型、非复杂性、非伤害性的异态睡眠不是常规 PSG 的应用指征。PSG 结果未见异常也不能排除觉醒障碍,因为觉醒障碍事件的发生可能是偶发的,可能并不能在一晚的 PSG 监测中捕捉到。然而,PSG 有助于除外导致类似症状的其他疾病,如阻塞性睡眠呼吸暂停、周期性肢体运动障碍、快速眼动睡眠行为异常、夜间癫痫等。

(2) 认知功能:认知功能检查为非必要检查,但是如果患儿出现语言发育、学业问题等情况时,建议进行认知功能评估。小于 3 岁儿童,进行语言功能评估,可使用《早期语言发育进程量表》;大于 4 岁且小于 5 岁儿童在语言评估基础上进行韦氏智力量表评估;大于 5 岁儿童进行韦氏智力量表评估,同时应用 Das-Naglieri 认知功能评估系统(Das-Naglieri cognitive assessment system,DN:CAS)和持续操作测试(continuous performance test,CPT)进行的认知信息加工过程定量评估(具体方法方案见本书第二章第四节认知评估)。

(3) 家庭录像:对于发作频率不高的儿童,由家长将其夜间发作片段录下来是一个更有效的捕捉和记录事件的好办法。回放这些片段可以有助于医师区分异态睡眠和其他夜间行为,尤其是癫痫。

(4) 睡眠日记:可以帮助评估可能的影响因素,比如睡眠不足和不规律的睡眠作息。

7. 诊断标准

觉醒障碍通用诊断标准(睡眠障碍国际分类,第 3 版):

必须符合 A~E

A. 反复出现睡眠中的不完全觉醒。

B. 发作期间对他人的干预或引导反应不当或无反应。

C. 症状有限(如单一的视觉场景),即无相关认知或梦境情景。

D. 部分或完全遗忘觉醒障碍的发作。

E. 症状不能以其他睡眠疾病、精神疾病、内科疾病、药物或物质使用更好地解释。

意识模糊性觉醒诊断标准:

必须符合 A~C

A. 疾病符合觉醒障碍的通用诊断标准。

B. 发作特点为睡眠期间出现意识模糊或行为混乱。

C. 无震颤、无离床行走。

睡行症诊断标准：

必须符合 A 和 B

A. 疾病符合觉醒障碍的通用诊断标准。

B. 伴行走或其他离床的复杂行为。

睡惊症诊断标准：

必须符合 A~C

A. 疾病符合觉醒障碍的通用诊断标准。

B. 特点为突发惊恐，通常以惊恐发声为起始，如惊叫。

C. 发作时可见紧张、恐惧，伴自主觉醒表现，如瞳孔扩大、心动过速、呼吸急促、出汗等。

【鉴别诊断】

1. **夜间癫痫** 有时很难区分夜间癫痫和觉醒障碍，特别是发作不典型时。表 5-8 列出了觉醒障碍(意识模糊性觉醒、睡行症、睡惊症)与夜间癫痫发作的鉴别要点。夜间遗尿可能发生在觉醒障碍期间或之后，但更常见的夜间遗尿可能预示癫痫发作。若同时伴有发育落后或神经系统疾病、日间癫痫发作或癫痫家族史都有助于夜间癫痫的诊断。

表 5-8 夜间发作性行为的鉴别

名称	意识模糊性觉醒/睡行症/睡惊症	梦魇症	夜间癫痫
发作时间	睡眠前 1/3	睡眠后 1/3	不固定,但常出现在睡眠觉醒转换期
睡眠期	慢波睡眠	快速眼动睡眠	非快速眼动睡眠>觉醒>快速眼动睡眠
觉醒阈值	高	低	低

续表

名称	意识模糊性觉醒/睡行症/睡惊症	梦魇症	夜间癫痫
日间困倦	无	+/-	经常
睡眠剥夺后增加发作	是	有时	+/-
尿便失禁,咬舌,流口水,刻板、重复动作	无	无	有
回忆发作过程	不能回忆或只有片段	很清晰	较少
一夜多次发作	很少	偶尔	常见
家族史	常见	罕见	不定
多导睡眠监测	有刻板动作时才有指征	不建议采用	有刻板动作时,通常需要全面的脑电图检查

2. **梦魇症**　父母经常混淆觉醒障碍和梦魇,通常认为他们的孩子在这些发作期间正在发生梦魇。觉醒障碍(意识模糊性觉醒、睡行症、睡惊症)与夜间癫痫发作的鉴别要点见表 5-8。觉醒障碍通常发生在晚上的前半夜,并且第二天对事件没有或仅有有限的回忆。但是,在噩梦之后,孩子可以将梦的顺序联系起来,并且次日能回忆起发生的事情。在做了噩梦后孩子往往不愿再回去睡觉,他们会寻求安慰。

3. **夜间惊恐发作**　患者通常白天也会出现相似的症状,并且惊恐发作后第二天早晨儿童可以回忆起来。

【治疗】

1. **睡眠健康教育**　觉醒障碍的的首要干预应该是对家长进行正确的健康宣教,让家长意识到这些睡眠障碍的良性特点及自限性病程,告诉家长大部分孩子到青春期梦游和夜惊现象就会停止。临时的解决措施应包括为保证儿童睡眠安全而在居所采取的相应措施和询问病史找到可能的诱发因素。再次强调睡眠卫生和行为管理的重要性。对家长进行的健康宣教包括以下一些内容：

（1）安全措施宣教：①关好门（大门，楼梯口的门）、锁好通向外面的门和窗户，打开走廊的灯，确保睡眠环境的安全（如清除地板上的杂物、避免住在上铺、锁好厨房刀具等）；②安装报警系统或在卧室门上连接一个铃铛，以在发作时能够及时唤醒父母；③对不在家睡的儿童，要告知其看护人儿童有梦游的可能性，以确保在外就寝时的安全。

（2）保持良好的睡眠卫生习惯：①保证充足的睡眠，调整夜间醒来或拒绝就寝等行为；②避免咖啡因，因为咖啡因会增加睡眠紊乱，降低睡眠效率，造成睡眠剥夺。

（3）事件发生时父母的回应：避免唤醒和安抚在异态睡眠中的孩子，因为唤醒和干扰会进一步扰乱睡眠节律并且会使状况更严重。发作时，应该引导儿童回到床上，鼓励孩子恢复正常睡眠。最好的做法是父母在旁边安静地观察以确保孩子的安全，但不要干涉。非常重要的一点是，避免第二天讨论事件发作，因为这样会造成孩子心理上的负担，有可能会导致孩子不愿意睡觉而造成睡眠剥夺。

2. **行为治疗** 规律唤醒是一种治疗觉醒障碍的行为学方法，对于夜间发作时间非常规律的儿童有很好的疗效。首先，需要父母对患儿每天发作的时间有精确的日记记录下来。然后，父母根据睡眠日记中记录的常规发作时间点的前30分钟，在孩子微觉醒的时候（正好翻身或喃喃自语）叫醒孩子。例如，一个孩子通常晚上8:30睡眠，10:00会出现梦游，那么父母就应该在9:30的时候叫醒孩子。这种夜间唤醒应该持续2~4周。如果在夜间唤醒后又出现了症状，那么可以重新采用这种方法并再坚持几周。

3. **药物治疗** 因为治疗觉醒障碍的药物本身有一定的副作用，所以药物治疗仅用于觉醒障碍发生频率高且较严重、受伤的可能性大、有暴力行为或家庭产生严重的扰乱时采用。药物作用的机制通常是抑制觉醒障碍发作的慢波睡眠，采用的药物有苯二氮䓬类和三环类抗抑郁药。

(1) 苯二氮䓬类药物:苯二氮䓬类药物(如地西泮,1~2mg)可在睡前单独小剂量地应用3~6个月。小剂量的长效苯二氮䓬类药物(如劳拉西泮、氯硝西泮)也可能有效,但更容易引起晨起宿醉。对于觉醒障碍出现一段时间又消失一段时间的间歇发作也可以采用间歇用药的方法。突然停药往往会导致慢波睡眠的显著增加,所以持续几周逐渐减量至停药是非常关键的。

(2) 抗抑郁药:三环类抗抑郁药(如氯丙咪嗪、地昔帕明、氯米帕明)也可在睡前应用于对苯二氮䓬类药物无效的患儿。

(二) 梦魇症

梦魇症(nightmare disorder)的特点是反复出现使患者极度焦虑不安的梦境,主要在快速眼动睡眠时出现,通常导致患者从睡眠中醒来,并造成精神困扰。梦魇症在儿童中很常见。研究表明,大约75%的儿童声称在他们生活中至少体验一次梦魇,约50%的成人承认至少有过一次梦魇。虽然间断性梦魇是十分常见的,但频繁梦魇的流行不是很常见。一项研究报道慢性梦魇(梦魇问题持续超过3个月)的流行率在2~5岁是24%,6~10岁是41%。梦魇通常在3~6岁起病,6~10岁报告梦魇的比例最高,之后下降。儿童中的患病率无性别差异,但青春后期,女孩梦魇居多。

【病因和危险因素】

1. **遗传因素** 双胞胎研究已经证实了频繁梦魇的遗传学基础。

2. **既往梦魇经历** 噩梦的出现有时呈现一种稳定姿态。

3. **应激或创伤事件** 包括虐待儿童。梦魇通常会在创伤性事件发生后3个月内出现。

4. **焦虑和焦虑障碍** 可引起梦魇频率和严重程度的增加。分离焦虑通常与梦魇有关。

5. **睡眠剥夺** 由于快速眼动睡眠增加,会导致强烈而生动的梦。

6. **失眠** 经常与梦魇共存,大约20%的失眠儿童有梦魇。

7. **药物** 特别是与快速眼动睡眠有直接影响的那些药物。这些可能增加快速眼动睡眠密度的药物或抑制快速眼动睡眠的药物,当停药后,可引起快速眼动睡眠的"反弹"。例如,抗抑郁药安非拉酮会增加快速眼动睡眠的比例,而中枢神经系统兴奋剂会抑制快速眼动睡眠,所以长期用药后快速的停药也可能出现快速眼动睡眠反弹。

【临床表现】

儿童梦魇一般在快速眼动睡眠期,即夜间后 1/3 时段发作。经历梦魇的儿童或青少可能会被吓醒,觉醒后通常能清晰地回忆起片段或完整的梦境内容。受到惊吓而醒来的儿童或青少年往往害怕再次入睡,并且经常寻求父母安慰。梦魇通常涉及恐惧和焦虑,但也可能包括其他消极情绪,如愤怒、悲伤、尴尬或厌恶。梦魇时很少有讲话、尖叫、行走,这有别于夜惊和 REM 睡眠行为障碍,通常是患儿惊醒后出现哭吵、害怕等情绪表现。

梦魇的内容通常因年龄而异,且与其神经心理发育水平密切相关。例如,很多小婴儿担心与父母分离而出现梦魇。到 2 岁时,典型的梦魇开始包括野兽和其他可怕的幻想的生物。对于年幼的孩子可能也涉及最近的创伤性事件(如走丢、去医院打针、一条大狗朝他吠叫)。较大的孩子经常做涉及可怕的或恐怖电影、电视节目或故事。梦魇也可能与白天令人不安的经历有关。梦魇也可能与最近发生的应激或创伤事件密切相关(如在外面过夜,进入一个新学校等)。

此外,梦魇还有其他一些伴随症状:包括白天恐惧或者更多的焦虑症状。有些儿童由于把睡眠与梦魇联系在一起,他们会出现对床、卧室、就寝时间等表现出拒绝和回避现象。出现梦魇的孩子更有可能出现多动、频繁发脾气、情绪紊乱和学习成绩差的问题。

【诊断】

1. **病史** 既往噩梦史评估。在诊断梦魇症时,慢性和重度梦魇应该仔细评估,因为重度梦魇更可能与精神疾病有关。

2. **发育史** 要认识到发育迟缓儿童有时尽管有梦魇发作,但由于受发育水平限制,而无法用语言描述梦境。

3. **家族史** 梦魇在一般人群中普遍存在,因此通常很难表述是家族遗传性。然而,自身体验频繁梦魇的父母可能对其孩子的梦魇会表现出更多的关注和焦虑。

4. **行为及情绪评估** 如果患儿有更显著的焦虑症状、行为倒退或严重及频繁的梦魇发作,提示有被虐待的可能,需要进一步行相关的行为及情绪评估。

5. **体格检查** 躯体症状通常不会直接造成梦魇发生。

6. **睡眠日记** 用睡眠日记记录最近几周内噩梦发生频率以及与梦魇相关的夜醒时间等也有助于诊断。

7. **认知功能评估** 噩梦儿童出现学业或其他认知功能问题时需进行认知功能检查。小于3岁儿童,进行语言功能评估,可使用《早期语言发育进程量表》;大于4岁且小于5岁儿童在语言评估基础上进行韦氏智力量表评估;大于5岁儿童进行韦氏智力量表评估,同时应用 Das-Naglieri 认知功能评估系统(Das-Naglieri cognitive assessment system,DN:CAS)和持续操作测试(continuous performance test,CPT)进行的认知信息加工过程定量评估(具体方法方案见本书第二章第四节认知评估)。

8. **诊断标准(睡眠障碍国际分类,第3版)**

必须满足 A~C

A. 反复出现极度焦虑不安的梦境,涉及生命安危或躯体伤害,梦境内容可清晰记忆。

B. 从焦虑的梦中醒后,定向力和警觉性恢复正常。

C. 梦境体验或睡眠中断使患者从睡眠中醒来,感到明显困扰,或造成社会、职业、其他重要功能损伤,符合以下之一:

(1) 情绪紊乱(如,噩梦影响持续存在、焦虑、心境恶劣)。

(2) 睡眠抵抗(如,睡前焦虑,因噩梦而害怕入睡/继续入睡)。

(3) 认知功能受损(如,突然想起噩梦影像,注意不集中,记忆力下降)。

(4) 对照护者或家庭产生不良影响(如,导致他人睡眠中断)。

(5) 行为问题(如,逃避就寝、怕黑)。

(6) 日间困倦。

(7) 疲劳或精力不足。

(8) 职业或学习功能受损。

(9) 人际交往或社会功能受损。

【鉴别诊断】

1. **睡行症和睡惊症** 需要注意的是,很多患有睡惊或梦游的儿童也会伴有梦魇。与觉醒障碍相比,梦魇症常有以下特征:

(1) 多发生于后半夜以快速眼动睡眠占主导地位的时间。

(2) 能回忆全部或部分梦的内容。

(3) 能回想起整个事件。

(4) 没有混淆或定位错误。

(5) 再次入睡困难。

2. **其他夜间发作** 夜间癫痫常与梦魇混淆,但有典型的运动和感觉特征且常包括刻板的特征(表5-8)。

3. **精神疾病** 频繁的梦魇可能与精神障碍有关,包括焦虑障碍、双相障碍、精神分裂症以及最显著的创伤后应激障碍。

【治疗】

1. **睡眠健康教育** 健康宣教是治疗梦魇的重要手段,需要对家长进行积极的睡眠健康教育,解释梦魇是非常普遍的,是正常认知发展的一部分,在6~10岁时为发生高峰。帮助父母为儿童制定合理的睡眠时间,保障充足睡眠,避免睡眠剥夺。了解最近可能引起梦魇的所有压力源或创伤事件,但也与家长说明绝大多数时候梦魇是一个单独现象。当然,如果梦魇持续或症状严重且简单的行为干预不能改善时,应及时转诊进行心理评估。

(1) 减少梦魇的措施有:①避免接触恐怖或过于刺激的画面,包括恐怖故事、电影和电视,尤其是在就寝前;②减少压力来源,因为持续的梦魇可能提示有应激或某种持续的担忧;③保证充足的睡眠,睡眠剥夺会导致梦魇频率的增加。

(2) 家长对梦魇的正确应答:梦魇发作后,家长应该安慰孩子:"这只是一个梦"。家长保持平静及理所当然是十分重要的,并安慰孩子,但注意不要引起过度关注。如果孩子离开床,家长可冷静地将孩子护送上床,并在床边安抚片刻。在发作当时不要过多地讨论梦境,以免导致儿童再入睡地延迟。此外,还可以让儿童在睡眠过程中有一些能让其感到安全的安抚,例如有些儿童有毛绒玩具陪伴时会比较安心,更容易入睡。儿童如果有明显的焦虑、怕黑,可以开一盏昏暗、低亮度的夜灯。在梦魇发作的第二天,鼓励会说话的孩子运用他们的想象力来缓解梦魇。有效的措施包括画一幅描绘噩梦的画,然后将其撕碎并扔掉,或者为梦设计一个好的结局,或者在床旁悬挂一个噩梦捕捉器,或者把枕头翻过来代表"换台"。

2. 行为治疗

(1) 放松疗法:包括渐进式肌肉放松及梦中意象复述。尤其适用于伴有轻度焦虑的患儿。

1) 渐进式肌肉放松:原理是应用一种方法,让患儿学会把全身肌肉松弛下来,控制自己的情绪,变得轻松起来,这样就可以应付许多紧张、焦虑不安等心理不适的情况。

2) 梦中意象复述:为经常经历的梦境发展另一种结局,并在白天练习这种意象。例如,将一个梦的结局从怪物攻击某人变成怪物提供冰淇淋或与怪物玩球。鼓励孩子创造一个不同的结局或一个不同的梦,并在白天进行练习。孩子从梦魇中醒来后,应再次练习新的梦的内容,取代以前的意象。

(2) 系统脱敏疗法:与放松治疗相结合,可用于缓和焦虑反应。系统的脱敏疗法包括制定一系列从低到高不同等级的引发孩子恐惧的活动或想法(如看狗狗的照片,看一个朋友和狗狗玩,驯养个大宠物狗)。这些活动或想法与其他放松活动(如深呼吸,渐进式肌肉放松)相结合以中和恐惧反应。这一技术对于反复特定主题的梦魇效果显著。

(秦　岭)

参考文献

[1] Mindell JA, Owens, Judith A. A Clinical Guide to Pediatric Sleep. 3rd ed. Lippincott Williams & Wilkins, 2015.

[2] 陆林,王雪芹,唐向东. 睡眠与睡眠障碍相关量表. 北京:人民卫生出版

社,2016.

[3] Berry RB,Albertario CL,Harding SM,et al. The AASM Manual for the Scoring of Sleep and Associated Events:Rules,Terminology and Technical Specifications. Version 2.5.Darien:American Academy of Sleep Medicine, 2018.

[4] Smith MT,McCrae CS,Cheung J,et al.Use of Actigraphy for the Evaluation of Sleep Disorders and Circadian Rhythm Sleep-Wake Disorders:An American Academy of Sleep Medicine Clinical Practice Guideline.J Clin Sleep Med, 2018,14(7):1231-1237.

[5] 高和. 睡眠障碍国际分类. 3 版 . 北京:人民卫生出版社,2017.

[6] 张斌. 中国睡眠研究会. 中国失眠障碍诊断和治疗指南. 北京:人民卫生出版社,2016.

[7] Nunes ML,Bruni O. Insomnia in childhood and adolescence:clinical aspects, diagnosis,and therapeutic approach. J Pediatr(Rio J),2015,91(6 Suppl 1): 26-35.

[8] 中国儿童 OSA 诊断与治疗指南制定工作组,中华医学会耳鼻咽喉头颈外科分会小儿学组,中华医学会儿科学会分会呼吸学组等. 中国儿童阻塞性睡眠呼吸暂停诊断与治疗指南(2020). 中华耳鼻咽喉头颈外科杂志,2020,55(8):729-746.

[9] 赵忠新. 睡眠医学. 北京:人民卫生出版社,2019.

[10] 中华医学会神经病学分会,中华医学会神经病学分会睡眠障碍学组,解放军医学科学技术委员会神经内科专业委员会睡眠障碍. 中国发作性睡病诊断与治疗指南. 中华神经科杂志,2015,48(6):445-452.

[11] Bassetti CLA,Adamantidis A,Burdakov D,et al. Narcolepsy-clinical spectrum,aetiopathophysiology,diagnosis and treatment.Nat Rev Neurol, 2019,15(9):519-539.

第六章 医教整合

第一节 概 述

教育学和发育与行为儿科学都属于实践性很强的应用学科,研究的目的都是促进儿童青少年的健康成长,但过去这两大学科各自独立发展,并在儿童的不同年龄阶段承担了各自不同的任务。

医教整合促进发育与行为儿科学和教育学跨学科、跨领域的整合,将先进的发育与行为儿科学和教育学的研究转化为卓有成效的临床实践和教育实践,最大程度促进儿童青少年的健康发展。

近30年来科学技术的飞速发展,特别是脑成像技术和分子生物学、遗传学等的突破,以及人类面对儿童青少年健康成长的巨大需求,特别是对生命1 000天儿童早期发展的极大关注,神经教育学(neuroeducation)和发育与行为儿科学(developmental behavior pediatrics)这两个新兴的前沿学科就是在这一大背景下产生和发展起来的,并成为21世纪教育学研究的新范式、儿科学中的一枝新秀,将为我国儿童青少年的健康成长保驾护航,为国家明天的繁荣昌盛提供坚实的保障。

为顺应"幼有所育、学有所教"的国策,满足儿童青少年健康发展的巨大需求,迫切需要我们积极地推动发育与行为儿科学和教育学跨学科、跨领域的整合,打通两个领域的屏障,逐步形成医教整合从研究到实践的模式和方法。

一、医教整合的背景

教育学和医学都属于实践性很强、复杂的应用学科。到目前为止,这两个领域主要是通过人与人进行面对面的交流来实施。

医学现代化进程的加速发生在大约 200 年以前,它的核心因素是引入了现代科学实证的研究方法和知识体系,吸收了生物、物理、化学和心理学等学科的知识和研究手段,保障了医学研究的系统性开展,有了比较可靠的评测方法和仪器,所有实证研究和经验的积累和传播使得现代医学迅速发展,人类因此而大大受益。

我国的发育与行为儿科学成立于 2011 年。在 2006 年,沈晓明教授有预见性地率先提出了"医教结合",在发育与行为儿科学界得到了广泛认同。上海交通大学医学院附属儿童医学中心金星明率领团队自 2011 年起,以上海为中心开展了一系列医教结合的临床实践工作,在注意缺陷多动障碍、语言发育迟缓、特殊儿童入学安置等方面,取得了很大的进展,现已逐步尝试向全国各地的发育与行为儿科进行推广。然而,目前医学和教育的整合依然是松散的,医教之间还未迸发更多的智慧火花,医学和教育学两个领域的研究成果尚未起到彼此支撑的作用。

教育学在经过心理学、认知科学、学习科学的发展,在 21 世纪的今天已发展成神经教育学的新阶段。神经教育学将神经科学、学习科学,以及有关脑研究的基础研究成果转化到教育实践的实证研究,将会为我们全面深入地认识人类全生命周期,特别是儿童青少年的学习机制、掌握人类学习的规律,并为探索更有效的学习和教育方法提供科学依据,也为我们提供了绝好的基于实证科学来研究教育改革的新机遇,从而可以将专业的智慧与科学的实证研究相结合,提炼出学科核心概念与探究规律,去伪存真,有效地支持教育方法的革新和教育政策的制定。神经教育学作为教育学研究的新范式是教育学研究方法的革命性变革,它将改变对国家教育政策的探讨方向,改变学习和教育模式和教师的培养模式,也改变家庭对儿童的培育方式。

儿童青少年健康发展的医教整合大致经历了 4 个阶段:第一阶段是医学独自研究阶段,此时只有医学领域关注该问题的研究;第二阶段是医学与教育并举阶段,此时医学和教育均关注该问题,但两个领域相对独立,并未形成真正的互动和关联;第三阶段是医教结合阶段,医学领域和教育领域的专家开始尝试联合开展工作,但此时医学和教育的结合是松散的,两个领域的研究成果并没有起到相互支撑的作用,而医学对教育的支撑作用几乎没有得到体现;第四阶段是医教整合阶段,打通了教育学和发育与行为儿科学的屏障,推动神经教育学和发育与行为儿科学的整合(图 6-1)。

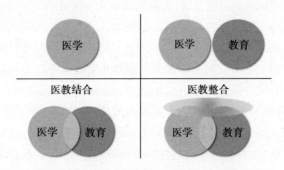

图 6-1　儿童青少年医教整合的 4 个阶段

二、医教整合的概念

医教整合从狭义上来说,只是医学和教育的相互交流;从广义上来说,涉及多专业、多领域的交融,包括医学、教育学、社会学、心理学、康复学等,是一项社会工程。

儿童青少年健康发展的医教整合,是指从生命的开端至儿童青少年发展的全生命周期将教育学和医学领域的知识有机整合,以"生物-心理-社会"视角进行医学教育的资源整合,将最先进的神经教育学和发育与行为儿科学研究成果,以及最有效的教育实践和临床经验加以整合,从而构建更全面、更系统、更科学、更符合儿童青少年发展规律的知识体系,立足提高生命质量为目标,完善疾病诊断、干预和治疗、预防及促进个体潜力发展的健康促进与管理为目标。医教整合的系统框架如图 6-2。

从图 6-2 不难看出,儿童青少年健康发展的医教整合是建立在转化研究和整合研究的思想之上,围绕儿童青少年健康发展的具体目

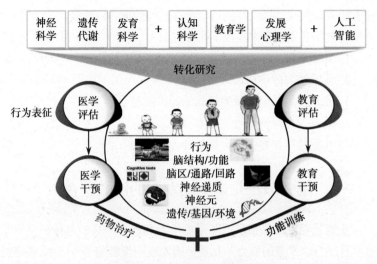

图 6-2　医教整合的系统框架

标(例如:儿童早期发展、入学准备、学习能力、发育与行为障碍、特殊教育等),整合神经科学、遗传代谢、发育科学、认知科学、教育学、发展心理学、数据科学、人工智能等多学科的最先进研究成果,以及最有效的教育实践和医学临床经验,从不同层面(涉及行为、脑结构/功能、脑区/通路/回路、神经递质、神经元、遗传/基因/环境等)开展医学评估和教育评估,依据评估结果采取合适的医学干预(包括药物治疗)和教育干预(包括功能训练)措施,从而实现更精准的疾病诊断、干预和治疗、预防及促进个体潜力发展等目标。

医教整合的研究,是从系统论出发,将儿童青少年的健康发展置于人类全生命周期和更宽广的领域如自然、社会、心理、生物等进行考察和研究,在实践过程中探索、尝试和修正,建立更加适合个体健康发展、疾病预防、诊疗的健康促进与管理体系。

三、医教整合的实践

医教整合对儿童早期发展、行为规范、学习能力提升、社会适应性、创新人才的培养等起到至关重要的作用。而医教整合的实践必须探索医院与学校、家庭、社区乃至社会之间的通路或途径。

医教整合主要集中在以下几个方面：

1. 儿童早期发展的医教整合。

2. 儿童学习障碍诊治医教整合。

3. 儿童注意缺陷多动障碍诊治的医教整合。

4. 儿童智力障碍诊治的医教整合。

5. 儿童特殊教育中的医教整合。

第二节　儿童早期发展的医教整合

儿童早期发展是指早期儿童的学习和教育。目的是保护发展儿童生存、生长、发育的权力。儿童早期发展不仅影响个体一生，最终还将影响全人类。

世界卫生组织提出儿童早期发展的年龄是 0~8 岁。生命最初几年，尤其是 0~3 岁，对儿童的成长和发展来说是重要的“机会窗口期”。2017 年，联合国儿童基金会也强调 0~3 岁是儿童生长和发展的关键阶段。这是因为在生命的最初几年，大脑飞速发育。3 岁儿童大脑的活跃度是成人大脑的两倍，神经元形成连接的速度达到每秒 100 万次，而这些神经元连接正是大脑功能最基础的组成部分。

儿童早期发展的内涵包括五大方面：①良好的健康；②充足的营养；③早期学习机会；④回应性照护；⑤安全保障。21 世纪是脑科学时代，儿童早期不仅是脑发育的重要时期，也是儿童从生存到发展的关键时期。当下儿童保健、发育与行为儿科学及其他儿科相关亚专业联合早期教育专业正在积极地投入儿童早期发展的领域中。

儿童早期发展必须顺应我国的国情，随着社会的发展、经济水平的提高、家庭环境的变化、儿童养育也随之发生巨大的改变。然而，儿童在早期发展过程中的基本需求是不变的。儿童不同年龄阶段的需求各不相同。

1. 0~1 岁的儿童　早期发展三件大事：①喂养和生存；②生长中的学习吃辅食；③发育中的运动，从仰卧到抬头、翻身、坐和站。

2. **2~3 岁的儿童**　早期发展四大能力：①学会独自走路；②开口说话和同伴交流；③自主进食；④良好睡眠。

3. **4~6 岁的儿童**　发展入学前的四大能力：①走出家庭；②适应幼儿园环境；③做好入学准备；④遵守规则、调控情绪。

4. **6 岁以后的儿童**　发展环境适应的能力，包括适应学校的环境和生活，以及在校的学习、交往、运动、情绪等各种能力的发展。

儿童早期发展的速率超过全生命周期的任何一个阶段。

儿童早期发展的医教整合是以儿童为中心的多元化形式进行的。医学侧重于多视角的生长发育监测，强调以儿童的发展年龄和发展速率为早期教育提供依据；而教育则通过玩耍和游戏开发儿童的技能和能力。在这样的功能定位下，儿童早期发展是通过以社区为基础的医院上下级的联动、与托幼机构和家庭的合作而共同进行的。近年来，儿童早期发展的科普活动非常活跃；早期教育机构纷纷建立，犹如雨后春笋；社区儿童保健也提升了早期儿童的生长发育监测，在儿童早期发展的医教整合中发挥着各自的优势。必须强调的是，所有的这一切应当以提升家庭养育技能为主，特别是 0~3 岁的儿童，要把儿童早期教育转化成家庭对儿童保健的自觉行动。

一、婴幼儿养育中的医教整合

0~3 岁儿童一般是以家庭养育为主。这个年龄阶段在家庭精心的照护下，绝大部分儿童的生长发育是正常的。但是，也有一小部分儿童因各种生理因素、家庭的养育技能和环境因素阻碍了儿童的早期发展。社区的儿童保健对儿童早期的生长发育监测中能够及时发现问题，如运动或语言的落后，轻度者指导家庭如何干预，包括养育环境提供丰富的感官刺激，根据发展水平让儿童"动"起来，学习各项基本技能，逐渐追赶上正常的发展。严重的发育迟缓或行为异常则首先需要医学的诊断和治疗，同时需要康复中的物理治疗、作业治疗或语言治疗加强儿童功能上的改善。此外，特殊教育的参与不可小觑，3岁以下儿童主要由家长辅助康复师在家庭中进行干预，4 岁以上的儿童可进入特殊教育的幼儿园或学校进行干预。对于发育迟缓或障碍的儿童,医教整合中的沟通不可或缺,而医教整合实践中应当落实在医师、康复师、教师和家长中。

二、入学准备中的医教整合

入学准备是 4~6 岁儿童在幼儿园教育中必须准备好的各种技能,包括认知、运动、情绪、社会等。这是一个逐渐发展的过程,而且更多地体现了教育的作用,但要注意的是幼儿教育和家庭教育并举且一致的重要性。入学准备为儿童进入正式学习打下基础,因此,它是儿童入学前的一个过渡阶段,是关乎儿童能否顺利进入小学、适应学校环境的一项重要的教育。乍一看,这似乎只是与教育有关,其实入学准备中的医教整合依然不可或缺。

入学准备在教育范畴内比较多地强调了儿童的学习,有些儿童甚至是超前把小学的知识也学了。这种现象常常见于家庭对幼儿的学习要求较高,误将入学准备单纯看作是儿童的学习,其实不然。学龄前 4~6 岁的儿童在运动的发展中平衡、协调功能渐显娴熟,与学习相关的书写技能正在逐渐完善;认知功能中的视觉记忆和听觉记忆有助于获得更多的知识;情绪调控也在日渐发展,以适应集体环境的规则,听从教师的指令;在人际交往的社会功能方面能学会与同伴交往、和善相处、参与集体活动;在幼儿园一旦遇到不愉快的事件后能逐渐学会妥善处理,而不是出现情绪上的爆发,即专业术语上称为问题解决技能。在这个基础上,学会听、说、读、写基本学习技能,才是比较全面的入学准备。而在这个准备的过程中,家园的教育必须相辅相成,高度一致。

入学准备在医学范畴内更多地注重儿童的发育和行为,以及与学习之间的关系。例如,为这个年龄阶段建立的健康档案中从体重和生长曲线纵向监测儿童的体格生长情况。发育的评估包括认知、记忆、注意等。行为的评估结合儿童的气质和情绪反映个体儿童在集体环境中的规则意识和适应性。评估结果反馈家庭,给予咨询和指导,及时发现问题进行行为矫正和管理。对学龄前期的儿童,家长往往抱怨他们在幼儿园坐不住、注意差、不合群、不守规则,甚至有攻击性行为,绝大多数并非是"病",而是"问题"。医学的评估是基于儿童的个性特质、发展水平、生态环境、心理因素等进行综合分析后给出较为客观的结论。

儿童入学准备中的医教整合是凸现医学和教育相长,在个体儿童中发挥两大领域的优势,产生一加一大于二的效果。这就需要专业之间的相互学习和交流,分享各自的优势和经验,在形式上需要医-教-家的共同参与和社会的关注。这是一个对学龄前儿童日积月累的培育过程,并非靠短期的"幼小衔接"就能使儿童获得充分的入学准备。对于一些问题儿童,入学准备的医教整合尤为重要。医学的行为管理和学前技能发展要统筹考虑,行为矫正要走进教室和家庭,才能真正做好学前儿童的入学准备。

三、儿童学习能力中的医教整合

儿童一旦来到世上,终身都是在学习过程中。儿童早期的学习以生存为主,例如学吃、学睡、学排泄,然后发展到学走、学说、学交往的生活技能,再后进入学校的学习,获得更多的知识,这是一个循序渐进的过程。在这个过程中,培育儿童的学习能力应尽早开始,并且强调从被动到主动。0~3岁儿童的学习能力培养,既要有回应性照护,也要激发儿童对环境探索的好奇心;4~6岁儿童是在游戏中学习语言、社交、情绪调控和环境的适应性。6岁以后,儿童进入小学进行正规的学校教育,这时学习能力对儿童来说是一大挑战。

儿童入学后,面临各种学习任务,包括学习成绩、注意力、同伴关系、师生关系、学校规则等。此时的学习能力不能单纯以学习成绩作评判,而是全面能力的培养。在小学1~2年级,也就是儿童早期发展的最后2年中是培养儿童学习能力的一个过渡阶段。这个阶段既是儿童早期发展和入学准备的延续,又是学龄儿童在接受学校教育的同时开启人生旅途的一个新的开端。

儿童入学早期的学习最好是少一点强调考试、分数、输赢,而是培养学习的乐趣和能力为主。儿童学习能力有高有低,如何因材施教,客观地期望儿童的学习目标则需要医教整合的实践,即从评估到干预,甚至治疗,是医学和教育探索的一个方向。

儿童一旦入小学,学习能力的培养更多的是以学校和家庭教育为主。但是,不少儿童在小学初期的学习和适应过程中出现注意问题、学习困难、同伴交流差等问题,此时医教整合就显得十分重要。医学上评估儿童的认知、注意、情绪、气质、交流等功能,而教育的评估反映儿童在学习能力上的优势和劣势,然后将医学和教育的评估结果结合在一起,客观地看待个体儿童的学习能力,制订相应的学习要求或目标。应当指出的是,初学儿童学习能力上以问题为多,尤其是入学准备不足的儿童问题更多,而这些问题的解决方案是以行为干预和管理为主。因此,学习能力中的医教整合实践是将发育与行为儿科学的行为治疗和行为管理的基本方法渗透到学校教育的实践中去,同时,在临床中指导家庭应用行为矫正的基本策略,使家庭和学校的教育达到一致性,并且加强家-校-医三者之间的沟通,不时调整干预和治疗的方案,从而获得较好的疗效。

近年来,一些高科技的设备应用在评估和干预中起到一定的作用,如可穿戴无扰式传感技术、虚拟技术有助于对学习能力的早期识别和干预。但是,我们还是应强调"以人为本"的评估、干预或治疗,仪器只是医教整合实践中的辅助性工具。

第三节　注意缺陷多动障碍诊治的医教整合

一、概念

注意缺陷多动障碍(attention deficit hyperactivity disorder,ADHD)是儿童常见的神经发育障碍之一,临床上以持续存在且与年龄不相称的注意力不集中、多动、冲动为核心症状,可造成儿童学业、认知、社交、情感等多方面的损害。由于学龄前儿童的学习受到千家万户特别的关注,因此,发育与行为儿科领域率先开展了 ADHD 的医教整合,现在,全国各地都不同程度地以医教整合的模式开设了 ADHD 的专科特色门诊,ADHD 已然成为本专业中的一大热点。

医教整合的临床实践大大地提高了公众对 ADHD 的认知度,也为神经发育障碍诊治中的医教整合开创了先河。在这一探索的过程中,我们以父母小组的形式,由医师和教师共同进行宣传开始,逐渐打破医学和教育的屏障,吸收更多的专业如心理、中医等加入我们的行列,逐步发展到如今的"家-校-医"的三结合。

二、诊断中的医教整合

注意缺陷多动障碍诊断标准中强调异常的行为要出现在两个或两个以上的场景下。以往病史的采集常常以家长的主诉为主,缺乏教师的信息,所以信息的真伪难免有失偏颇。自推行了医教整合后,在诊断前获取教师的信息作为必不可少的一项内容,通常医师让就诊家长带上一份筛查问卷,即 SNAP-Ⅳ问卷,请熟悉该儿童的老师填写后返回到医师手中,作为诊断的一个依据。

之所以教师的信息如此重要,是因为个体在家庭环境下受家长的监督和叮嘱,行为症状的暴露较少,特别当家长带着感情色彩或溺爱的方式看待个体的行为表现时,常会不以为然,而教师的报告相比就较为客观公正,在缺乏监督的学校环境下,个体所暴露的注意缺陷多动障碍的行为也就更多。因此,在诊断中需要有一份教师的评估报告。

三、医教整合的干预和治疗

注意缺陷多动障碍一经诊断,一线治疗是药物治疗。但是,家长往往对药有很大的顾忌,这种现象相当普遍,于是我们用父母小组的形式进行宣教,还特意邀请学校的心理辅导教师与医师一起讲座,在十余年的坚持不懈的努力下,注意缺陷多动障碍治疗的成功率不断上升,也得到家庭的认同和赞赏。

然而,在注意缺陷多动障碍治疗中,药物治疗并不是唯一的。例如行为治疗可增强疗效。医教整合过程中,我们尝试将行为治疗走进教室,加强行为管理。也同时在父母小组活动中指导家庭学习行为矫正的基本方法,致力于家-校-医的三结合干预。

此外,针对注意缺陷多动障碍的有氧运动也是近年倡导的一项干预措施。目前医学拓展至新的领域，即与运动医学的合作和研发，尝试将运动训练与药物治疗和行为治疗并举,观察疗效。

在药物治疗过程中,教师的信息反馈至关重要,其反映了注意缺陷多动障碍药物治疗的效果,以及是否需要调整药物剂量。之所以教师的信息如此重要,是因为药物起效的时间大部分是在学校里,容易被教师观察到行为的改变。如果行为症状无变化,这又是药物剂量需要调整的一个依据。教师的这一信息同样可采用填写 SNAP-Ⅳ 问卷来获得。临床医师可以把用药前后的两份问卷做对照而得出疗效的评判。

由此可见,在注意缺陷多动障碍干预和治疗中,医教整合不可或缺。

四、医教整合的规范化管理

注意缺陷多动障碍是一种慢病,慢病的管理关乎注意缺陷多动障碍个体的长远结局。2019 年我们出版了《注意缺陷多动障碍标准化门诊建设与规范化管理》一书。近年来,对注意缺陷多动障碍的规范化管理已经提到重要的医疗程序上。借助医教整合的"家-校-医"共享平台,收集注意缺陷多动障碍的反馈,随访个体的治疗效果,促进和提高人群的生活质量是规范化管理的最大目标。

第四节　学习障碍诊治的医教整合

一、概念

学习障碍是一种神经发育障碍,主要表现为学习和应用学习技能的困难。分三种类型:最多见的是阅读困难,其次是计算或书写困难。这些儿童无智力缺陷及其他视觉、听觉、神经精神障碍,仅仅出现学习困难。

学习障碍与通俗的学习困难不能画等号。二者是有本质上的区别。学习障碍一般有四大特征:特征一,即持续存在的学习困难,往往在儿童入学后显现;特征二,学习能力明显低于实际年龄;特征三,儿童智商与学习成绩不匹配,随着学年的增长,两者的分离更明显;特征四,存在一种或多种学习技能的缺陷,智力水平在正常范围。

二、诊断中的医教整合

迄今为止,我国尚无学习障碍的评估量表。临床上根据儿童的学习症状,结合诊断标准,进行诊断和鉴别诊断。在这个过程中,教师的信息至关重要,例如,阅读障碍儿童在阅读中速度慢,错误多,又费劲,1~3年级有拼音问题;计算障碍儿童对数字序列、数字符号及计算有困难;书写障碍儿童则顾名思义写字慢,笔划倒错、拼写错误多。医学上,既要听取教师反映的问题和症状,也要进行一系列的评估,如智力测验、书写评估,排除神经变性所致的认知障碍、视力和听力的测试等。同时还要善于识别学习障碍的常见共病,如注意缺陷多动障碍、言语或语言障碍、发育性运动协调障碍等。

三、医教整合的干预和治疗

学习障碍的医学治疗是以康复训练为主,特别是书写困难儿童,由作业治疗师进行功能训练。近年来书写的评估工具正在开发之中,待评估工具标准化后,临床可采纳应用,结合症状特点进行书写训练。此外,对阅读障碍儿童正在尝试视觉行为治疗,但属于非循证方法。而教育的干预是在教育评估的基础上,设定个体化的学习目标,针对不同类型的学习障碍采取不同的措施。例如对于阅读障碍的儿童设计简洁的拼读法课程;对于计算障碍的儿童,则提供更多的数学计算辅导;而书写障碍儿童的书写参照作业治疗师的建议,设定可行的书写目标,循序渐进地训练,则可改善其书写功能。

第五节　智力障碍诊治的医教整合

一、概念

智力障碍是指发育阶段出现的障碍,包括智力和适应功能缺陷,表现在概念、社交和实用三个领域中,严重影响儿童的生存质量。

我国对智力障碍的关注始于 20 世纪 70 年代。对这个障碍的临床实践始于 21-三体综合征,随着遗传代谢科学的发展,智力障碍的病因检测技术大大地向前迈进。

智力障碍在临床诊断中须符合以下 3 个诊断标准:

(1) 标准化的智力测验。

(2) 适应性功能缺陷。

(3) 智力和适应缺陷起病于发育时期。

二、诊断中的医教整合

智力障碍的评估包括智力测验和适应行为评定。智力测验是在医院中测试,最终以智商的结果呈现,即低于 70 以下。适应行为评定一般采用"婴儿-初中生社会生活能力检查量表"。根据年龄得出最终分数,以异常程度分为轻度、中度、重度。

智力障碍的诊断前提是家长和教师发现个体儿童在学习、交往、日常生活技能上与同年龄儿童相比较有程度不同的落后现象。通常是教师反映了个体在校学习和人际交往方面的问题,而家长反映的是日常生活中个体的自理能力、家务、安全等方面的问题。从这个意义上来说,教师和家长是智力障碍的最先发现者。

智力测验和适应行为评定尽管由专业人员测定完成,但是其结果必须与个体学习、交往和生活能力相符合,否则就可能任何一方出现问题,不能真实地反映个体的实际情况。可以这样说,医师、教师和家长在智力障碍诊断中互为监察者。

三、干预中的医教整合

智力障碍的干预只有在医教整合的基础上,才能可能最大限度地发展个体的潜力。医学和教育两大领域共享信息、各司其职,共同做好智力障碍个体的健康管理,见表 6-1。

表 6-1　智力障碍医教整合的健康管理

医学	教育
1. 智力测验+适应行为评定	1. 教育评估个体优势/劣势
2. 智力障碍诊断/鉴别诊断	2. 根据程度分级给予教育安置
3. 智力障碍程度分级	3. 个体化的教育干预方案
4. 个体发展年龄界定	4. 监测个体发展趋势
5. 健康管理	5. 合理安排职业培训

　　医学干预除了针对病因和症状的治疗，还包括康复训练和心理治疗。教育干预根据智力障碍程度而合理安置个体去向，轻度智力障碍者可在正常学校就读，与正常儿童共同学习，称之谓融合教育。中度智力障碍者安置在特殊教育学校，根据个体发展水平制定相应教育方案，以挖掘潜能、促进发展生存技能为主。重度智力障碍或安置于特殊教育学校，或居家接受特殊教育的上门服务。

　　当下只有为数极少的康复训练走进了特殊教育学校，主要是物理治疗师针对智力障碍伴运动障碍儿童的康复训练。作业治疗和语言治疗因起步晚于物理治疗，专业队伍尚不足。未来的发展趋势是特殊教育与康复医学紧密结合，特殊教育学校配备康复师，共同开发智力障碍个体的潜能，使之适应于生存的环境。

第六节　特殊教育中的医教整合

一、概念

　　特殊教育从一开始就与医学存在着错综复杂的联系。最近几十年，特殊教育的发展出现了新动向。首先，对于进入特殊教育学校的个体，在医教整合的大环境下，以适应生态环境的模式取代过去的治疗性模式，发展个体的生存技能。其次，特殊儿童从教育环境的隔离化逐步走向与正常儿童的融合化。

　　2006 年，沈晓明教授率先提出"医教结合"的理念，特殊教育随之发生一系列变化。特殊教育整合了医学、康复和干预训练,提高个体生活自理技能、身体大运动、手的精细运动功能,聚焦儿童潜能开发,增强特殊教育的个性化,以及特殊儿童的环境适应性。

二、专业评估中的医教整合

专业的评估是医学和教育专家分别观察个体完成一系列任务的能力,可了解儿童某些方面的缺陷及优势,取长补短,发挥最大的评估功能。专业评估应当让父母参与其中。

医学评估可诊断适合接受特殊教育的疾病或障碍,个体目前的发展水平、干预后的发展速率及疗效,以及调整干预方案。特殊教育评估结合医学评估了解个体的学习能力,为制订个体化特殊教育方案提供依据。无论是医学评估还是教育评估,是一个周而复始的过程,从而了解特殊教育的可行性和有效性。

专业的评估趋势走向团队化。目前,上海已经成立多学科参与的特殊教育评估中心,该中心的功能就是整合医学各亚专业和教育资源,对每年特殊学龄儿童的教育安置提供科学的建议;对特殊儿童完成初期特殊教育学业后提供合理化的安置去向。

三、干预中的医教整合

由于特殊教育中的每一个体情况不尽相同,因此,制订个体计划是特殊教育的精华。这些计划的目的是保证个体适应生存环境,发展个体的最大潜能。医教整合下主要是在特殊教育中发展个体计划,包括如下三个个体计划:

(一) 发展个体康复计划

根据障碍类别及功能损害程度接受物理治疗、作业治疗、语言治疗。康复训练也强调团队组合,除康复专业外,还涉及发育与行为儿科、神经、心理、内分泌等各亚专业。此外,对这些特殊儿童的健康管理也需要各亚专业的评估、诊断、干预和治疗。

(二) 发展个体教育计划

个体教育计划既设定特殊儿童的学习任务,又设定在生活环境中应当培养的自理能力。个体教育中并不限于特殊教育一个专业,也是一支团队的组合,强调个体教育计划在实施过程中,把课堂教学和课堂外的自然环境、生活环境的学习整合起来,因此需要家-校-医三方的共同努力。

(三)发展家庭计划

康复训练在走进学校的同时,也必须进入家庭,特殊教育学校的教师可协助康复师列出日常家庭生活中功能训练的清单,使家长能按照清单,在生活环境中自然地进行功能训练,一方面儿童相对容易接受,另一方面也可最大限度地促进儿童的成长和良好的干预效果。

第七节 总结与展望

面对儿童青少年健康成长的巨大需求,医教整合势在必行,而且始于儿童早期,贯穿全生命周期。医教整合不仅用于正常儿童的保健和健康管理,也用于障碍儿童的功能训练,更用于特殊儿童的康复治疗。

虽然医教整合从概念到实践已有十余年的时间,但是还需要继续努力探索有效的机制和推进的途径。在医学领域和教育领域中,围绕儿童青少年的潜能发展,各自运用当代先进的理念、高科技的检测手段和干预方法,建立大数据平台,完善更系统、更科学的知识体系,以循证的医学和教育整合,切实保障儿童青少年的健康。

应当看到,医教整合不只是局限于医学和教育两大领域,而是放在社会大环境中经受检验和论证。我们必须以更深远更广阔的视角、整合更丰富的专业资源,开辟一条符合中国国情、结合文化背景的医教整合康庄大道。

(金星明)

参考文献

[1] 金星明. 发育与行为儿科学中的医教结合趋势. 中国儿童保健杂志,

2008,16(5):497-498.

[2]禹东川,金星明.儿童青少年健康发展的医教整合:从理念到实践.教育生物学杂志,2020,8(1):1-5.

[3]金星明,禹东川.注意缺陷多动障碍标准化门诊建设与规范化管理.科学出版社,2019.

[4]American Psychiatric Association. Diagnostic and Statistical Manual of Mental Disorders. 5th ed.Washington DC,2013.

[5]金星明,静进.发育与行为儿科学.2版.北京:人民卫生出版社,2023.

[6]沈晓明.我为什么提出特殊教育"医教结合"的理念.上海教育,2013,31:10-12.

79